向梅奥诊所学习消除职业倦怠

创建理想医院的 12 项行动

Mayo Clinic Strategies to Reduce Burnout

12 Actions to Create the Ideal Workplace

原　著　Stephen J.Swensen，医学博士
梅奥诊所医学与科学学院放射学名誉教授
梅奥诊所领导力与组织发展原医疗主任
医疗保健改善研究所高级研究员

Tait D. Shanafelt，医学博士
斯坦福大学医学院副院长，珍妮与斯图尔特·里奇医学教授
斯坦福医学健康医学博士中心主任，首席健康官

主　译　樊　荣　董家鸿

主　审　肖明朝　张晓燕　王　岳

北京大学医学出版社

XIANG MEI'AO ZHENSUO XUEXI XIAOCHU ZHIYE JUANDAI——
CHUANGJIAN LIXIANG YIYUAN DE 12 XIANG XINGDONG

图书在版编目（CIP）数据

向梅奥诊所学习消除职业倦怠：创建理想医院的 12 项行动 /（美）斯蒂芬·J.斯温森（Stephen J.Swensen），（美）泰特·D.沙纳费特（Tait D. Shanafelt）原著；樊荣，董家鸿主译 . —北京：北京大学医学出版社，2024.1
书名原文：Mayo Clinic Strategies to Reduce Burnout：12 Actions to Create the Ideal Workplace
ISBN 978-7-5659-2951-9

Ⅰ.①向… Ⅱ.①斯… ②泰… ③樊… ④董… Ⅲ.①医药卫生人员－医学心理学 Ⅳ.① R192.3

中国国家版本馆 CIP 数据核字（2023）第 135454 号

北京市版权局著作权合同登记号：图字：01-2021-4803

Mayo Clinic Strategies to Reduce Burnout: 12 Actions to Create the Ideal Workplace. Stephen J. Swensen, Tait D. Shanafelt. ISBN: 9780190848965
© Mayo Foundation for Medical Education and Research 2020

Mayo Clinic Strategies to Reduce Burnout: 12 Actions to Create the Ideal Workplace was originally published in English in 2020. This translation is published by arrangement with Oxford University Press. Peking University Medical Press is solely responsible for this translation from the original work and Oxford University Press shall have no liability for any errors, omissions or inaccuracies or ambiguities in such translation or for any losses caused by reliance thereon.

Mayo Clinic Strategies to Reduce Burnout: 12 Actions to Create the Ideal Workplace 以英文形式于 2020 年首次出版。本译著经 Oxford University Press 授权，由北京大学医学出版社负责出版，Oxford University Press 对译文中的错误、疏漏、不准确、歧义及因此而产生的损失不负有责任。

Simplified Chinese Translation © 2024 by Peking University Medical Press.
All Rights Reserved.
简体中文版 © 2024 北京大学医学出版社

向梅奥诊所学习消除职业倦怠——创建理想医院的 12 项行动

主　　译：樊　荣　董家鸿
出版发行：北京大学医学出版社
地　　址：（100191）北京市海淀区学院路 38 号　北京大学医学部院内
电　　话：发行部 010-82802230；图书邮购 010-82802495
网　　址：http://www.pumpress.com.cn
E-mail：booksale@bjmu.edu.cn
印　　刷：北京信彩瑞禾印刷厂
经　　销：新华书店
策划编辑：冯智勇
责任编辑：袁帅军　　责任校对：靳新强　　责任印制：李　啸
开　　本：880 mm×1230 mm　1/32　　印张：12.125　　字数：366 千字
版　　次：2024 年 1 月第 1 版　2024 年 1 月第 1 次印刷
书　　号：ISBN 978-7-5659-2951-9
定　　价：85.00 元
版权所有，违者必究
（凡属质量问题请与本社发行部联系退换）

译审者名单

主译

樊　荣　　清华大学附属北京清华长庚医院
董家鸿　　清华大学附属北京清华长庚医院

主审

肖明朝　　重庆医科大学附属第一医院、重庆护理职业学院
张晓燕　　美国普罗登司医疗集团玛丽亚医学中心
王　岳　　北京大学医学人文学院

译者（按姓名汉语拼音排序）

陈　瑶　　广州市胸科医院
陈赞丽　　华润医疗控股有限公司
董家鸿　　清华大学附属北京清华长庚医院
樊　荣　　清华大学附属北京清华长庚医院
万晓君　　北京市健宫医院
王将军　　中日友好医院
于　宏　　广州市第一人民医院
张丽帆　　中国医学科学院北京协和医院
赵彩飞　　泰康健康产业投资控股有限公司
赵　双　　北京积水潭医院
郑秋实　　北京大学肿瘤医院

中文版序 1

自来到北京清华长庚医院担任院长，转眼已近十年。在这十年里，看着这家崭新的医院从诞生到成长再到逐步成熟，从初次亮相到崭露头角再到站稳脚跟，作为院长，我感慨颇深，也时常问自己，是否实现了我当初来到这里的设想，是否实现了打造我心目中理想医院的梦想。

北京清华长庚医院作为清华大学附属教学医院，由清华大学与北京市共同建设管理，在建设过程中得到了台塑关系企业和台湾长庚纪念医院的无偿捐赠和大力支持。自开业以来，医院秉承"医疗服务以患者为中心，医院运营以医师为核心，医院发展以员工为重心"的宗旨，创立并践行精准医疗、精益管理、精诚服务的"三精医疗"理念，着力打造现代健康医疗服务体系。同时，借鉴台湾长庚纪念医院的先进管理经验，不断完善现代医院管理制度和运营模式，初步建设成为一家临床布局合理、专科设置完善、优秀人才汇聚、医院治理良善、医疗品质一流，在业界和社会享有美誉的综合性精品医院。在全国首次全国三级公立医院绩效考核中，北京清华长庚医院获评A＋。医院开展国内外领先的医疗技术百余项，创下多项世界纪录，综合医疗服务能力进入北京市第一方阵，患者满意度连续名列北京市属医院前列，以先进技术和优质服务成功救治了大批来自海内外的复杂危重病患。

单纯患者满意，并不能称之为理想医院。我认为一家理想医院，不仅患者要满意，更重要的是员工要认可。心往一处想，劲往一处使，医院才能形成强大的合力。因此，医院将始终以培养具有高度人文情怀的卓越医学人才为核心任务，以推动医院内涵式、高质量发展为主题，全面深化医院综合改革，同时加强医院文化建设，增强凝聚力，坚持公立医院公益性，办好人民满意、员工幸福、行业赞誉、政府推荐的医院。

曾经在接受媒体采访时被问到："患者的健康大于医生的健康吗？"我回答："不会。"但是为了患者健康，有时确实可能会影响医生健康。比如，大家有目共睹的国内医生过度劳累的问题；再比如，职业暴露等风险的存在。就像战场一样，战场上的战士也可能为了国家安全而牺牲生命；在医院，医生也会为了患者的健康做出一定的牺牲，这是我们的责任和使命。这也是多年的医学素养深深地刻在骨子里，在关键时刻可以舍小我、救大我，这就是"大医精诚"。如果身体健康的牺牲难以完全避免，那么对于心理健康，我们就应加倍守护，避免职业倦怠。

为此，北京清华长庚医院多年来依靠"优越的平台、体面的收入、舒心的环境"，营造医师满意的现代医疗生态环境，吸引并留住人才。让医师的事业快速发展、医师的价值充分体现、医师的人格备受尊重，充分调动医务人员的积极性。

优越的平台。无论是医师、护理人员还是行政人员，在工作中都有明晰的职业发展路径。对于住院医师的培养，在规范化培训阶段，构建住院–专科医师一体化培训项目方案，以培养合格的Attending 医师为目标，借鉴国际标准的医学教育方法与考核方法，为我国医师培养体系提供创新实践。对于 Attending 医师的发展，改革医师的职业晋升路径，形成科、教、研全才领袖、医学科学家、医师教育家、医院管理专家的差异化发展。对于科主任，充分发挥其在学科建设中的指导作用，贴合医院"精综合，强专科"的发展战略，通过重点专科重点培养来带动其他专科的长足发展。在护理方面，以分级管理和专业化培养为方向，如麻醉专科护士、呼吸治疗师、个案管理师等，培养高水平的护理队伍。在行政方面，以专业发展替代职阶发展，培养行政管理专家型人才。

体面的收入。一方面，在薪酬标准的制定上引入市场机制，在一定程度上根据专科特点、岗位要求和个人能力来议定基本薪资。

另一方面，医院借鉴台湾长庚纪念医院以"医师费"（PF）为核心的绩效管理制度的有益经验，实行与Attending医师负责制相匹配的医师费制度，改变了我国一般公立医院的薪酬制度。这既让医生获得应有的薪酬激励，又同时规定了医生诊疗的最高限额，严格落实"九不准"，切断药物、耗材、检查的开具与医师费的联系，从而破除"以药养医""以检查养医"，同时坚决杜绝"红包"现象。

舒心的环境。医院通过"医管分工合治"、全流程信息化管理、"门诊跟诊护士"等举措，提升医师的诊疗效率，并将医师的时间最大化地留给患者，用于临床、教学和科研。同时，通过制度化、规范化、程序化的管理文化建设，简化了医师的人际关系成本。通过科学的绩效评价，尊重医师个人能力，提倡专业化发展，有效地改善了医师的工作平台环境。

通过上述措施，北京清华长庚医院一直大踏步地在朝着我心目中的理想医院迈进。但当我读到《向梅奥诊所学习消除职业倦怠——创建理想医院的12项行动》这本书后，我发现在以员工为重心的医院发展上，我院还有很长的路要走。不仅要管理好职工的未来发展，更要务实改善职工的当下困境，尤其是要关注"领导行为"和"团队精神"两大关键衡量指标。

在本书的翻译过程中，樊荣主任及其团队承担了大量的工作。他从事医务管理与医患关系相关工作十余年，拥有医学、管理、法学多重背景，正是现代医院发展所需的复合型人才。特别是他目前所主要负责的医患关系协调工作，负能量较多，工作压力较大，职业风险较高，对专业素养有着较高要求，也是职业倦怠的重灾区。据我所知，北京市有多家大型医院的医患工作负责人曾发生过心理疾病，严重的需要持续药物治疗，甚至有过自残轻生行为。"为众人抱薪者，不可使其冻毙于风雪"。所以很多医院都会给医患关系协调工作者定期调岗以避免职业耗竭。很多人对此岗位望而却步，但樊荣主任却长期扎根于此、钻研深耕、不畏劳苦、微光成炬，取得了一系列成就和学术成果。与他共同为读者带来的这本书，不仅是对他岗位特点的关注，也是对自身行为的鞭策，还是对医院整体的要求，更是对广大同仁的期许。希望有更多的理想医院，为我们所构建，亦给我们以支持，相互成就，共同成长。是为序。

董家鸿

2023 年 7 月 27 日于北京

中文版序 2

我们曾经满怀憧憬踏入医学殿堂，也曾义无反顾走上从医之路。我们心生向往，在求知的路上奋发，在积累的途中沉淀。

医路前行，手握处方权，执掌手术刀，对症下药，根除顽疾……

在旁人眼中，医者光环，往往让人心生艳羡。

不曾想，医路崎岖。

面对生老病死、工作负荷、生存压力，遭遇学术无果、待遇不公、暴力医闹……

那些曾经意气风发的医者，也会手足无措、迷茫丛生、心力交瘁，以至于心生倦怠。

一位彬彬有礼的医生突然急躁易怒，难以合作；一位体贴入微的护士突然粗暴冷漠，做事敷衍；一位热情高涨的青年突然萎靡不振，畏难消极；一位生龙活虎的主治医师突然精力耗竭，满意度降低；一向循规蹈矩的教授突然愤世嫉俗，执意离职……

从一名临床医生到一名医院管理者，我见过事业上升期踌躇满志的医护，也见过事业巅峰期成功自信的医护，更见过遭遇挫折后苦苦挣扎的医护。

这是一个不容忽视的事实。职业倦怠可以发生在任何一个职业，可以发生在任何一个群体，一度成为业内研究热点，国外始于20世纪70年代，国内始于2003年。人们逐渐发现，由于超负荷运转、疲劳、应激等工作特点，医护人员容易成为职业倦怠的高危群体。工作压力与焦虑是职业倦怠的危险因素；工作满意度与离职意向呈负相关，职业倦怠与离职意向呈正相关。而在近年的抗击疫情期间，医护人员肩负责任，他们压力陡增，却又面临更多要求。

职业倦怠可能导致医护人员发生身心疾病，可能降低其职业认同感，可能危及医患关系，可能影响医疗质量，也可能成为不必要的医患纠纷"导火索"！

当医护人员与职业倦怠狭路相逢，如何实现医者自救？

管理者如何帮助员工更好地照顾自己的患者？如何更好地提升员工归属感、成就感与幸福感？

医疗体系如何提高社会支持以有效地减少医护人员职业倦怠的发生，同时有效地推进新时代新征程中的高质量照护？

我们曾经苦苦思索，寻求良方，力求改变。

从基础、策略到执行，从"八大理想工作要素"到改善工作要素的"十二项系统性行动"，从栩栩如生的个案回顾到共享心智的愿景达成，读完 Stephen J. Swensen 博士与 Tait D. Shanafelt 博士的《向梅奥诊所学习消除职业倦怠——创建理想医院的 12 项行动》，顿觉豁然开朗。

此刻，如果您正在离职的边缘，如果您的朋友正在经历职业倦怠，如果您的团队正在经历一蹶不振，如果您正在试图做出一些改变，如果您正在着手达成卓越医疗照护，不妨阅读此书。

感谢本书的编者、译者以及此刻正在阅读此书、试图为患者和医者争取更好结局的您！

肖明朝

2023 年 2 月 26 日于渝

中文版序 3

由北京清华长庚医院樊荣主任的医疗管理团队翻译的新书《向梅奥诊所学习消除职业倦怠——创建理想医院的 12 项行动》终于和大家见面了，祝贺！

该书的两位作者 Stephen J. Swensen 博士和 Tait D. Shanafelt 博士，不仅是医院临床教授，还分别是梅奥诊所医学科学院和斯坦福大学医学院医疗管理的主管。因此他们对医疗卫生系统的职业倦怠不仅有几十年切身感受，而且从管理者的角度，他们更能够全面剖析职业倦怠给医疗系统带来的危害。

职业倦怠（job burnout），指的是由于职业带来的耗竭（exhaustion）、沮丧和怠慢（cynicism）等。职业倦怠一词早在 20 世纪 70 年代就被提及，然而真正被人们普遍认识却是近几年的事。医疗领域里的职业倦怠，因其服务对象是患者这一特殊人群，更加引起医疗机构以及社会的高度重视。

持续 3 年新型冠状病毒感染疫情给全世界的医疗系统带来了前所未有的挑战。医院系统面临人员短缺、抢救设备缺乏；医务人员面对患者、亲人和自身健康的威胁，他们当中至少有 30% 的人有职业倦怠、抑郁，甚至有自杀的倾向。这个比例远远超过正常时期和正常人群。医生提前退休，护理人员调离岗位，造成 20% ～ 30% 无法挽回的医务人员流失。

职业倦怠是导致医疗事故发生的关键因素，而医务人员同样是医疗事故的受害者，其所受到的身心伤害进一步加深了职业倦怠的程度。这样的恶性循环，其严重程度远远超过人们的想象。这一状况也许就会彻底断送一个优秀的医务工作者的职业生涯。

樊荣主任十几年来从事医疗管理工作，主管医院的医疗纠纷。

1

他的体会是，只有积极乐观的医务人员才能有良好的医患关系，才能有效避免医疗事故的发生。而对医务人员的尊重和保障，对他们正能量的提升，必须由服务于这个主体的医疗系统所提供。

因此，本书作者在提出医疗工作的职业倦怠严重性的同时，从流行病学的角度提出了有效防止倦怠发生和不良后果发展，从系统上改变医疗职业倦怠的"12项行动"。这里的宝贵经验，为医疗系统提供了有章可循的措施、有据可依的方法，以创建一个充满正能量、幸福感的医院服务工作氛围和环境。这是一本有助于提高医疗系统质量的好书！

樊荣主任将此书翻译成中文，为我国医疗系统所用，以前瞻性的眼光解决当前医学领域里职业倦怠的棘手难题，从系统上改善医院环境，让广大医务工作者不仅有崇高的职业感，还有为此而努力奋斗的保障和幸福感。此书值得推荐！

张晓燕

2023 年 1 月

译者前言

记得 2021 年，在一次线上学术讨论会上，我结合自己的本职工作内容以《数智化医疗投诉与纠纷管理》为题做了演讲。演讲结束后，主持人问了我一个问题："若从投诉与纠纷的角度，有什么指标能够评价医疗机构的管理水平？"我的回答是："不论是从投诉与纠纷的角度，还是其他任何角度，评价一个医疗机构管理水平的终极目标只有两个——患者满意度和职工满意度。其他所有评价指标，都是在为这两个指标服务。"值得庆幸的是，工作单位的几任主管领导都与我持相同的观点。这使我的工作获得了大力支持与密切协作，能够让我安心地为这两个目标的实现而不断奋斗。

虽然患者满意度和职工满意度都是医疗机构管理水平的终极目标，但在我此前的认知和所受到的教育里，以及各项医疗卫生健康领域的法律法规、规章制度中，终极目标始终是"以患者为中心"和"患者至上"的。

最开始改变我观念的，是在读研究生期间王岳老师的课堂上。印象很深的是，王老师讲了一家县医院曾经负债累累，管理技术落后，服务水平低劣，发展步履维艰，职工人心涣散、怨声载道，先后换了几任院长都无济于事。之后县政府找到了一位只有高小文化、毫不懂医的部队转业干部、当地的民营企业家，顶着社会各种怪论奇谈（外行管内行、医院被大老板承包……），聘任其为院长。令人没有想到的是，他临危受命、走马上任后，把全部的心血都献给了医院，医院实现了跨越式发展。如今，医院的占地面积增加了 3 倍，建筑面积扩大了 6 倍，院区由 1 个扩展到 3 个，培养 200 多名学科带头人和院内专家，新组建 20 多个临床医技科室和 60 多个专科，不仅偿还了医院以前的数千万元债务，还将医院固定资产由 1000 万元增加到 7 亿元，走上了良性循环可持续发展的轨道，从全市末位发展到全省乃至全国领先。这位院长是如何取得这样的成绩呢？靠的是他自始至终"有福职工享，有难领导当"的公仆情怀。他不懂医，但他明白只有以人为本，培育优秀医院文化，让每一名职工真正地热爱单位、热爱岗位、热爱事业，才是医院的核心竞争力，这家医院才会有发展。他带着领导班子成员每天早晨提前半小时站在医院大门口迎接职工上班，25 年如一日，风雨无阻。他为职工建家属楼和高标准的职工子女幼儿园、养老院，免费为职工提供子女教育及老人养老，配备了接送职工子女上下学和职工上下班的班车，免费配发代步交通工具。他为引进人才提供公寓，免费为职工健康体检，强制职工按时带薪休假。他关心每一名职工的困难，听取每一名职工的意见，从文化设施到文化活动，从物质生活到精神生活，不仅让每一名职工，更让每一个职工家庭，都充分享受到了医院的发展成果。因为他深知，医务人员的辛苦背后靠的是整个家庭的大力支持。在此基础上，为方便患者，医院 7 辆 120 救护车全年 24 小时免费接送患者；为减轻患者负担，医院 26 个病种限价收费；为了救贫救急，对生活困难的患者实行免费救治，每个科室设立"惠民病房"，对贫困患者实行"一免三减"；为了改善服务，甚至还推出了"患者不满意，免收住院费""患儿输液穿刺一次成功，否则退还当日护理费"等 20 项承诺。不管是医院还是其院长本人都获得了数不清的荣誉。当他到年龄打算退休时，全院职工集体签名至县政府请愿，要求其留任。至今，已是他第八次被留任院长。王岳老师总结该院长的做法是"文化治院"。只有院长有人格魅力，领导班子才有核心力，中层才有执行力，职工才有凝聚力。若想让患者满意，必须先让职工满意，如果职工不满意，他们很难会让患者满意。

该观点在 Paul Spiegelman 与 Britt Berrett 所著的《患者第二》（*Patients Come Second*）一书中有着相同的表述。职工第一，患者第二，效益第三。当然，职工第一的目的，不是为了让患者第二，而是让患者并列第一。只不过前提是要职工第一。职工满意度是患者满意度的重要影响因素。宽松的工作环境，快乐的工作氛围，真诚的人际关系，适当的奖惩措施，齐心的团队建设，这些并非与严肃的医疗行业无缘，关键在于领导者能否实现文化的共识。说到底，是"以患者为中心"的文化第一。

因此，在患者满意度和职工满意度两项终极目标中，我逐渐侧重在了后者。由于自身工作的特点，医患关系协调工作本身负能量较多，医务人员便属于职业倦怠与职业耗竭的高危人群。另外我还注意到在医疗纠纷中，除了患者受到的伤害，其实医务人员所受到的伤害亦不容忽视。一方面来自外界的指责与处罚，另一方面来自内心的愧疚与自责，都会让医务人员懊悔、压抑、愤怒、抑郁，严重的会选择逃离岗位甚至发生极端行为。所以在工作中，我留意观察医疗纠纷中医务人员的心理变化并及时给予心理干预，同时也时常提醒自己要注意避免职业耗竭。有一天，北京大学医学出版社联系我，提出想翻译一本消除职业倦怠的外文著作时，我只觉恰逢其时，毫无半点迟疑便满口应允了下来。这，便是如今带给广大读者的《向梅奥诊所学习消除职业倦怠——创建理想医院的12项行动》。

这本书基于美国医院排名第一的 Mayo clinic（妙佑医疗国际，梅奥诊所）的成功管理经验，系统性提出了理想医院必须具备的八大理想工作要素，分别是伙伴关系、信任和尊重、可控性和灵活性、职业发展与指导、公平与公正、安全、工作社区和友谊、内在激励因素和奖励。并针对性地、立体地提出了创建理想医院的三位一体行动纲领，分别从自主性、凝聚性和友谊性三个方面采取措施，包括评估领导行为、清除"石子"、引入可控性和灵活性、创建价值观共识、选拔和发展领导、提高实践效率、建立公平公正责任制、形成避风港、培养社区和聚餐、优化奖励认可和欣赏、促进无界管理、培育幸福感等12项行动，目的是减少职业倦怠的因素，增加爱岗敬业的因素，以及提升对抗职业倦怠的韧性，最终目标是建立团队精神，培养职业成就感与幸福感。

"自古皆有死，民无信不立"。早在2000多年前，孔子面对子贡问政，就明确指出对于一个国家而言，可以没有兵马，可以没有粮食，但不能失去人民的信任。一旦失去了人民的信任，国家便失去了立国之本。国家如此，对于一家医院而言同样如此。

　　记得刚毕业参加工作时，所在的北京市第二医院还是一片翻建的工地，面试的时候都是跳着土堆进去的。入职之后到手的月收入还不足千元，值一次夜班仅5元钱，租不起房只能借住在一所高层楼顶安装消防水箱的屋子里，一住就是3年。但那时自己一点也不觉自惭形秽，反而每天都在茁壮成长，感觉日子过得很充实。而且不仅我如此，所有职工都是拿着微薄的收入却过着快乐的日子。因为看着医院新大楼一点点盖起来，医院在院领导带领下一天比一天好，没有人觉得苦，没有人抱怨累，没有人推责任，所有人都不遗余力地把工作做好，大家常常坐在一起规划医院的明天而没有人计较个人的得失，每个人都真正把医院当家，那是真正的团队精神。所以，虽然那里的工作场所并不宽敞明亮，那里的医院级别并不高，那里的收入并不多，但我心中始终认为，那里的医院就是我心中的理想医院。因为我清楚地知道，我有院领导的信任和尊重、有广大的伙伴、真挚的友谊、共同的价值、发展的未来，我也愿意为之奉献一切。

　　之后，当我入职北京清华长庚医院时，也有相同的感受。刚开院不久的他，作为北京市第22家市属医院，是所有市属医院中最年轻的"小弟"，却顶着"清华"和"长庚"的光环，所有人都在用一半期待、一半质疑的眼光看着他。但在院长的带领下，没有一个人心存畏惧，所有人的脸上都洋溢着自信的笑容。尽管医院没有雄厚的实力、没有悠久的历史，但大家相信我们能做到最好。我们确实也做到了。2015年，在22家市属医院绩效考核中，北京清华长庚医院首次参评便取得了患者满意度综合排名第一的成绩，并且在医疗质量安全管理评价的22项核心指标中，患者安全、医疗质量持续改进、院感控制、医疗器械管理等方面获得13项第一。被认可、被欣赏、被鼓励，是我们最大的动力，也是最强的成就感和幸福感。当每名职工都深切地爱岗敬业时，患者所得到的一定是理想医院最优质的服务与回报。

　　感谢这本书的作者，让我在翻译的同时收获良多。感谢北京清华长庚医院董家鸿院长，给予了我深入、专业的指导。感谢我的领导，鼓励我将所学所得应用于实践。感谢我的翻译团队，每个人都尽力贡献了自身的专业学识与独到见解。感谢北京大学医学出版社的编辑团队，让我看到了对读者负责的精益求精与执着追求。更加感谢我的家人，全面审校任务最重的时候正值女儿出生，我几乎是一边伴着妻子哺乳着小女，一边翻着字典，逐字逐句校对修订。是妻子的付出和女儿的乖巧让我能有更多的时间，女儿满月而书成。在此，也谨将此书作为给女儿的满月礼。

当然，忙碌之下难免仍有谬误之处。虽时刻将"信、达、雅"作为翻译的信条，但愧于能力之所及，已竭力实现"信"和"达"，而难及心中所盼之"雅"，还望读者海涵。期待在今后的再版修订中，能够持续改善，带给读者们更优质的作品。

2023 年 7 月 20 日于北京

原著序

在医学院里工作的第一年那个阴冷的冬天，我感到深深的倦怠。接着，就像经常发生的那样，我陷入了抑郁。我已经准备好了辞职，但在我们一位学院院长细心周到的支持下，我得到了所需的治疗。如今，作为精神心理专家、研究员、医学教育者、医疗卫生管理者的我，从长达数十年的职业生涯中获得了诸多满足感。

不幸的是，这种倦怠的经历和体验在医务人员中是极为普遍的，有时还会导致焦虑、抑郁和其他疾病。更不幸的是，并不是每个故事都能像我那样以成功结尾。事实上，大多数故事都是以悲剧告终的。

通过沙纳费特（Shanafelt）博士和斯温森（Swensen）博士的开创性工作，我们对临床医生职业倦怠这个日益严峻的公共健康危机有了更多的了解。在过去的 20 年里，我们经历了一场风起云涌的变革，让今天的医务人员认识到这场危机，并决定要采取行动的必要性。

尽管我们认识到危机的严重性和职业倦怠对患者照护的负面影响，但我们还没有一个全面的、经过验证的循证方法纲要，用于提升医务人员的幸福感。

直到现在。

两位世界级的权威专家为我们带来了这本书，《向梅奥诊所学习消除职业倦怠——创建理想医院的 12 项行动》。对医疗卫生领导者和机构而言，这是一个用于建立职业成就感和团队精神的实用计划，包括友爱、敬业、职业成就感、忠诚度、热情度、工作意义的组合。建立职业成就感和团队精神是医疗卫生领导者应尽的义务。这不仅可以确保他们的医疗机构是工作的理想场所，而且这些特征也影响着患者的就医体验、结果、成本等重要指标。

本书希望营造这样一种环境——帮助医务人员更好地照顾他们的患者，同时让他们在自己的职业生涯中更有成就感。

实现理想工作场所所描绘的蓝图是基于以患者为中心的道德准则和令人信服的行业案例。作者定义了八大理想工作要素（eight Ideal Work Elements），并提出了改善工作要素的十二项系统性行动（12 organizational actions）。

其核心是理想的工作要素满足了医务人员的基本需求，从而营造了积极的文化氛围。这应该是每一个医疗机构的目标。本书为医疗机构提供了实现目标的统一战略，以及详细的实施路线图和评估进度的指标。

本书内容基于权威机构的经验和经同行评议的学术期刊所发表的可靠研究，包括作者们自己发表的140多篇文章。他们挑选的许多研究，包括一些随机试验，都受到了严格控制。他们描述的方法可以应用于不同的环境，包括门诊、住院、学术和社区实践。这一方法已经在美国和其他国家的医疗机构中得到了验证，许多策略在医疗卫生以外领域也被证实有效。

这些方法的核心集中在：

1. 减少职业倦怠的驱动因素（减少消极）。
2. 培养健康与领导力文化，培养职业幸福感（增加积极）。
3. 增强个人和机构的韧性（提高对消极的容忍度）。

根据几十年的经验，他们提出了一套三位一体的干预措施。这是一套解决职业倦怠驱动因素并促进理想工作要素具有循证依据的行动。这套三位一体的干预措施分为以下几类：

● 自主性——授权个人或团队做出决策并且优化他们的工作环境。
● 凝聚性——一种各部分有机结合、整体协调一致的组织状态。
● 友谊性——组织机构蓬勃发展所需的无边界管理（打破界限）、社会资本、相互尊重和团队合作。

我们已充分了解职业倦怠以及它带给患者、医务人员、医疗卫生体系的不良影响。现在，是时候实施系统、有效的方法来解决问题了。这需要任命一位权责明确的领导者，建立一个正式架构，分配资源，实施有效的进程和策略，并对结果进行纵向评估。我们所有从事医疗卫生行业的人都可以并应该致力于这一努力——以《向梅奥诊所学习消除职业倦怠——创建理想医院的 12 项行动》作为我们的行动指南。

达雷尔·G. 基尔希（Darrell G. Kirch），医学博士
美国医学院协会前会长
国家医学院临床医师幸福感与适应力协会联合主席

原著前言

从某种程度上讲，这本关于"医务人员幸福感"的书，我们已经写了 20 年。对于我们每个人来说，这都是一段充满爱的工作之旅。同时这也是一段与众不同的历程。虽然我们已经发表了数百篇经同行评议的学术文章并编写了一些教科书，但这段历程依然是不一样的。这项研究与我们对白血病（泰特·D.沙纳费特，T.D.S.）、肺癌（斯蒂芬·J.斯温森，S.J.S.）的研究或我们的临床工作是完全不同的。然而，我们本着帮助患者的精神……来帮助医护人员。

《向梅奥诊所学习消除职业倦怠——创建理想医院的 12 项行动》代表着我们在多家医疗机构开展医疗卫生指导数十年经验至今（我们仍未达终点……）的最高成就。我们能够将方方面面的学问融会贯通，这些学问来自于我们针对医务人员职业幸福感开展的广泛研究，来自于我们在质量、部门运营、领导与组织发展、管理、安全和团队员工关怀领域的丰富经验，也来自于我们担任总裁、首席健康官、首席质量官、主席、首席调查员、高级研究员和董事会董事等这些高管职位的经验。

对我们来说，这项工作的意义在于全神贯注于这份使命感，而不是职业成就感。我们的目标是帮助和服务全世界数百万为了服务他人而奉献自己并贡献才能的医务人员。数十年来，我们与这些医务人员一同工作、相伴左右，并亲眼目睹他们投入到工作中的利他精神、奉献精神和敬业精神。我们希望本书中的方法能够触及并帮助到尽可能多的人——以至于收到的共同版税能够等价用于每年向慈善机构进行一次配套捐赠。

在书中，我们讲述了一个关于职业发展历程的故事。我们选择不去纠结于倦怠、痛苦、同情疲劳、道德伤害和认知失调的故事。

1

相反，我们强调对职业成就感、幸福、喜悦和同事情谊的向往。实现这一目标需要医务人员和行政领导共建理想工作场所，培养积极因素，驱离消极因素。这需要识别并认可理想工作要素，发展对策并使之实现。

我们最终的愿望是建立团队精神，即团队成员的共同精神，激发热情、奉献、忠诚、友爱、敬业，以及对团队福祉、共同利益和共同责任的高度重视。团队精神产生了一个具有共同愿景的团队和机构，为患者和社会做些实事。而若想实现该目标，团队成员缺一不可。

在以下章节中，我们提供了一个路线图，旨在帮助您为您所在的医务人员团队和机构创建团队精神。这张路线图包含了可靠的、以患者为中心的、深思熟虑的系统，嵌入在心理安全和公正的文化中。第一部分（"基础"）中，讨论了我们面临挑战的类型，以及我们为取得进展所必须采用的原则；第二部分（"策略"）提供了通往成功的蓝图，包括评估解决方案、八大理想工作要素，以及与实现这一目标相关的行业案例；第三部分（"执行"）提出了12项行动法则，机构、领导者和个人可用于实现理想工作要素，并创造一个能产生职业幸福感的机构工作环境，从而为患者带去富有同情心和卓越的医疗照护。

书中有许多案例研究，主要是围绕职业倦怠研究展开的。这些案例有些来源于我们自己的经历，有些是梅奥诊所内外的同事分享的案例。其中真实的案例我们都已经获得了使用许可并注明了引用自提供案例研究的同事。部分章节开头与结尾的描述部分是为了举例说明本章节主题与医务人员个人的关系。其中的名字、人物和事件都是虚构的，如有雷同，纯属巧合。

最后，这本书特别要致谢各位朋友、顾问、指导、合作伙伴、业界榜样，特别是：

唐·伯威克（Don Berwick）——一位有远见、爱心和激情的顾问

莫琳·彼松南（Maureen Bisognano）——榜样、倡导者、灵感

源泉

詹姆斯·迪林（James Dilling）——具有丰富实践经验、值得信赖的合作伙伴

莫里·格茨（Morie Gertz）——始终以人为本的领导和榜样

格蕾丝·戈林奇（Grace Gorringe）——关注患者与公正的师长和合作伙伴

丹·约翰逊（Dan Johnson）——最好的朋友、鼓励我们成功的动力

尼尔·凯（Neil Kay）——真正意义上的导师

约翰·诺斯沃西（John Noseworthy）——深思熟虑的理想者

卡尔·雷丁（Carl Reading）——职工代表的典范

我们深深地感谢你们的支持。

我们同时要感谢整个牛津大学出版社出版团队和梅奥诊所编辑团队的克雷格·潘纳（Craig Panner）、约瑟夫·G.墨菲（Joseph G. Murphy）、利恩·斯蒂（LeAnn Stee）、肯纳·阿瑟顿（Kenna Atherton）、贝夫·派克（Bev Pike）、安吉·赫伦（Angie Herron）和玛丽安娜·马利亚（Marianne Mallia）。玛丽安娜也许知道用一种更好的方式来表达我们的情感，但我们只想用简单的方式说：你们是最卓越的编辑！

谢谢你们。

原著致谢

献给我们生命中最重要的人：

我们深爱的、值得信赖的朋友和妻子：林恩和杰西。

我们令人不可思议的父母，对他们来说，所做的一切都是为了服务他人……

我们的儿女们：斯科特、凯莉、肯尼迪、格兰特、艾维和泰勒。

我们祝愿你们每个人在毕生的工作中都能坚持团队精神。

目　录

第四部分 旅 程

第一部分

基　础

1

引 言

我们所创造的世界，是我们思维的产物。不改变我们的思维，就无法改变我们的世界。

——阿尔伯特·爱因斯坦

The world as we have created it is a process of our thinking. It cannot be changed without changing our thinking.

—Albert Einstein

· · ·

我们需要改变我们的思维。

有朋友和同事沮丧地放弃他们曾经梦想的职业——

那个他们将生命中二十个年头付诸准备的职业——

那个他们被使命召唤的职业——

这既令人痛心，也令人悲哀，而且这种情况每天都在发生……

本书中，我们讲述了医务人员职业倦怠的故事。许多人认为职业倦怠是个人软弱的结果。而事实上，医疗体系循序渐进地压榨那些情绪健康、无私的医务人员的活力与激情，这才是职业倦怠的主要原因。职业倦怠的医务人员感到疲惫、厌倦、气馁和孤立，他们失去了意义和目标。这些人经常受到领导们的羞辱和责备。领导们建议他们应该睡眠充足、深入思考、更具韧性，同时又希望他们工作更加努力，接诊更多的患者，掌握日新月异的技术，跟上新医学的发展，提供高质量医疗照护。

　　我们需要改变我们的思维。
　　那么，让我们来考虑一下理想的工作场所吧。
　　让我们讨论一下职业成就感吧。
　　让我们来谈谈团队精神吧。

　　本书中，我们将向您解释如何将当前认知失调、道德伤害和羞耻自责的恶性循环转化为良性循环：在医疗照护工作场所，一个有益的变化导致另一个有益的变化形成循环，并最终产生团队精神——团队成员的共同精神，即激发热情、奉献、忠诚、友爱、敬业，以及对团队福祉的高度重视。通往医务人员团队精神的道路，是由以患者为中心的、贴合医务人员特别需求的、植入心理安全和公正文化的可靠系统铺就而成的。

　　这本书提供了一张路线图，这是一张蓝图，用于在医务人员中建立团队精神，同时也提供了减少职业倦怠的策略。在前两部分"基础"和"策略"中，我们讨论了我们面临挑战的类型，以及我们为取得进展所必须采用的原则。在第三部分"执行"中，我们描述了机构、领导者和个人可用来创建理想工作环境三位一体干预措施（自主性、凝聚性和友谊性）中经验证的三个行动纲领。在第四部分"旅程"中，我们提供了一些关于在您的机构中创建团队精神的最终想法。

　　如果您遵循这个蓝图，您将成功地把您的机构从一群愤世嫉俗和灰心丧气的团体转变为一个充满活力的医务人员社区，他们协同工作，为他们的患者提供服务并相互支持。

　　如果您是正在经历职业倦怠的医务人员的家人或知己，这本书将帮助您理解导致医务人员职业倦怠的因素，并知晓减轻压力和缓解倦怠的做法。

　　我们希望您在读完这本书后，会有足够的信息来领悟团队精神之路！

质量与团队精神相互关联的旅程

质量之旅

在医疗照护质量运动的框架内，人们可以更好地理解团队精神的发展过程。在 20 世纪 80 年代，一些处在行业前沿的医学中心和机构切实想要改善日益严重的医疗照护质量，并明确制定了一些机构用以评估和改善质量的指标。这些机构的领导者开始认识到，提供高质量的医疗照护远远不应该止步于机构的医生、护士和其他医务人员个人的知识、技术、能力。他们开始意识到，团队、文化和心理安全将如何显著地影响医务人员照护患者的行为。他们试图学习一种不同类型的科学：一种过程改进和系统工程。它可以为用户提供一种有效的方法，来主动识别、评估和改进当前实践，改善服务质量。他们开始利用这门应用科学去发展更好的医院流程和系统。他们确定了更好的照护模式（多学科整合团队）和具体流程攻略［例如，核查表、碰头会（简短的日常会议）、指南、协议以及事件与未遂事件的可靠报告］，以显著改善患者的预后。他们发现了实现安全和质量的领导力新维度，例如谦逊、患者安全领导巡视（Patient Safety Leadership WalkRounds）、团队聚焦以及“跨竖井”（across silos）工作以确保部门之间的沟通。

领导者开始认识到，需要超越对消除问题（即安全问题）的关注，转而专注于创建能够促进预期效果（即质量）的系统和文化。他们开始明白，质量是一段旅程，而不是一个终点。为了与这一观念保持一致，他们全方位应用质量标准。不仅对整个机构进行了横向分层，以确定质量和安全方面的不足（例如，团队动态和部门联系），而且还对它们进行了纵向评估（例如，领导直报连接）。他们建立了由专业人员组成的专门团队，专注于支持医生、护士、高级执业人员（advanced practice provider，APP）（译者注：包括医生助理、执业护士等）、药师、社会工作者和领导者使用经过验证的方法，因为他们有责任提高自己工作科组的质量。

这些机构中任命了首席质量官，致力于定期评估质量，协调各种改进工作，并在其机构的最高层倡导和推进质量策略。这些努力极大地改善了美国医疗照护体系的质量和安全，挽救了无数患者的生命。

凭借数十年时间和两份医学研究所（Institute of Medicine）的报告，我们的社会和医疗机构逐渐认识到，如何解决医务人员实际提供的和他们渴望提供的医疗照护服务之间的断层。

同样的准则和计划现在必须应用于医务人员职业倦怠的挑战。但我们该怎么做呢？

我们需要改变我们的思维。

通往团队精神

由于质量运动的成功，其中一些前沿机构的领导人已经开始认识到，机构的成功取决于医务工作者的幸福感和职业成就感。个人职业倦怠的相反状态是敬业、充实和韧性的个人。在一个高能团队（high-functioning teams）中，他们与敬业的伙伴通过工作关系网相互连接、相互支持。他们志同道合、团结协作，实现以患者为中心的共同使命。高能团队中的每个队员都必须朝着一个共同的目标：团队精神（图 1.1）。

与质量运动一样，实现这些美好愿景应该视作一个过程，而不是一个终点。必须综合运用指标，评价机构内部的横向与纵向关系。必须组建专门的工作网，集合相互协作的负责人（例如组织机构发展、人力资源、系统工程、患者安全与体验、领导力发展、沟通传达、变革管理方面的专家），其重点是帮助支持医务人员努力创造更好的工作环境。首席健康官开始被任命负责协调这样一个多样化的团队，并在其机构最高层宣传推动这项工作。我们已经开始认识到，我们的目标不仅是拥有敬业的员工和高能的团队（图 1.2），还要有韧性的组织机构。

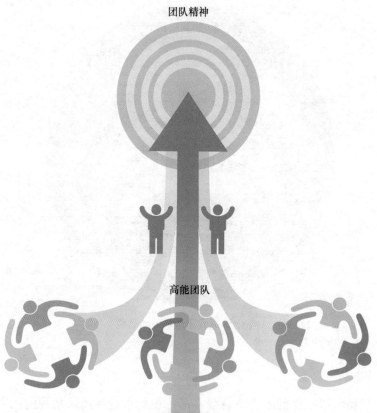

团队精神

高能团队

同样敬业的伙伴

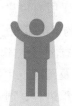

敬业、韧性、充实的个人

© MAYO
2019

图 1.1   创建有团队精神的环境

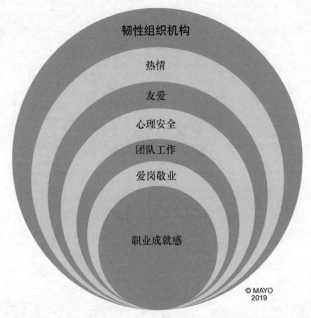

图 1.2　通往团队精神的品质

重点

　　我们用积极的眼光来看待在医疗机构中创建团队精神的机会。职业倦怠是一个需要解决的问题，但我们认为更好的方法是创造一个能够帮助医务人员更好地照护患者的环境，并在这个过程中培养职业成就感。我们认为，对于所有以患者为中心的医疗机构，培养团队精神是其职业倦怠问题的解决策略。

　　我们提出的减少职业倦怠和营造团队精神的方法是循证的，并已在从制造业到商业航空以及医疗卫生保健的多个企业部门中得到验证。我们的蓝图是一个三重进程，通过以下方式来满足医务人员的核心需求：

1. 减少职业倦怠的驱动因素（减少消极）。
2. 培养健康与领导力文化，培养职业幸福感（增加积极）。

3. 增强个人和组织机构的韧性（提高对消极的容忍度）。

今天，大多数美国医学中心的高管们常常存在两个限制其成功的根本障碍：

1. 质量，是机构必要且重要的支出。
2. 团队精神，对机构而言是一种昂贵而周到的奢侈品。

事实上，我们所相信的则是完全不同的：

1. 质量对于机构（和患者）而言是一种必要且重要的行业策略。
2. 团队精神是机构（和患者）不可或缺的行业策略。

团队精神的重点包括这样一种认知，最好的战略实际上并不是修复一些损坏的东西（例如，医疗差错、职业倦怠、人员流动）。这是一种基于亏损的方法，并限制了积极效应。相反，解决方案需要以发展的心态来看待。不是去问医护人员必须决定什么问题，或者什么足以过得去，而问题应该是什么活力理想状态才能让医护人员幸福茁壮地成长、体验团队精神？

如今，我们知道了：

- 充分识别职业成就感和爱岗敬业的驱动因素，以便评估和促进。
- 充分认识和评估医务人员的职业倦怠，并开始减少其发生。
- 职业成就感和爱岗敬业构成了一个团队精神筑建高能机构的基石。
- 创建一种培养团队精神的医院文化，其实施策略和方法并不需要大量预算。
- 倦怠对于患者医疗照护质量的影响已经足够显著，必须立刻解决，我们一刻也不能再等了。

•••

现在是时候重视团队精神的创建了。

现在是时候改变我们的思维了。

（如果您已经对职业倦怠的驱动因素和行业案例有了深入了解，您可能想直接转到第 6 章 "培养团队精神的蓝图"）。

推荐阅读

Swensen S, Pugh M, McMullan C, Kabcenell A. High-impact leadership: improve care, improve the health of populations, and reduce costs [Internet] [cited 2019 Jun 26]. IHI White Paper. Cambridge (MA): Institute for Healthcare Improvement; 2013. Available from: http://www.ihi.org/resources/Pages/IHIWhitePapers/HighImpactLeadership.aspx.

Swensen SJ, Dilling JA, Harper CM Jr, Noseworthy JH. The Mayo Clinic value creation system. Am J Med Qual. 2012 Jan-Feb;27(1):58–65.

2

职业倦怠的后果

你无法给出你没有的东西。

——莫琳·比索纳诺

You can't give what you don't have.

—Maureen Bisognano

···

工作环境和人际关系往往交织在一起，侵蚀着医务人员的职业热情和利他精神，并加剧了职业倦怠。职业倦怠有很多后果。我们将在本书接下来的两个部分详细讨论这些问题并提供解决方案。首先，我们从问题描述开始。

三个熟悉的故事

迈克（Mike）、萨利（Sally）和珍妮弗（Jennifer）是三位医务人员，他们的故事阐释了当今医疗场所工作倦怠的一些不良后果。

迈克

迈克是一名普通内科医生，在过去的 10 年里一直在一家大型医疗中心工作。他认为医学是一种使命召唤，虽然他每周至少工作 60 小时，但他从来不介意投入很长时间来满足患者需要。

然而，最近情况有所不同。他通常早上 7 点到诊所，在电子病历和电子邮件中查看收件箱信息，早上 8 点开始接诊患者。日程安排每 20 分钟接诊一名患者。因为不可能在有限的时间内提供患者所需，迈克在接诊第三名患者时就已经日程延迟，这使得他必须在余下的时间里不停地工作才能赶上。因此他很少有时间与同事互动。

门诊的工作流程也让医疗照护团队中的护士、高级执业人员和医疗助理感到无助。人员流动率一直很高，迈克正在为过去 4 年中的第 3 位新护士做培训。每次刚感觉团队开始顺畅运作时，就会有人失意离开。

迈克通常在下午 5:30 之前完成患者接诊，花 1 小时查看实验室化验和其他检查结果，回几个电话，然后跑回家。晚上 8:30，迈克将 7 岁和 9 岁的女儿哄到床上睡觉后，他登录去为白天的患者书写记录，清空电子病历中更多的收件箱信息，回复电子邮件，并查看明天排程的患者。工作了几个小时后，他倒在床上去睡觉。周末，他会赶工处理那些工作日无法回复的和行政工作的电子邮件。所有这些都是为了腾出一些时间陪伴家人。

这是特别艰难的一周。今天早上，门诊负责人告诉他，他的工作量比去年同期减少了 4%。她鼓励他去努力赶超。"这真的是医学的意义吗？"迈克默默地问自己。他正在以尽可能最快的速度奔跑，但他不再确定是否在为患者提供最好的医疗照护。这给他带来了沉重的负担。此外，他没有任何属于自己的时间，也没有足够的时间陪伴家人。

如果事情没有改变，迈克将离开医生队伍。

萨莉

萨莉是一名外科护士，在过去的 5 年里一直在同一家医院工作。她对护理充满热情，认为照护患者和支持他们的家人是她生活中最有意义的事情之一。

　　然而，她工作的其他方面仍有许多不尽如人意之处。她的科组一直人手不足，她觉得好像每个班次都要处理过多的任务。她经常担心，遗漏一些东西和造成患者伤害只是个时间问题。因为萨莉试图了解她负责患者的出入量和当日护理计划，所以每班次的前2小时尤其混乱。大量医生将患者收入科组，而她经常还不认识或没见到过他们。她得到的信息全部是医嘱指令。虽然大多数医生都是专业和善良的，但他们很少调查她观察到的情况、询问她的见解或提供管理计划的概述。

　　过去的几天尤其令人无助。肿瘤学团队建议对一名乳腺癌复发的患者再进行一轮化疗。患者告诉萨莉，她不想接受化疗，但同意为了她的孩子而妥协。萨莉从经验得知，这种治疗很可能会让患者生病，而且几乎没有什么益处。今天早上，当萨莉开始给患者进行静脉化疗时，她觉得自己好像是同谋。

　　如果事情没有改变，萨莉的心理和身体疲惫可能会影响患者安全。

珍妮弗

　　珍妮弗是一家小型医学中心的管理者。她非常了解自己的工作。她想为一家非营利性的患者照护机构工作，因为她觉得这比在营利性企业工作有更重要的意义。她一直想帮助他人。作为一名医院管理人员，她认为她可以与患者互动，并去了解她可以做些什么来帮助系统更好地发挥作用。

　　可悲的是，这些梦想随着时间的流逝而褪色。她觉得自己似乎在经营一家重视数量盖过价值的企业。珍妮弗觉得自己不属于医生或护士的同事情谊。她的工作时间和他们一样长，而且她基本上是随叫随到，随时响应他们的需求。这些需求总是被归类为"紧急"。但她从未能赶上。上个月，该医院启动了一项针对临床医生职业倦怠的计划。珍妮弗想："那我呢？"

　　如果情况没有改变，珍妮弗很可能会把她的经历带到其他地方，这会给医院带来巨大的损失。

迈克、萨莉和珍妮弗都面临着对所服务的患者失去工作热情和关心的风险。

对医务人员和患者的后果

医务人员的职业倦怠会对安全、团队效能、人员流动、专业生产、机构效能和组织品牌产生消极影响。医务人员也经历着职业倦怠带来的个人后果，包括更高概率出现人际关系问题、酒精和药物滥用、临床抑郁症和自杀（图 2.1）。有证据表明，过度的压力会使他们生气、易怒，容易患上心脏病或高血压等疾病。

然而，更重要的是，职业倦怠对患者体验和预后有着严重的负面影响。当患者被职业倦怠的医务人员照护时，他们会感到更少的

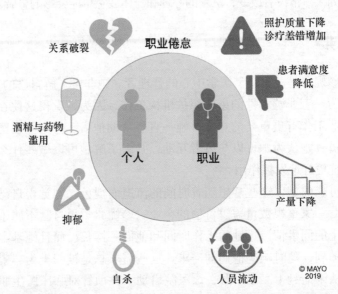

图 2.1　职业倦怠的个人和职业后果［Modified from Shanafelt TD，Noseworthy JH. Executive leadership and physician well- being: nine organizational strategies to promote engagement and reduce burnout. Mayo Clin Proc. 2017 Jan; 92（1）: 129-46; used with permission of Mayo Foundation for Medical Education and Research.］

共情、同情和友善。当患者认为对待他们的医务人员并不真正关心自己时，其信任度就会降低，焦虑和痛苦的程度就会升高。他们的住院时间通常会延长，再入院率升高。令人难以置信的是，研究表明，当患者感到其照护团队的关爱和共情时，伤口实际愈合得更快（Doyle et al，2013）！

职业倦怠的医护人员也会出现更多的诊疗错误，似乎不太能够遵循为提高质量而设计的标准流程。患者预后也较差，这反映在感染率和死亡率升高上。职业倦怠的医生会安排更多的检查和走更多的流程，因为这样做通常比与患者讨论更简便。他们只是想试着熬过这一天。他们也用更少的时间就患者关心的问题去与之倾听和交流。不必要的检查和流程安排也会造成医务人员的认知失调（例如，提供那些不会为家人、朋友和亲人选择的照护）。医疗照护小组的其他成员明知进行不必要的检查或处置是不适当的，但他们在执行命令或治疗方面可能别无选择。这会让团队成员觉得自己是不当照护的同谋，引发道德困境，致使他们职业倦怠并侵蚀团队精神。

爱岗敬业的结局

在这本书中，我们将讨论医务人员爱岗敬业的重要性。敬业的医务人员与他们的组织机构和工作存在一种情感上、行为上和心理上的高度联系，表现为他们在患者照护上的奉献精神和职业成就感。每个人都应该努力让敬业的医务人员在他们的机构中工作，医务人员也应该敬业地工作。

矛盾的是，没有健康的界限，奉献和承诺实际上会加重枯竭。对于献身于一个不理想系统中运转的医务人员而言，这是一个非常实际的问题。当系统无法提供足够的专业时间（例如，初级保健中15分钟门诊接诊）时，这些医务人员通常会牺牲自己和个人时间来满足患者的需求。事实上，多项研究发现，最共情的以及那些患者满意度最高的医护人员，如果没有处在高度支持的系统中，则他们也可能面临职业倦怠的最大风险。

结论

职业倦怠在医务人员中高度普及，已成为一种社会流行病，正在医疗照护团队、部门、诊所和医院内部及之间蔓延。医务人员正在遭受职业和个人的双重痛苦。职业倦怠对医疗照护服务的负面影响是巨大的。解决职业倦怠和创建团队精神是领导者和医疗机构的一个重要切入点。

考虑到广泛的后果和影响，职业倦怠的问题必须以个人的问题（即医务人员的错误行为）重构为机构提高患者照护和机构效率的切入点。更强大的合作伙伴关系和职业成就感有利于促进医务人员个人和机构的能力来提供有价值、安全的照护。然而，努力消除职业倦怠、促进爱岗敬业和培育团队精神，最终都是真正为了患者和医务人员的幸福，也是为了在团队精神环境氛围中运行的敬业、韧性团队的创建。

推荐阅读

Barsade SG, O'Neill OA. What's love got to do with it? A longitudinal study of the culture of companionate love and employee and client outcomes in a long-term care setting. Adm Sci Q. 2014;59(4):551–98.

Cosley BJ, McCoy SK, Saslow LR, Epel ES. Is compassion for others stress buffering? Consequences of compassion and social support for physiological reactivity to stress. J Exp Soc Psychol. 2010;46:816–23.

Doyle C, Lennox L, Bell D. A systematic review of evidence on the links between patient experience and clinical safety and effectiveness. BMJ Open. 2013 Jan 3;3(1): e001570.

Dyrbye LN, West CP, Satele D, Boone S, Tan L, Sloan J, et al. Burnout among U.S. medical students, residents, and early career physicians relative to the general U.S. population. Acad Med. 2014 Mar;89(3):443–51.

Hibbard JH, Greene J, Overton V. Patients with lower activation associated with higher costs; delivery systems should know their patients' 'scores.' Health Aff (Millwood). 2013 Feb;32(2):216–22.

Hsu I, Saha S, Korthuis PT, Sharp V, Cohn J, Moore RD, et al. Providing support to patients in emotional encounters: a new perspective on missed empathic opportunities. Patient Educ Couns. 2012 Sep;88(3):436–42.

Maslach C, Jackson SE, Leiter MP. Maslach burnout inventory manual. 3rd ed: Consulting Psychologists Press; 1996.

Shanafelt TD, Hasan O, Dyrbye LN, Sinsky C, Satele D, Sloan J, et al. Changes in burnout and satisfaction with work-life balance in physicians and the general U.S. working population between 2011 and 2014. Mayo Clin Proc. 2015 Dec;90(12):1600–13.

Shanafelt TD, Noseworthy JH. Executive leadership and physician well-being: nine organizational strategies to promote engagement and reduce burnout. Mayo Clin Proc. 2017 Jan;92(1):129–46.

Swensen SJ. Esprit de corps and quality: making the case for eradicating burnout. J Healthc Manag. 2018 Jan/Feb;63(1):7–11.

Williams ES, Manwell LB, Konrad TR, Linzer M. The relationship of organizational culture, stress, satisfaction, and burnout with physician-reported error and suboptimal patient care: results from the MEMO study. Health Care Manage Rev. 2007 Jul-Sep;32(3):203–12.

3

职业倦怠和爱岗敬业的驱动因素

制度不好可以使好人无法充分做好事，甚至走向反面。

——W. 爱德华兹·戴明

A bad system will beat a good person every time.

—W. Edwards Deming

∙ ∙ ∙

医疗照护领域的许多领导者都持有一个错误的理念，那就是职业倦怠和职业满意主要是医务人员个人的责任。针对医生在整个培训过程中的研究结果强烈驳斥了上述观点（Brazeau et al，2014；Dyrbye et al，2014）。未来的医生以良好的心理和健康的情绪完成他们的本科学习。一旦这些学生进入医学院，他们的热情、活力、理想主义和敬业精神就会被培训过程系统地侵蚀。在短短几年内，大约有一半的医学生经历过职业倦怠的迹象，在住院医师规范化培训期间这一比例将上升到75%，我们将在第 33 章（"应用行动纲领来满足医学生、住院医师和专科医师的特别需求"）中详细讨论这一问题。当住院医师开始工作时，情况会有所改善。同样，更多的护士在工作初期也会经历职业倦怠。

职业倦怠和爱岗敬业的驱动因素

我们认为，研究职业倦怠的一个有益方法是去思考，当医疗照护系统以最佳状态运作，培育敬业医务人员并使其工作具有意义时的六大特征。这些特征是：

1）工作负荷和工作要求；
2）效率和资源；
3）可控性和灵活性；
4）组织机构文化和价值观；
5）社会支持和工作社区；
6）工作与生活相结合。

当工作场所的这六个维度不能发挥最佳作用时，它们就会成为职业倦怠一个驱动因素（图 3.1）。

六个基本驱动因素中的每一项和首要决定因素、工作意义和目的都将在后续章节中进行更详细的讨论。我们接下来简要地描述它们，让您大致了解这些类别及其重要性。

1）过多的工作负荷和工作要求

工作负荷和工作要求的问题归结为工作过多、在现有支持下没有足够时间以完成预期目标的组合或者两者兼具。在过去的几十年里，医疗机构工作量的提升很大程度上归功于医务人员在相同体系里加倍努力地工作。这对社会意味着什么呢？

医疗机构面临的整体工作量令人生畏。在接下来的 10 年里，每一天在美国都将有大约有 10 000 名公民达到 65 岁。这种巨大的人口变化将导致有照护需求的患者人数大幅增加，也会同样增加对医疗照护体系的要求。大多数患者将投保老年医疗保险（Medicare）而非商业保险，这将使医疗机构难以保持相同的收入水平和利润率。此外，用于治疗这些患者的医务人员数量预计也将出现严重短缺。

除非实施新的工作方式或大幅降低运营成本结构，否则医疗机构及其医务人员所面临的工作负荷和工作要求挑战很可能会增

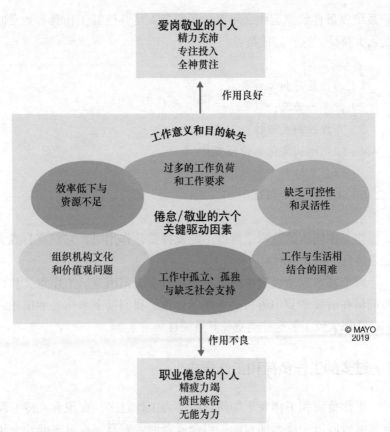

图 3.1 医师职业倦怠和爱岗敬业的关键驱动因素〔Modified from Shanafelt T,
Noseworthy JH. Executive leadership and physician well-being: nine organizational
strategies to promote engagement and reduce burnout. Mayo Clin Proc. Jan 2017；92
（1）：129- 46；used with permission of Mayo Foundation for Medical Education
and Research.〕

加。如何解决这些挑战的相关决定对于医生、护士、高级执业人员
（advanced practice provider，APP）和其他医务人员的职业倦怠有着
巨大的影响。

当工作负荷和工作要求变得不合理时，医务人员便会感到职业
倦怠。

2）效率低下和资源不足

最佳的工作环境有助于为患者提供尽可能最佳的医疗照护。这种环境需要一个团队，团队中的所有人都处于其能力和执业的顶峰。不幸的是，如今的医疗照护中，医务人员的工作流程普遍低效，如不必要的文书工作、糟糕的分类系统和录入电子健康档案的烦琐流程。如果没有足够的资源来纠正效率低下，患者就会遭殃。

工作流程效率低下和资源不足也影响到医务人员个人。职业压力源于对医务人员的要求和他们处理这些要求所拥有的资源之间的不平衡。资源包括医疗照护团队的质量、人员配备的水平、每位医师可用的诊室数量、完成所要求任务的足够时间、公共设施的质量和布置，以及领导对于引导和简化机构、政府和报销相关官僚主义繁文缛节的支持。

当工作流程效率低下和资源不足阻碍了医务人员提供高质量医疗照护时，由此产生的挫折便会导致职业倦怠。

3）缺乏可控性和灵活性

压力过大、要求过高和缺乏可控性是当今医务工作环境的常见特征。医务人员通常认为，他们知道如何为患者做正确的事情，但是他们的角色、组织机构的限制、支持或资源，使得他们几乎不可能提供给患者最优的医疗照护。他们觉得自己就像死板僵化系统中无足轻重的齿轮，每天都被要求工作到不合理的时间，忽视那些他们没有能力解决的问题。微观管理①（micromanagement）、影响力不足、缺乏权威的问责制，都会造成道德困境并导致职业倦怠。

为了获得最佳绩效，医疗照护团队需要对他们的工作有一定的可控性和灵活性。医生、护士、高级执业人员、药剂师和其他医务人员都是训练有素、知识渊博的工作者，他们希望在改进和共同创

---

① 译者注：指上级对下级过于细致的管理。

建高效的医疗照护系统和工作环境方面发表意见。他们的意见应该被信任。

当他们的意见被忽视时，医务人员就会遭受职业倦怠。

4）组织机构文化和价值观问题

一个积极的、热心帮助的组织机构文化以及强有力的公正价值观，是医务人员发现工作意义的重要因素。梅奥诊所是一个杰出的范例。通过对患者、系统和团队的不懈关注，它在一个世纪前就认识到这种需求，并创造了独特的文化来满足这种需求（Swensen et al，2016）。本书第二部分（"策略"）详细描述了各种改变组织机构文化和价值观的策略，以创造促进团队精神的环境。当文化和价值观与医务人员不一致时，职业倦怠便是常见的。

5）工作中孤立、孤独和缺乏社会支持

工作中的社会支持和社区对医务人员的福祉非常重要。医务人员经常要处理患者的痛苦、现有治疗效果的有限性，以及支持患者及其家属的情绪负担；这可能导致同情疲劳。为了在职业生涯中保持处理这些挑战的能力，并帮助防止同情疲劳，医务人员不仅必须具有个人韧性，还必须加入成员之间相互支持的社区。

当医务人员经历社会孤立、矛盾冲突和不被尊重时，他们很容易职业倦怠。

6）工作与生活相结合的困难

尽管工作与生活相结合在许多行业都具有挑战性，但对美国所有行业工人的全国性研究表明，与其他学科相比，对于医务人员来说这是一个更显著的问题（Shanafelt et al，2018）。

从某种程度上来说，工作与生活相结合对所有医务人员都是挑战。对于医生来说，部分是由于大多数的工作时间非常长，以及夜

间和周末被频繁呼叫。对于护士和其他医务人员来说，不灵活的排班（包括 10 ～ 12 小时的轮班）、频繁的夜班和周末轮班以及患者照护和人员配备需求的不可预测性（通常会导致计划外加班）都威胁到工作与生活相结合。对于当今的医务人员来说，尤其是对于那些有两份医疗照护职业的女性来说更具挑战性。对于她们来说，不灵活的工作环境可能与她们的个人责任和需求不一致（Shanafelt et al, 2015）。

医疗机构必须承认它们在促进或阻碍工作与生活相结合方面所处的角色，认识到其对医务人员在招聘和任用方面幸福感的影响，并将其视为组织机构策略加以促进。医疗机构还必须承认一个不断发展的工作场所会包含更多的千禧一代。他们更重视工作与生活相结合，并且他们像关注职业抱负一样关注自我。

如果组织机构忽视工作与生活相结合的问题，他们将使医务人员失望并导致其职业倦怠。

工作意义和目的缺失

工作意义和目的是导致职业倦怠的首要决定性因素，是职业成就感和爱岗敬业的基础。医疗照护似乎是提供员工幸福感重要要素的理想领域，因为工作本身就是有意义的工作。

不幸的是，由于效率低下、设计糟糕、资源不足的系统，同事们更像是各自为战的个体，而不是一个团队，导致医务工作者常常从他们选择工作的利他主义中分心。工作意义和目的也受到了伦理冲突的影响，伦理冲突导致了认知失调，与他们的个人信仰、理念或价值观相矛盾又导致提供患者医疗照护时的心理压力。高能组织机构慎重考虑，有意制定战略和战术来管理这些问题，这在第三部分（"执行"）中有详细描述。最好的组织机构能帮助医务人员认识到他们工作的意义和目的，并与之重新联系起来。

当医疗机构认识不到工作意义和目的的重要性时，它们会使其专业劳动力面临更大的职业倦怠风险。

压力源的相对重要性

　　职业倦怠并不是某一类医务人员独有的问题。如不良运转的医疗照护团队、无效的领导力和不协调的价值观，类似这些与所有医疗专业人员高度相关的问题，需要被纠正以实现团队精神（表 3.1）。其他

表 3.1　职业倦怠与团队精神作用因素比较

职业倦怠	团队精神
过重的工作负荷	可接受的工作负荷
低效的工作环境	有序的工作环境
工作与生活协调不充分	工作与生活相结合
僵化状态	可控状态
同情疲劳	可靠同事关系和机构支持下的共情
道德困境	以患者为中心最佳照护的开放讨论
心理安全的缺乏	发表意见的安全环境
互有敌意的工作环境	尊重包容的工作环境
无效实践	无差错的工作流程
与技术水平无关的过量工作	最适宜的团队成员执行恰当工作
人力资源不足和团队支持缺乏	适当的人力配备和资源充足的团队
认知失调	行动与价值观一致
工作失去意义	符合核心价值观
睡眠剥夺的文化	健康工作与通话时间表
面临患者的痛苦与死亡	团队与医务人员安全获得支持
由于医疗差错导致的羞耻与自责	公平公正的文化
医疗差错诉讼	组织机构资源支持诉讼
医疗照护期望与实际提供之间的鸿沟	质量改进文化
"无足轻重"文化	重视尊重每名员工的文化
专注于工作量的领导	专注于敬业和激发团队与个人潜力，以实现目标的领导

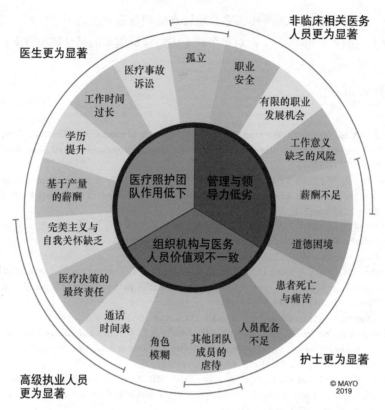

图 3.2 通过不同途径作用于医务人员的压力源 [Modified from Shanafelt T, et al. Building a program on well-being: key design considerations to meet the unique needs of each organization. Acad Med. 2019 Feb; 94（2）: 156-61; used with permission.]

压力源的相对重要性可能因职业、专业和工作环境而异（图 3.2）。护士和药剂师都有相同或不同的两种职业挑战。家庭医生、放射科医生和外科医生面临不同的压力。最佳的进展不是通过忽视这些差异，而是通过了解它们并解决不同医务人员和他们工作岗位的特殊需求。

结论

解决职业倦怠的核心工作，除了创造一个培养团队精神的环境外，还需要识别、缓解和根除本地特有的职业倦怠驱动因素。第三部分（"执行"）中包含了针对每个职业倦怠驱动因素的循证解决方案。

推荐阅读

Brazeau CM, Shanafelt T, Durning SJ, Massie FS, Eacker A, Moutier C, et al. Distress among matriculating medical students relative to the general population. Acad Med. 2014 Nov;89(11)1520–5.

Dyrbye LN, Shanafelt TD, Balch CM, Satele D, Freischlag J. Physicians married or partnered to physicians: a comparative study in the American College of Surgeons. J Am Coll Surg. 2010 Nov;211(5):663–71.

Dyrbye LN, Shanafelt TD, Balch CM, Satele D, Sloan J, Freischlag J. Relationship between work-home conflicts and burnout among American surgeons: a comparison by sex. Arch Surg. 2011 Feb;146(2):211–7.

Dyrbye LN, West CP, Satele D, Boone S, Tan L, Sloan J, et al. Burnout among U.S. medical students, residents, and early career physicians relative to the general U.S. population. Acad Med. 2014 Mar;89(3):443–51.

Festinger L. Cognitive dissonance. Scientific American. 1962 Oct;207(4):93–106.

Shanafelt T, Trockel M, Ripp J, Murphy ML, Sandborg C, Bohman B. Building a program on well-being: key design considerations to meet the unique needs of each organization. Acad Med. 2019 Feb;94(2):156–61.

Shanafelt TD, Boone SL, Dyrbye LN, Oreskovich MR, Tan L, West CP, et al. The medical marriage: a national survey of the spouses/partners of U.S. physicians. Mayo Clinic Proceedings. 2013 Mar;88(3):216–25.

Shanafelt TD, Hasan O, Dyrbye LN, Sinsky C, Satele D, Sloan J, et al. Changes in burnout and satisfaction with work-life balance in physicians and the general U.S. working population between 2011 and 2014. Mayo Clin Proc. 2015 Dec;90(12):1600–13.

Shanafelt TD, Noseworthy JH. Executive leadership and physician well-being: nine organizational strategies to promote engagement and reduce burnout. Mayo Clin Proc. 2017 Jan;92(1):129–46.

Shanafelt TD, West CP, Sinsky C, Trockel M, Tutty M, Satele DV, et al. Changes in burnout and satisfaction with work life integration in physicians and the general U.S. working population between 2011–2017. Mayo Clin Proc. 2019 Sep;94(9):1681–94.

Swensen SJ. Esprit de corps and quality: making the case for eradicating burnout. J Healthc Manag. 2018 Jan/Feb;63(1):7–11.

Swensen SJ, Gorringe G, Caviness J, Peters D. Leadership by design: intentional organization development of physician leaders. J Manag Dev. 2016;35(4):549–70.

Zapf D, Seifert C, Schmutte B, Mertini H, Holz M. Emotion work and job stressors and their effects on burnout. Psychol Health. 2001 Sep;16(5):527–45.

4

商业性论据

为善者诸事顺。

——布伦特·詹姆斯，医学博士

You can do well by doing "good".

—Brent James, MD

◆◆◆

做正确的事

几十年前，在质量运动的早期，不得不给医疗照护领导者提供质量商业性论据。对质量商业性论据的理解，使医疗照护管理者能够通过与任务一致的商业战略视角来考虑主题。当以患者为中心的质量改进工作的稳健财务投资回报（return on investment，ROI）被证实（ROI 在 5∶1 范围内），就有可能采取更多重大举措并取得更多实质性进展（Swensen et al，2013）。

一个具有较强说服力的商业性论据阐述了组织机构在努力减少职业倦怠、促进员工敬业度和团队精神方面进行投资。不幸的是，医疗机构普遍缺乏对职业倦怠财务成本的认识。组织机构领导人能解决这个问题的做法也是不确定的。这种模棱两可和认识觉悟的缺乏成为行动的阻碍。

解决职业倦怠的商业性论据是多方面的，包括患者和医务人员的各种问题，例如人员流动的直接成本、人员流动的间接成本（例如，人员不足和新入职的护士导致更多的患者不良事件）、与工作量下降相关的收入损失、医疗差错诉讼风险，以及与组织机构长期生存能力相关的其他财务风险（例如，职业倦怠与医疗照护质量下降的关联，有能力的医务人员、品牌、声誉、市场份额的保留）（图4.1）。医疗机构利用类似的问题和类似的证据来证明他们在提高质量方面的投资是合理的。

因此，减少倦怠和促进团队精神的财务投资回报使之合乎情理。与质量运动一样，解决职业倦怠的投资回报计算必须涉及高级财务人员，并且该计算应该区分硬成本和软成本的储蓄和红利（图4.2）。

对商业性论据来说，有3个核心观察点是非常必要的：

1）进步是可能的。
2）投资是合理的。
3）投资回报是可测量的。

在这种背景下，解决职业倦怠问题是一项财政的责任决定。

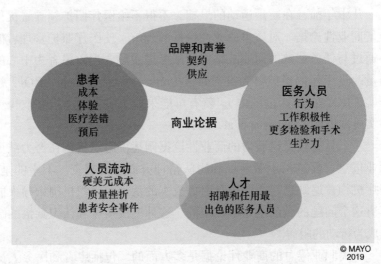

图 4.1　解决职业倦怠和促进团队精神的商业性论据

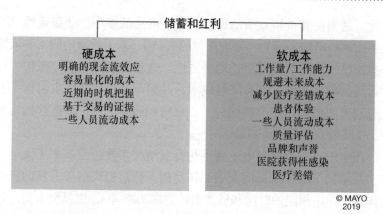

图 4.2 投资回报的硬成本和软成本考虑〔Data from Swensen SJ，Dilling JA，McCarty PM，Bolton JW，Harper CM Jr. The business case for health-care quality improvement. J Patient Saf. 2013 Mar；9（1）：44-52.〕

商业性论据的最大错误

在考虑改善员工职业倦怠率和培养团队精神的商业性论据时，领导者会犯各种各样的错误，但其中两种错误是常见的。

首先，他们错误地认为解决职业倦怠只是一项重要的开销。事实上，我们将向您解释为什么解决职业倦怠是一种具有经济意义的独立商业策略。

其次，他们错误地认为员工是可有可无的，可以轻易被取代的。事实上，大量数据表明，由于职业倦怠而导致的人员流动和工作量下降，其成本是巨大的。考虑到医师、护士和高级执业人员的短缺，替换这些医务人员变得越来越具有挑战性。因此，应该像对待自己的家庭成员那样，尊重他人、有尊严地对待他人，是一种有意义的独立商业策略。

医疗照护领域当前的金融生态系统

只有一个词可以形容医疗照护领域当前的金融生态系统——挑

战性。透明度和价格竞争的提升、保险网络的缩小、非商业性保险患者比例的增加（例如，政府支付的人员）、基于价值的购买和风险分担，已经改变了医疗照护的经济性。这种转变导致医疗照护机构和诊所的收入下降，努力降低成本，并把重点放在当前支付体系下更有利可图的医疗照护领域，如心脏病和癌症。对许多医疗机构来说，市场整合是另一个威胁。

在美国，充分使用电子病历的要求给大多数组织带来了大笔支出，并增加了医务人员的文书工作负担。通过提高医务人员的预期工作量（即用相同的时间和资源照护更多的患者），以及努力提高效率和减少费用来降低照护成本，这些财务挑战已经在很大程度上得到了解决。大多数组织的实际策略被称为"用更少的成本做更多的事"。公开报告的最新质量标准和要求也导致医务人员的文书工作增加，其中一些似乎并没有为患者创造价值。

这些挑战和压力通常导致领导者关注机构的外部经济威胁，却对重要的内部威胁视而不见，例如医务人员的职业倦怠。为了完成机构使命，领导者当然必须跨越外部挑战，但他们也必须通过领导力，去培养一个坚定的、敬业的和富有成效的协作团队，以适应快速变化的环境。这就是团队精神。

阶段

通向团队精神之旅以及将职业幸福感理解为商业策略均有待时日，许多组织机构仍处于初学者阶段，实施的方法也只是产生很小的影响（表4.1）。

为了超越新手阶段，组织机构需要意识到，疲惫和失望的专业职员不会是一个好的伙伴，需要采取措施确保员工敬业、韧性、投入于与机构建立伙伴关系，以提高质量和应对外部威胁。

领导们针对减少职业倦怠和促进医务人员更加敬业所广泛采取的措施，可以产生不同的效果。这一过程的不同阶段，可以看出许多有效的干预措施非常具有经济性，主要需要工作人员的时间和关

表 4.1   机构通向医务人员自我实现之旅的典型阶段

影响	阶段
次要	**初学者** 已确定的问题 健康委员会 以个人为中心的干预措施 　正念训练 　用于训练 / 营养的资源
中度	**新手** 已认识的职业倦怠驱动因素 同等支持程序 评估医务人员幸福感的横断面调查 已确定的奋斗科组 组织机构决策实施时所考虑的医务人员幸福感
主要	**合格** 促进医务人员幸福感的商业性论据 基于职业倦怠驱动因素维度重构 针对医师和其他医务人员，支持职业生涯、工作生活相结合和自身安全的指导资源 职业倦怠 / 幸福感评估并监测其趋势 给予决策中更大话语权的医生 实施科组级设计的干预措施，但效果未客观评价 为在医务人员中建立社区创造机会
变化	**熟练** 组织机构目标对医师幸福感理解的影响 [a] 所有业务决策中的幸福感考量 针对医务人员幸福感的资助计划 评估 / 减轻文书工作负担 为领导培训参与式管理 以稳健的有效性评估进行系统级干预措施 通过参与和支持局部调整来改进工作流程 **专家** 医务人员幸福感影响关键业务决策 [b] 组织机构领导者中幸福感的共同责任制 执行管理团队中的首席幸福官 幸福感资助计划创造出指导其他机构的新知识 促进医务人员幸福感的策略性投资 健康文化

[a] 资金、人员流动、安全 / 质量、患者满意度。
[b] 策略、优先考虑、资源分配、新举措。

[Data from Shanafelt T，Goh J，Sinsky C. The business case for investing in physician well-being. JAMA Intern Med. 2017 Dec 1；177（12）：1826-32.]

注。我们将在第三部分（"执行"）中详细地描述它们。在这些领域的小额投资就可以产生实质性的影响。其他高影响的干预措施（例如，医疗照护团队、重构实践）需要更多的时间和投资，但可以带来巨大的红利，具有很强的正投资回报。

对患者和医务人员的成本影响

在医疗保健之外，一些最成功、最悠久的营利性公司关注员工的幸福感是有原因的（Chapman and Sisodia，2015）：敬业的员工具有更高水平的工作积极性、协作和生产力，这将为组织机构带来更高的收益回报。这些公司的员工事故和人员流动也较低（Harter et al，2002；Swensen and Shanafelt，2017）。同样，团队合作评分较高的诊所有较高的护士保留率、较低的运营成本和较好的患者体验评分（Jones and Gates，2007）（图 4.3）。

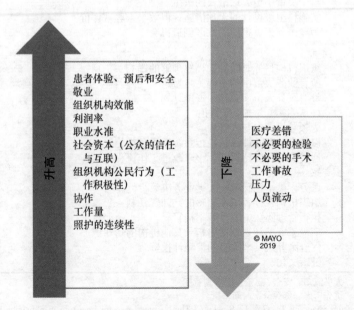

图 4.3　医疗机构建立团队精神的益处

　　减少职业倦怠和促进团队精神的商业性论据中一个关键的（可以说是最重要的）组成部分是为患者提供更好的健康。有证据表明，那些感到被赞赏和专业上满意的医生做出诊断的速度要快 1 倍，准确率也更高，最终降低了患者和医务人员的医疗照护成本。当患者认为他们与医务人员的关系是信任和共情的，他们的依从性也可能会更好。尽管美国当前的补偿体系并不能充分地奖励低成本、高质量的医疗服务，但随着捆绑支付、基于价值的老年医疗保险准入和儿童健康保险计划（child health insurance plan，CHIP）重新授权法案、以患者为中心的医疗之家和基于风险的合同的引入，这种情况正在迅速改变。

　　在医学生、住院医师和执业医师中，职业倦怠和非职业行为之间也已存在联系（Shanafelt et al，2015）。人性的缺失与不断增加的患者主动投诉有关，并可能导致患者至他处寻求治疗。患者量减少意味着机构收入减少。在社会责任方面，职业倦怠的医师和医学生更有可能表现出较少的利他精神，比如为缺少服务的人提供照护（Dyrbye et al，2010）。这些都无法为医疗机构提供坚定的商业模式。

人员流动

　　人们用脚说话。斯坦福大学（Hamidi et al，2018）和克利夫兰诊所（Windover et al，2018）已经报道了职业倦怠和人员流动之间的紧密联系，这在实质上影响了成本和商业性论据（Shanafelt et al，2017）。经历过职业倦怠的医生在 2 年内离职的可能性是在职医生的 2 倍多。大约有一半的医生打算减少他们的执业时间或寻求其他方法来减少工作相关压力。这通常是一种对职业倦怠的反应。护士也经历过类似的挑战。每年有 1/7 的护士离职。

　　信任和医患关系随着持续医疗照护而加深，并因人员流动而受到侵蚀。人员流动也增加了与团队合作、沟通和医务人员交接相关的错误风险。例如，一个新的初级保健医师首次接诊患者，比一名已与患者建立关系的初级保健医师，更有可能开具检验和不必要的昂贵检查以评估患者的症状。

人员流动的成本

医疗机构通过减少职业倦怠获得的财务投资回报是可以估算的（附录4.1和附录4.2）。这些估算，取决于是否同时计算了软成本和硬成本，以及所使用的假设有多保守。

医院工作人员流动至少占总运营成本的5%。护理人员的流动占了这些成本的大部分，是商业性论据的一个重要方面（Waldman et al，2004）。与护士离职相关的人员流动成本是工资的1～2倍；美国护士的平均人员流动率约为15%（Jones and Gates，2007；Allen，2008；Willis Towers Watson，2015/2016）。因此，美国一家中等规模的医院每年的护士人员流动成本大约为700万～800万美元。

医生的人均流动成本更高，但其流动率较低（每年约7%～8%）。每名医生的离职成本（招聘、迁移安置和替换成本）根据专业不同，范围从50万美元至100万美元。因此，例如，一家拥有450名医生的美国医院，其医生流动成本（假设每年的职业倦怠率为50%，人员流动率为7.5%）约为每年5 625 000美元（附录4.1和附录4.2）（Shanafelt et al，2017）。这些都是直接归因于职业倦怠的实际成本。

对于美国的医疗保健系统来说，由职业倦怠导致的人员流动和减少的临床时间，每年的成本约为45亿美元（Han et al，2019）或是每位医生高达惊人的7600美元。这个数字没有考虑到其他专业人员的离职成本或职业倦怠在质量、患者满意度、患者预后或医疗差错等方面的任一相关成本。

这些非常保守的估算包括与医疗差错诉讼相关的时间损失和在招聘新医生过程中工作量的下降。但它们不包括照护质量低下、患者安全不良事件增多、患者满意度下降、学术产出减少，以及作为关键收入来源的医务人员在长期空缺下，从收入损失和机会成本方面潜在的巨大成本（Atkinson et al，2006）。

想象一下，在这些人员流动率上的一个小改善就足以资助一个惊人的福利项目的年度预算。

医疗差错诉讼

医疗差错诉讼的风险与医务工作者的幸福感和专业成就感密切相关，与职业倦怠和医疗差错、临床医患沟通障碍之间的关系一致。斯坦福大学的调查人员显示，单个医师的职业倦怠水平与医生的"患者支持和报告系统"（Patient Advocate and Reporting System）评分之间存在密切联系——该评分是经验证的医疗差错风险的预测指标，美国各地医院都已使用（Welle et al，2017）。大约 3/4 的医疗差错诉讼的根本原因是沟通失误或临床医患关系恶化（Beckman et al，1994）。当研究人员问患者为什么起诉他们的医生医疗差错时，4 个问题浮出水面。每个问题都与职业倦怠有关：

1）患者认为他们被抛弃了。
2）患者感到被贬低。
3）患者认为信息沟通匮乏。
4）患者感到被医生误解了。

因此，职业倦怠不仅增加了医疗差错诉讼的风险（以及相关成本），而且有证据表明，医疗差错诉讼和社会的喜讼特质也加剧了职业倦怠的恶性循环（Balch et al，2011）。大部分医生，包括手术专业的大多数医生，在其职业生涯中至少一次因医疗差错被起诉。医生如果能与患者建立一种信任、从容、共情的关系，就不太可能被起诉。

结论

开明的医疗照护领导者有意投入和努力争取创建团队精神

（Swensen，2018）作为其商业策略的核心组成部分。他们这样做是因为团队精神对患者和他们的底线都有影响。友爱、敬业、满意、心理安全和韧性的医务人员不会职业倦怠，从而使他们的组织机构能够高效、有效地达成使命。

推荐阅读

Allen DG. Retaining talent: a guide to analyzing and managing employee turnover. Foundation's Effective Practice Guideline Series [Internet]. 2008 [cited 2019 Feb 14]. Available from: https://www.shrm.org/hr-today/trends-and-forecasting/special-reports-and-expert-views/Documents/Retaining-Talent.pdf.

American Medical Group Association (AMGA). Physician turnover remains high as more physicians retire [Internet]. 2014 [cited 2019 Feb 15]. Available from: https://www.amga.org/wcm/AboutAMGA/News/2014/082114.aspx.

Atkinson W, Misra-Hebert A, Stoller JK. The impact on revenue of physician turnover: an assessment model and experience in a large healthcare center. J Med Pract Manage. 2006 May-Jun;21(6):351–5.

Balch CM, Oreskovich MR, Dyrbye LN, Colaiano JM, Satele DV, Sloan JA, et al. Personal consequences of malpractice lawsuits on American surgeons. J Am Coll Surg. 2011 Nov;213(5):657–67.

Beckman HB, Markakis KM, Suchman AL, Frankel RM. The doctor-patient relationship and malpractice: lessons from plaintiff depositions. Arch Intern Med. 1994 Jun 27;154(12):1365–70.

Chapman B, Sisodia R. Everybody matters: the extraordinary power of caring for your people life family. New York (NY): Portfolio/Penguin; 2015.

Dillard A. The writing life. New York (NY): HarperCollins; 1989.

Dyrbye LN, Massie FS Jr, Eacker A, Harper W, Power D, Durning SJ, et al. Relationship between burnout and professional conduct and attitudes among U.S. medical students. JAMA. 2010 Sep 15;304(11):1173–80.

Hamidi MS, Bohman B, Sandborg C, Smith-Coggins R, de Vries P, Albert MS, et al. Estimating institutional physician turnover attributable to self-reported burnout and associated financial burden: a case study. BMC Health Serv Res. 2018; 18:851.

Han S, Shanafelt TD, Sinsky CA, Awad KM, Dyrbye LN, Fiscus LC, et al. Estimating the attributable cost of physician burnout in the United States. Ann Intern Med. 2019;170:784–90.

Harter JK, Schmidt FL, Hayes TL. Business-unit-level relationship between employee satisfaction, employee engagement, and business outcomes: a meta-analysis. J Appl Psychol. 2002 Apr;87(2):268–79.

Hibbard JH, Greene J, Overton V. Patients with lower activation associated with higher costs: delivery systems should know their patients' "scores." Health Aff (Millwood). 2013 Feb;32(2):216–22.

Isen AM. An influence of positive affect on decision making in complex situations: theoretical issues with practical implications. J Consumer Psychol. 2001;11(2):75–85.

Jones CB, Gates M. The costs and benefits of nurse turnover: a business case for nurse retention. Online J Issues Nurs. 2007 Sep 30;12(3):4.

Nolin CE. Malpractice claims, patient communication, and critical paths: a lawyer's perspective. Qual Manag Health Care. 1995 Winter;3(2):65–70.

Roter DL, Hall JA, Merisca R, Nordstrom B, Cretin D, Svarstad B. Effectiveness of interventions to improve patient compliance: a meta-analysis. Med Care. 1998 Aug;36(8):1138–61.

Shanafelt T, Goh J, Sinsky C. The business case for investing in physician well-being. JAMA Intern Med. 2017 Dec 1;177(12):1826–32.

Shanafelt TD, Hasan O, Dyrbye LN, Sinsky C, Satele D, Sloan J, et al. Changes in burnout and satisfaction with work-life balance in physicians and the general U.S. working population between 2011 and 2014. Mayo Clin Proc. 2015 Dec;90(12):1600–13.

Swensen SJ. Esprit de corps and quality: making the case for eradicating burnout. J Healthc Manag. 2018 Jan/Feb;63(1):7–11.

Swensen SJ, Dilling JA, McCarty PM, Bolton JW, Harper CM Jr. The business case for health-care quality improvement. J Patient Saf. 2013 Mar;9(1):44–52.

Swensen SJ, Shanafelt T. An organizational framework to reduce professional burnout and bring back joy in practice. Jt Comm J Qual Patient Saf. 2017 Jun;43(6):308–13.

The Physicians Foundation. 2016 survey of America's physicians: practice patterns and perspectives [Internet]. 2016 [cited 2018 12 Sep]. Available from: https://physiciansfoundation.org/wp-content/uploads/2018/01/Biennial_Physician_Survey_2016.pdf.

Virshup BB, Oppenberg AA, Coleman MM. Strategic risk management: reducing malpractice claims through more effective patient-doctor communication. Am J Med Qual. 1999 Jul-Aug;14(4):153–9.

Waldman JD, Kelly F, Arora S, Smith HL. The shocking cost of turnover in health care. Health Care Manage Rev. 2004 Jan-Mar;29(1):2–7.

Welle D, Trockel M, Hamidi M, Lesure SE, Hickson G, Cooper W. Physician wellness measures are associated with unsolicited patient complaints: a marker for increased liability risk. Abstract presented at: First American Conference on Physician Health; 2017 Oct 12-13; San Francisco, CA.

Willis Towers Watson. Improving workforce health and productivity. Connecting the elements of workplace culture: U.S. findings of Willis Towers Watson's 2015/2016 Staying@Work Survey.

Windover AK, Martinez K, Mercer BM, Neuendorf K, Boissy A, Rothberg MB. Correlates and outcomes of physician burnout within a large academic medical center. JAMA Intern Med. 2018 Jun;178(6):856–8.

附录 4.1　　医师职业倦怠机构预估成本工作表

1. 数据录入	输入数值
N＝所在机构医师数量	＿＿＿＿＿
BO＝所在机构医师的职业倦怠率	＿＿＿＿＿[a]
TO＝当前每年的人员流动率	＿＿＿＿＿[b]
C＝每位医师人员流动成本	＿＿＿＿＿[c]

2. 计算

因职业倦怠导致的医师人员流动估算成本

A. $\underline{TO}$（无职业倦怠的 TO）（求解）：

公式[d]

$$TO＝[\underline{TO}×(1－BO)]＋[(2×\underline{TO})×BO]$$

简化公式

$$\underline{TO}＝TO/(1＋BO)$$

B. 因职业倦怠导致的每年医师人员流动预估数量

（使用输入变量和从步骤 A 得到的 $\underline{TO}$ 数值求解）

公式

因职业倦怠导致的每年医师人员流动数量＝$(TO－\underline{TO})×N$

C. 因职业倦怠导致的每年医师人员流动预估成本

（使用输入变量和从步骤 B 得到的数值求解）

公式

因职业倦怠导致的每年医师人员流动估算成本＝C×因职业倦怠导致的每年医师人员流动数量

举例使用 N＝450；BO＝50%；TO＝7.5%；C＝$500 000

A. $\underline{TO}$（无职业倦怠的每年人员流动率）：

$0.075＝[\underline{TO}×(1－0.5)]＋[(2×\underline{TO})×0.5]$ 或 $0.075/(1＋0.5)＝5\%$

B. 因职业倦怠导致的每年医师人员流动数量：

$(0.075－0.05)×450＝11.25$

C. 因职业倦怠导致的每年医师人员流动预估成本：

$\$500\,000×11.25＝\$5\,625\,000$

---

[a] 全国平均，约 54%。

[b] 全国平均，约 7%。

[c] 每位医师的平均费用为 50 万～ 100 万美元。

[d] 假设职业倦怠医师人员流动的可能性是未职业倦怠医师的 2 倍。

［From Shanafelt T，Goh J，Sinsky C. The business case for investing in physician well-being. JAMA Intern Med. 2017 Dec 1；177（12）：1826-32；used with permission.］

附录 4.2 在采取干预措施减少医师倦怠后，通过减少人员流动成本来确定投资回报的工作表

1. 数据录入	输入数值
CB =因医师职业倦怠导致人员流动的估算成本	_____ [a]
CI =每年的干预成本	_____
R = BO（机构医师职业倦怠率）相关降低量	_____

2. 计算

投资回报（ROI）

A. 因 BO 降低而节约资金：

公式

因 BO 降低而节约资金＝（CB×R）

B. ROI

公式

ROI ＝（因 BO 降低而节约资金－ CI）/CI

举例使用 CB ＝ \$5 625 000；CI ＝ \$1 000 000；R ＝ 20%

A. 因 BO 降低而节约资金：

\$5 625 000×0.20 ＝ \$1 125 000

B. ROI：

（\$1 125 000 － \$1 000 000）/\$1 000 000 ＝ 12.5%

---

[a] 来自于附录 4.1。

［From Shanafelt T，Goh J，Sinsky C. The business case for investing in physician well-being. JAMA Intern Med. 2017 Dec 1；177（12）：1826-32；used with permission.］

5

医疗保健浪费造成的质量不足：
职业倦怠的统一根因

每个系统都被设计用于得到它想得到的结果。

——W. 爱德华兹·戴明

Every system is perfectly designed to get the results it gets.

—W. Edwards Deming

••••

目前的医疗照护服务系统被完美地设计来使大多数医师、护士、高级执业人员和其他医务人员产生职业倦怠。在大多数机构中，专业人员期望提供的照护质量和实际提供之间存在差距，由此产生了职业倦怠。

五种类型的浪费

低质量的医疗照护从根本上讲就是浪费，医疗照护产业的领导们对系统浪费负有主要责任和义务。一些专家估计，美国花在医疗照护上的费用大约 3.2 万亿美元，其中有 1/3 是浪费。根据美国国家医学研究院（National Academy of Medicine）的数据，医疗照护系统的浪费可见于：

1）医疗照护服务与协调的失灵；

2）过度医疗；

3）行政管理复杂；

4）定价失败；

5）欺诈和滥用。

每个问题都大大降低了医疗照护质量，并影响了职业倦怠的驱动因素和决定因素。过度的工作负荷与工作要求，效率低下与资源不足，可控性与灵活性缺乏，工作意义与目的的缺失，以及不健康的组织机构文化都是这些类型浪费的结果。减少各个类型的浪费将改善医务人员幸福感、患者健康和机构韧性（图5.1）。

1）医疗照护服务与协调的失灵

医疗照护服务与协调的失灵会导致医务人员更大的压力，使患者面临重大的健康风险，甚至死亡。不良事件、预防建议或治疗照护的机会丧失，以及可预防的患者死亡，都会对职业幸福感造成影响。这可能会以同情疲劳、道德困境或对工作意义和目的缺失的形式表现出来。医疗照护服务与协调的失灵，其相关质量缺陷导致比首次提供完美的照护服务更多的工作量。医疗照护服务不协调的减

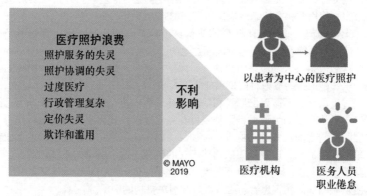

图5.1 医疗照护系统减少浪费的效果

少，也为患者和医疗机构创造了巨大的价值，并减少职业倦怠。

2）过度医疗

过度医疗，包括无效管理或不必要的管理计划。一个推动过度治疗的医疗照护系统，通过期待或激励医务人员给予患者那些他们本不想要给予的医疗照护。这造成了组织机构和医务人员价值观之间的不一致（专栏 5.1）。

过度治疗的一些根源在于喜讼的执业环境和缺陷的补偿模式。由于传播了一种防御性医疗的心态，鼓励"出于安全考虑"进行过度检查，这种喜讼的执业环境造成了浪费。此外，在美国，大多数医生在其税后工资的计算公式中有一些工作量因素，这同样鼓励了过度治疗。以工作量为基础的薪酬模式也会刺激过度工作和非可持续的实践模式，破坏工作-生活相结合，导致职业倦怠。解决过度医疗可以为患者创造价值，可以为医务人员减少职业倦怠。

专栏 5.1　过度医疗导致的质量缺陷

琼斯医生，一名放射科医师，去为一名头部轻微外伤的 9 岁女孩行头颅 CT 平扫检查并阅片。依据儿科急诊急救应用研究网（Pediatric Emergency Care Applied Research Network，PECARN），外伤时间并不符合临床指南所建议的 CT 平扫指征。因此，头颅 CT 的医嘱是不合理的。开具医嘱的医师并未用心使用儿科急诊急救应用研究网的临床指南。

无论如何，放射科团队应该执行这项检查并阅片吗？该检查是不必要的，使儿童暴露在不必要的电离辐射之中。

这名放射科医师应该阻止这个影像学检查吗？这样做，将减少团队的收益产出，她的一些放射科同事可能会不高兴。

过度医疗、不必要的照护和缺陷的补偿模式相互交织，其中任一个选择都造成了压力。如果放射科医师执行并完成检查，其为家人朋友的所作所为与实际作为之间认知鸿沟将进一步加深。如果她拒绝完成该检查，她会面临开单医师的愤怒，以及她团队伙伴潜在的蔑视。这个崩塌的系统创造了一个极其复杂的状况——一个真正的戈尔迪之结（Gordian knot）。这只是一个揭示质量缺陷如何伤害患者、医务人员和组织机构的例子。

3）管理复杂

效率低下与令人沮丧的程序和工作流程，是导致医务人员职业倦怠的原因。不必要的复杂管理也增加了管理成本。这就需要提高生产效率预期（例如，减少临床医生与患者在一起的时间），才能使组织机构保持盈利。来自国家、州、地方和其他监管机构的复杂管理（或者是对其的误解）导致医务人员可控性、灵活性和自主权的缺乏。复杂管理最终会削弱工作的意义和目的，加剧认知失调，因为它要求医务人员把时间花在似乎不能直接改善患者医疗照护的任务上。减少我们可以控制的复杂性，便减少了导致职业倦怠的一个重要因素。

4）定价失灵

医疗中心对定价失灵有一定的控制力。当收费调整远远超出预期市场利率，医学工作变得与钱更有关而非与对患者的付出有关时，定价失灵就会发生。定价失灵侵蚀了医务人员的利他主义，而上述有缺陷的薪酬模型又加剧了这种侵蚀。

5）欺诈和滥用

不幸的是，欺诈和滥用可能发生在医疗机构中。当敬业的医务人员意识到机构的欺诈和滥用时，他们会经历认知失调和精神伤害。他们会更加倾向于职业倦怠。

消除浪费

浪费常常会给一些人带来收入，这也为消除浪费建立了一个难以消除的障碍。然而，这并不能阻止医护人员去实现他们所渴望的核心价值，努力满足他们的患者和医疗照护服务系统的需求。减少浪费的策略将在第 16 章（"自主性行动：清除'石子'"）和第 24 章（"凝聚性行动：提高实践效率"）中提出。

每一种减少浪费的方式都有积极的结果。例如，患者及其家庭得益于伤害事件的减少（如感染、跌倒、卒中、住院时间延长、死亡），以及自付费用和保险费用的减少。对于医务人员来说，当实际提供的医疗照护接近于他们期望提供的医疗照护时，道德困境和认知失调会减少。当医务人员成为减少浪费决策团队的一员时，这些结果则会进一步改善。

结果

改善进程的努力方向及进程本身就是治疗性的。当团队致力于减少浪费和改进流程时，友情就会得到发展，工作也会被赋予意义和目的。通过支持这些努力，领导层传达了这样的信息："我们相信你有责任改善医疗照护体系。"所有这些都能增强团队精神，减少职业倦怠。

在对患者和医务人员的有益价值之外，消除浪费还可以提高质量，并为机构、保险公司、社会团体和供应商节省资金。

一致策略：质量和团队精神

追求质量和团队精神的一致策略是以消除浪费和职业倦怠为核心。职业倦怠的每一个驱动因素从根本上都有机会改善结果、安全或患者服务——简单地讲，改善质量。与之相反，质量缺陷是医务人员职业倦怠的一个共同原因。

为了解决质量缺陷问题，站在患者的角度来看，医疗照护服务正在从数量导向向价值导向转变。在新模式中，患者被视为伙伴。医疗照护改善机构的"三重目标"（即以更低的成本，获得更好的患者体验，以及更好的预后结果）就是靶心。然而，职业倦怠使得实现三重目标成为一项艰巨的任务。难以想象，在全体成员中有一半核心成员都面临职业倦怠的情况下去实现"三重目标"。现在，人们普遍主张将"三重目标"扩大为"四重目标"，增加了第四个目标：改善医务人员的工作生活。这一框架说明了团队精神的核心作用，并使医务人员能够实现他们期望给予的医疗照护。

在以患者为中心的新模式中，医务人员发挥团队作用，临床医生被视为领导者，质量纳入日常实践，财务是为了创造价值而不是创造收益（图 5.2）。

从数量导向	到价值导向
患者体验恶劣	患者如同伙伴
可有可无的员工	相互关心的同事
医生作为收益中心	医生作为领导者
质量部门只满足要求	质量纳入日常实践、效能和团队工作
业务收入↑	单位成本＋低价值工作↓

© MAYO
2019

图 5.2 模式转变：数量到价值

价值方程

以患者为中心的方式提供适当的医疗照护，以适当的价格——质量获得最佳的结果而没有浪费，所谓价值是以上二者的结合。价值的方程式如图 5.3 所示。

不幸的是，价值并不总是被创造出来的。例如，一枚冠状动脉支架被完美地放置在一名患者体内，取得了极佳的患者体验；然而，内科治疗（例如 β 受体阻滞剂、阿司匹林、他汀类药物治疗）实

$$价值 = \frac{适当性 \times （结果＋服务）}{随时间变化的成本}$$

© MAYO
2019

图 5.3 价值方程式

际上是最适当的（和更价廉的）治疗。在这种情况下，价值应该是零，因为这个过程是不适当的。医疗照护团队中的任何人，如果理解患者实际价值的缺失，就必须应对随之而来的认知失调，这将导致职业倦怠。为了实现最优价值服务，需要一支全身心投入的员工队伍——尽可能低的职业倦怠率的队伍。

良性循环与恶性循环

我们提出，团队精神的根本文化，内涵上是以患者为中心，并且与医疗照护质量、减少浪费和流程改进密不可分（图 5.4）。这是一个"良性循环"（图 5.5），可以很容易地用 5 个主张来说明：

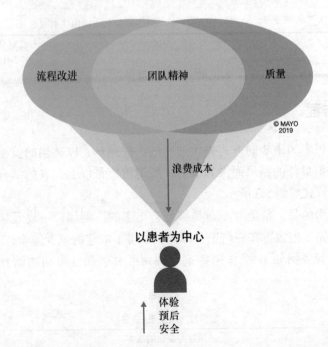

图 5.4　良性循环中的流程改进［Modified from Swensen SJ. Esprit de corps and quality: making the case for eradicating burnout. J Healthc Manag. 2018 Jan/Feb; 63（1）: 7-11; used with permission.］

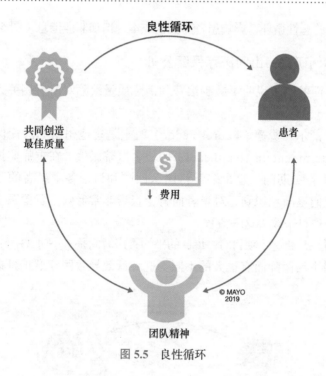

图 5.5 良性循环

1）因为工作需要伙伴关系并要求医务人员与其工作意义和目的相连，所以质量改善工作应增进团队精神并修复职业倦怠。

2）预后结果和安全的改善，使患者获得更好的健康并为医疗照护支付更少的费用。

3）当患者得到适当的医疗照护时，该系统就能降低成本。例如，治疗高血压比治疗其并发症产生的费用更低。

4）如果患者获得最佳体验并良好执行，医务人员的成就感就会增加。

5）当团队精神得到改善、职业倦怠消失时，员工敬业度、留任率和患者预后便会提升，大量软成本和硬成本的节约便可实现。员工的团队合作和工作量会提高，与工作相关的压力会减少。

相比之下，低质量医疗照护伴随系统浪费，会造成认知失调和职业困境的恶性循环，影响患者和机构成本，增加职业倦怠（图 5.6）。

案例研究：山间医疗保健公司

下面的例子说明了减少浪费和消除质量缺陷对所有相关人员的好处。

劳蕾尔·费德（Laurel Fedor）医生是犹他州山间医疗保健公司（Intermountain Healthcare）的一名医院医生。在重症监护病房（ICU）查房期间，整个多学科团队回顾和讨论各个患者的医疗照护。他们逐渐意识到，对患者而言，查房非常低效。费德医生主导了一个项目来改善这一流程。

当她开始这个项目时，ICU 的平均查房时间是 7 小时 33 分钟！其构成因主治医师而有很大的不同。这种低效导致医疗照护延迟，也

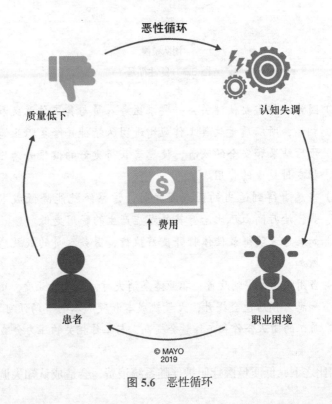

图 5.6　恶性循环

使其他医生、护士在医疗照护计划管理以及患者与家人的互动管理上产生困难。该系统也导致患者和家属非常的无助，因为这总带来糟糕的体验。想象一下，你提前几个小时到达，直到下午 4 点才有医生到你的房间。

在改善项目结束时，费德医生和临床医生团队创建了一个简化的、标准化的、多学科的 ICU 查房流程，兼顾了重症照护团队所有成员的时间和职责。ICU 查房的平均时间减少到了 1 小时 41 分钟！由于中断更少，患者医疗照护更安全。改进后的工作流程极大地影响了整个 ICU 团队的幸福感和精神面貌，以及患者和家属的体验。上午 11 点前书写并发出医嘱的比例增加，ICU 住院时间减少。住院时间的减少给组织机构和支付方带来了财务红利。由于浪费减少和流程变化，医疗照护成本全面下降。最重要的是，患者体验评分从低于平均水平变成了优秀。

这是一个很好的良性循环的例子。共创有质量的工作显然对 ICU 患者及其家属产生了积极的影响。共创过程及其结果增加了临床医生和管理者之间的友谊、信任和联系。成本费用降低，产量实现提高。

结论

医疗照护系统浪费造成的质量缺陷是医务人员职业倦怠的一致根因。机构应当采取质量和团队精神的一致策略，走在通往建立充满活力的医疗照护团队、消除职业倦怠和改善患者医疗照护的道路上。

推荐阅读

Batalden M, Batalden P, Margolis P, Seid M, Armstrong G, Opipari-Arrigan L, et al. Coproduction of healthcare service. BMJ Qual Saf. 2016 Jul;25(7):509–17.
Berwick DM, Hackbarth AD. Eliminating waste in U.S. health care. JAMA. 2012 Apr 11;307(14):1513–6.

Berwick DM, Nolan TW, Whittington J. The triple aim: care, health, and cost. Health Aff (Millwood). 2008 May-Jun;27(3):759–69.

Bodenheimer T, Sinsky C. From triple to quadruple aim: care of the patient requires care of the provider. Ann Fam Med. 2014 Nov-Dec;12(6):573–6.

Chiappori PA, Levitt S, Groseclose T. Testing mixed-strategy equilibria when players are heterogeneous: the case of penalty kicks in soccer. Am Econ Rev. 2002;92(4):1138–51.

Swensen S, Pugh M, McMullan C, Kabcenell A. High-impact leadership: improve care, improve the health of populations, and reduce costs [Internet]. 2013 [cited 2019 Mar 20]. Available from: http://www.ihi.org/resources/Pages/IHIWhitePapers/HighImpactLeadership.aspx.

Swensen SJ. Esprit de corps and quality: making the case for eradicating burnout. J Healthc Manag. 2018 Jan/Feb;63(1):7–11.

Swensen SJ, Dilling JA, Harper CM Jr, Noseworthy JH. The Mayo Clinic value creation system. Am J Med Qual. 2012 Jan-Feb;27(1):58–65.

Swensen SJ, Dilling JA, McCarty PM, Bolton JW, Harper CM Jr. The business case for health-care quality improvement. J Patient Saf. 2013 Mar;9(1):44–52.

Swensen SJ, Kaplan GS, Meyer GS, Nelson EC, Hunt GC, Pryor DB, et al. Controlling healthcare costs by removing waste: what American doctors can do now. BMJ Qual Saf. 2011;20(6):534–7.

第二部分

策　略

6

培养团队精神的蓝图

你必须采取行动，仿佛彻底改变世界是可能的。而且你必须一直这么做。

——安杰拉·戴维斯

You have to act as if it were possible to radically transform the world. And you have to do it all the time.

—Angela Davis

••••

蓝图

蓝图是一个基于证据的框架，用以在机构中培养团队精神。它是基于道德责任和商业性论据，这是获得高层领导支持的必要条件。该框架与患者、医务人员和使命驱动型机构的最佳利益保持一致（图6.1）。蓝图中的战略能够通过包括自主性、凝聚性、友谊性"三位一体"的干预，来帮助机构营造理想的工作环境。行动纲领提倡团队精神，并使用两个经过验证的指标来衡量进展。本章将对蓝图的组成部分进行简要概述。

理想工作要素

蓝图旨在培育八大理想工作要素。我们相信这些要素满足了心

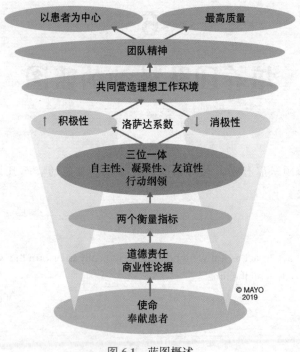

图 6.1 蓝图概述

理、社会和情感的需要，这些是医务人员幸福感和团队精神建设所必需的。

八大理想工作要素是：工作社区和友谊、可控性和灵活性、公平与公正、内在激励因素和奖励、职业发展与指导、伙伴关系、安全，以及信任和尊重。在第三部分（"执行"）中，我们将详细描述获得团队精神和机构最佳绩效的先决条件。

洛萨达系数

当以系统视角考虑职业倦怠时，其目标是增加工作环境中结构性（如政策、领导选拔、决策过程）和功能性（如价值观一致、领导行为、公平公正的责任制）的积极来源，减少结构性和功能性的消极来源。这可以通过培养八大理想工作要素来实现。

组织心理学家马西娅尔·洛萨达（Marcial Losada）博士研究了积极性与团队业绩的关系。从根本上说，高业绩的团队更为积极（Losada and Heaphy，2004）。洛萨达（Losada）系数是系统中积极（即表示支持、鼓励或赞赏的评论或事件的数量）相对于消极（即表示讽刺、反对或冷嘲热讽的评论或事件的数量）的比例。积极/消极事件、评论或关系为 3：1 的洛萨达系数是满足团队业绩所必需的最小系数。约 6：1 的洛萨达系数与团队优秀业绩高度相关。例如，减少文书工作或提高工作效率，可以通过减少系统的消极性来增加洛萨达系数。反之，培养社区、庆贺成就，或者讲述一个令人满意的患者预后的故事，可通过增加系统的积极性来增加洛萨达系数。

以系统视角来看，创造团队精神的蓝图旨在提高工作场所的积极性，减少消极性。如何实现呢？三位一体的干预措施提供了公式。三位一体的干预措施专门设计来减轻或消除职业倦怠的已知驱动因素，培养支持型领导者，并培养所有八大理想工作要素。

三位一体干预措施

提高临床医生的团队精神，这件要事是共同的责任。实现这一目标需要整个机构的所有个人和领导们共同努力，创造理想的工作环境，以能够为患者提供最优质的医疗照护服务。蓝图依赖于三位一体的干预措施，这是一套行之有效的策略，可以在团队、工作科组和组织机构中增加积极性，减少消极性。三位一体干预措施的行动组成部分简要描述如下，并将在本书的第三部分（"执行"）中详细讨论。

自主性行动纲领

自主性是指个人或团队独立行动的能力。自主性行动纲领包括以下行动：

1）评估领导行为

增强领导者培养团队精神的五种行为。

2）清除"石子"

在工作科组层面，与执业医务人员协作，消除挫折和低效的源头。

3）引入可控性和灵活性

只要他们支持以患者为中心的使命，设计组织机构系统和政策，以实现最佳的个人灵活性和本地控制。

4）创建价值观共识

与员工进行对话，以形成对患者最佳医疗照护、医务人员职业幸福感和组织机构高效的共同责任的一致理解。

凝聚性行动纲领

凝聚性是一种组织机构状态，各个部分紧密组合在一起，形成一个统一的整体。凝聚性行动纲领包括以下行动：

1）选拔和发展领导者

选拔并发展具有高水平情商、正直和有执行力的领导者，以创造团队精神。

2）提高实践效率

在组织机构层面，减少文书负担，优化工作流程，减少电子化环境的负面影响。

3）建立公平公正责任制

在工作文化中，建立公平公正责任原则（例如，安慰那些由于系统错误和可预期的人为差错导致的患者不良事件而受牵连的医务人员们）。

4）形成避风港

为经历职业倦怠、同情疲劳、道德伤害、认知失调和其他形式痛苦的医务人员以情感支撑，提供一个保密的、无羞耻的避风港。

友谊性行动纲领

友谊性包括培育社会资本、相互尊重、团队合作，此外还有消除内部边界，人人富有组织机构使命的主人翁精神（即无界管理）。友谊性行动纲领包括以下行动：

1）培养社区和提供聚餐
   建立伙伴关系。
2）优化奖励、认可和欣赏
   支持基于内在激励因素的薪酬和欣赏体系与实践。
3）促进无界管理
   培育并培养一种团队驱动、心理安全、明显跨越所有边界的参与式决策的文化。
4）培育幸福感①
   医疗卫生保健的幸福感三姐妹：健康、韧性和知足。

这些行动纲领的方法将使领导者们和组织机构能够满足医务人员的基本需求，并协助创建理想工作要素。最终结果将是一个充满团队精神的环境，提供支持，培养韧性，提高工作意义，减轻职业倦怠，优化照护质量。

两项衡量指标

准确的衡量标准使我们能够确定期望是否已经实现，以及需要

---

① 译者注：根据本书所述创建理想医院的 12 项行动，友谊性行动纲领应包括"培育幸福感"。

在哪里分配资源和注意力以继续取得进展。该蓝图包括两个关键维度指标：领导行为和团队精神。最佳领导行为和医务人员中的团队精神将使组织机构实现"四重目标"（即以更低的**成本**，改善**患者体验**及**预后**结果，取得更佳的**医务人员幸福感**）。

我们建议的领导力评估指标是领导行为指数（Leader Behavior Index），而不是一个整体评估。该工具评估那些在医务人员中培养敬业度和职业成就感的具体领导行为。建议使用团队合作、职业倦怠、价值观一致性、心理安全、职业成就感等多种调查工具来评估团队精神的维度。领导行为和团队精神的衡量应该在科组的层面上进行评估，见微知著，透过人们的体验来衡量机构（图 6.2）。关于我们推荐的评估方法，在第 9 章（"评估"）中有更详细的讨论。

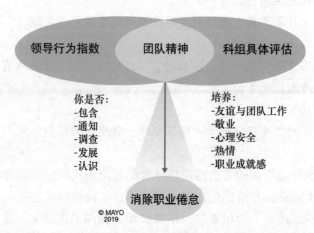

图 6.2　两项衡量指标。该蓝图包括两个关键维度指标：领导力和团队精神

人文科学

最后，让高层领导加入对培养组织机构的团队精神至关重要（见第 8 章，"让高层领导加入"）。要做到这一点，向他们提出的案例必须基于证据并经证实的。幸运的是，正如您将看到的，这一领域的文献和机构经验是深刻而广泛的。

我们在一些顶尖的医疗机构工作了50年，包括在梅奥诊所工作了40多年。我们曾分别担任多个领导职务，包括首席健康官、首席质量官、工会主席、副院长、临床大科室主任、领导力与组织发展主管。我们的临床和科研工作涉及4种不同的科学改进方法：

1）我们进行了随机对照研究来确定最佳的治疗方法。
2）我们领导了无对照研究并进行了临床观察研究以改善患者医疗照护。
3）我们运用系统工程的应用科学来重新设计患者医疗照护和改善患者预后。
4）我们利用文化人类学、心理学、社会学和组织科学的教育训练来改善医疗照护。

我们创建团队精神的蓝图使用了这四种方法中最好的方面。

不久前，关于根除职业倦怠和培养团队精神基于证据并经验证的方法，我们中的一位发表了一个公开演讲。一位受尊敬的科学家和领导者质疑我们提议的依据。他称之为人文科学。他的观点来自于物理、化学、医学和生物学都是自然科学并因此有客观的结果。他认为社会科学（例如社会学、心理学、人类学、领导力、行为经济学）和应用科学（例如系统和工业工程）是人文科学，因此缺乏可靠性。

他的观点不仅是有误导性的，而且是错误的。社会科学和应用科学学科每个部分都有牢固的知识深度来指导行动。我们都将大部分职业生涯致力于自然科学（即白血病、肺癌和弥漫性肺病的研究和治疗），并在受重视的科学期刊上发表了500多篇同行评议的学术文章，并出版了几本书。我们有义务在社会科学和应用科学领域向自己提出同样的问题，就像在其他转化研究领域一样：

• 科学是否严谨？
• 实验设计是否合理？
• 科学方法是否使用？

- 变量是否可控?
- 当转化为现实生活、临床环境时，提议是否实际有效?

我们在接下来的章节中呈现的内容是基于在同行评议期刊上发表的可靠研究。我们所做的很多研究都是严格的对照研究，还有一些是随机对照试验。我们提出的方法已在美国和其他国家的医疗机构中得到了验证。该方法适用于许多不同的医疗照护场景：门诊、住院处、学术医疗中心和社区实践。事实证明，这些策略在医疗照护之外也很有效。

结论

在本章中，我们提出了一个基于证据的蓝图的初步概述，以创建一个组织机构的团队精神。蓝图的基础是以患者为中心的道德责任，结合理性的商业性论据以利于行动。八大理想工作要素得到明确，并为组织机构提出了三位一体干预措施以培养这些要素。最终，"理想工作要素"满足了医务人员的基本需求，从而产生了团队精神。两个维度的指标用于评估进展：领导行为和团队精神。本书的其余部分将提供如何实现蓝图的详细路线图。

推荐阅读

Losada M, Heaphy E. The role of positivity and connectivity in the performance of business teams: a nonlinear dynamics model. Am Behav Sci. 2004;47(6):740–65.

Shanafelt TD, Noseworthy JH. Executive leadership and physician well-being: nine organizational strategies to promote engagement and reduce burnout. Mayo Clin Proc. 2017 Jan;92(1):129–46.

Swensen SJ, Shanafelt T. An organizational framework to reduce professional burnout and bring back joy in practice. Jt Comm J Qual Patient Saf. 2017 Jun;43(6):308–13.

7

理想工作要素

为了采取积极的行动，我们必须在这里形成积极的愿景。

In order to carry a positive action we must develop here a positive vision.

◆ ◆ ◆

如果我们可以设计我们理想的工作环境，那会是什么样的？想象一下。

对于新人而言，工作更像是一种使命，而不仅仅是一份事业或一份职业。我们的工作将会有所不同。它将利用我们根深蒂固的价值观、信仰和天赋。它会要求我们做到最好，也会支持我们，以便我们能竭尽所能去做到最好。以"什么对患者是最佳"为试金石，来做出决定。我们将为一个正直忠诚的、具有与我们相似价值观的机构工作。

- 我们的工作将充满热情、意义和目的。
- 我们将运行功能强大的团队，感觉如同一个**工作社区**。那里会有同事**友谊**。我们一些最好的朋友将是与我们一起工作的专科医务人员，我们的行为将会表明我们相互的关心和支持。
- 我们的领导者会认识到能够激励我们的价值观和目标，以及我们的**内在激励因素**；知道我们依靠**内在奖励**而茁壮成长；并将我们视为独特的、有才华的和敬业的专业人员——而不是一个没有人情味，在提供医疗照护服务的机器中可有可无、可被更换的零件。

- 那里将是前后连贯、理想崇高和质量保证。标准化为我们的患者创造了质量和价值，我们将大力推行。在其他领域，我们将对我们的工作拥有**可控性**和**灵活性**（与适当的指导原则），而不会有人强制要求我们遵循不利于患者的流程。
- 即使我们的领导者具有不同的性别、肤色或信仰，或者坚持不同的主张，我们也会体验到一种尊重以及**公平公正**的文化。
- 我们的机构将真诚地关心其员工并营造一种文化。在那里，医务人员相互关心，并通过**职业发展和指导**帮助彼此成长。
- 与领导者建立真正的**伙伴关系**，我们将努力完成价值驱动型组织机构的利他使命。
- 我们会有**心理安全感**来分享我们的想法和感受。因为我们知道组织机构关心我们，所以我们也会有人身安全。
- 我们将得到组织机构及其领导们的**信任和尊重**，他们中的大多数是与管理者们合作的临床执业医师。管理者们不仅要负责推动团队精神和质量，还要注意财务指标，如相对价值单位、付款人组合和工作量。

简而言之：我们将设计一个工作环境。在这里，组织机构中的每个人都被视为独特的、有才能的、敬业的、与同事合作的专业人员，以实现一致的、有价值的追求。**想象一下，如果我们在这样的环境中工作，我们能做的好事。想象一下我们的团队精神……**

理想工作要素

在高质量医疗照护的世界里，即使其中的工作人员并不完美，但流程的设计能使系统能够完美地运行。我们认识到，个人错误是人类行为的一部分。在团队精神的世界里，一群富有韧性的个体对于创建一个有韧性的组织机构是必要而不充分的。一个有韧性的组织机构需要改革型领导人，以及一致的组织机构价值观、政策和基础设施，以支持在机构中工作的医务人员。因此，组织韧性是一个最佳系统和工作环境的结果。

八大理想工作要素通过综合医务人员的社会、心理、情感、身体、智力和精神需求，创造了如此一个工作环境（图 7.1）。这样的工作环境提升了工作的意义和目的。

个人、领导者和机构都有共同的兴趣和责任来培养这八大要素：

1）工作社区和友谊

　　医务人员将在一个支持性的工作团队中茁壮成长。

2）内在激励因素和奖励

　　医务人员本质上是内在激励的，应该得到赞扬、认可和欣赏，承认他们的个性和付出——而不是肤浅的、短暂的和外在的奖励。

3）可控性和灵活性

　　医务人员需要对他们的工作方式、工作地点、工作时间和工作量（在推进以患者为中心的机构使命的过程中能够接受的最大限度）有一定程度的权力和管辖。医务人员需要自主。

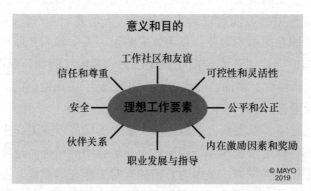

图 7.1　八大理想工作要素。推进八大要素的组织机构帮助医务人员实现工作意义和目的

4）公平与公正

医务人员需要一种公平公正的文化，承认人的局限性，并采用自我评估和富有同情心的改进框架——而不是羞辱和责备。当他们遇到患者不良事件（无论根本原因是系统错误还是可预期的人为因素错误）时，他们应该得到支持。

5）职业发展与指导

医务人员需要让其他人对他们的职业感兴趣，并在遇到挑战时感到有人在背后支持。

6）伙伴关系

医务人员应以参与式管理的原则为指导，并作为盟友和队友参与共同创造和持续改善他们的工作环境。

7）安全

医务人员需要在工作中感到心理安全和人身安全。

8）信任和尊重

无论其性别、种族、行为准则、取向、宗教信仰或传统，医务人员需要被机构领导者认为是可靠的，并且被团队所有其他成员包容接纳并尊重对待。

当这八大理想工作要素不能充分提供时，组织机构将面临风险——失去他们最宝贵的资源之一：敬业、忠诚和投入专注的医务人员。这种损失可能表现为人员流动、人员兼职（"部分辞职"），或人员全职在岗但不敬业，只为领取薪水。未培养八大理想工作要素的机构也会让医务人员面临职业压力的风险（例如，职业倦怠、创伤后应激障碍、抑郁、道德伤害、同情疲劳），而他们的患者则是最终的受害者。

相比之下，发展八大理想工作要素的机构可以在工作中产生意义和目的，促进敬业和工作积极性，并培养团队精神。这样的机构之所以能够蓬勃发展，是因为它们拥有对工作充满激情、不以工作职责限制工作的专业人员。只要是彼此支持和完成工作所必需的，他们可以任意行事。

一份职业、一份事业或一种使命

几十年前，加州大学伯克利分校的罗伯特·贝拉教授（Bellah et al, 1987）描述了人们与工作之间的三种关系。有些人视工作为职业，有些人视之为事业，还有一些人抱着一种使命的热情追求他们的工作。每个类别的人大约各占三分之一。

职业

那些把工作当作职业的人仅把它看作是达到目的的手段。这份收入，打开了他们通往真正意义的大门。奖励来自于他们的工作之外（例如，让他们获得能够实现其他目标的钱，如买一辆新车或供孩子上大学）。

事业

对于那些将工作作为事业的人来说，主要关注的是他们机构内的晋升、头衔、表彰和成就。

使命

那些视自己的工作为一种使命召唤的人，工作经历本身就是一种目的而不是手段。他们的工作就是他们的目的，主要集中于在一个对其来说很重要的赛场内有所建树。他们想让世界变得更美好。奖励是内在的。将工作作为使命的人仍然需要一份薪水，但他们在早上起床是为了不同的原因。以工作为使命的人很少心不在焉。

领导者的目标是使医务人员在工作中联结使命感，或者更经常地、重新拥有使命感。这可以通过帮助其提升工作的意义和目的来实现。

意义和目的

　　盖洛普（Gallup）在 155 个国家进行了一项大型民意调查，询问人们什么能让他们感到幸福。结果显示，幸福的首要决定因素是有意义的工作。在我们的蓝图中，八大理想工作要素是工作意义和目的建设的基石。为了达到最佳的意义和目的，医务人员需要在与他们自己的价值观相一致的机构中工作（例如，为他们的患者提供康复和尽可能最好的照护）。

　　工作意义也与职业倦怠风险密切相关。在一项大型研究中，大约 500 名医生被问及工作中对他们最有意义的方面（Shanafelt et al，2009）。对一些人来说，是带教医学生。对其他人来说，是做研究或做患者工作。无论哪种活动对受访者来说都特别有意义，他们每周专注于该活动的工作量与职业倦怠有着强烈的反比关系。事实上，那些在最有意义的活动上花费 20% 或更多时间的医生，其职业倦怠率是未做这些活动的医生的一半。值得注意的是，临界值出现在大约 20%。一旦医生将至少 20% 的时间投入到最具个人成就感的专业活动中，职业倦怠就会最大限度地减少（Shanafelt et al，2009）。虽然每个人都愿意把他们 100% 的职业生涯花在他们最关心的事情上，但所需要的关键量仅为 20%。

　　那些与工作意义和目的联结的医务人员，不会去研究他们的工作职责以确保他们做得只是能够过得去。他们不会在临近下班时看表或站在时钟旁边，以便在指针精确指向工作时间结束的那一刻便立即消失。他们不只是按时到场并投入时间。他们互相关心，他们关心患者。他们在乎其意义和目的。

案例研究：呼叫中心

　　在一项简明对照研究中，格兰特（Grant）和他的同事（2007）表明，在工作中与意义和目的联结具有非常积极的结果。研究人员研究了一所公立大学呼叫中心的话务员，他们为学生们向陌生人征集捐赠奖学金。话务员的薪酬并不高，并且他们的请求经常被所联系的校友拒绝。在这项研究中，研究人员安排了一半的话务员与获得奖学金的学生进行 5 分钟的简单互动。其他的话务员照常忙于事务。在干预组中，与学生的短暂联系极大地提高了话务员的工作效率。与获得奖学金的学生们见面的话务员花在电话上的时间是没有与学生们见面的话务员的 2 倍，筹集到的资金是没有与学生们见面的话务员的 3 倍。与学生们的会面改变了这些话务员对他们工作的看法：这将他们与工作意义和目的联结起来。他们在帮助学生追求他们的梦想。而没有与学生们会面的话务员只是打电话要钱。

结论

清晰的证据表明，满足人类对意义和目的的需求会降低职业倦怠率、提升临床医师敬业度。有意义的工作是创造理想工作要素的副产品，当个人和机构的价值观一致时就会产生。当医务人员将他们的日常工作与意义和目的联结在一起时，他们更有可能将他们的工作视为一种使命、一种自我实现的手段、一个他们角色身份中不可或缺的部分，以及一项值得积极工作和追求卓越的事业。他们的工作将不仅仅是一份职业、一份支持其他需求和兴趣的收入，或者一份专注于头衔、向上流动性、成功或社会地位的事业。他们的工作将是一种职业使命，为他们的个人生活和职业生活增添意义。

尽管想象一下。

推荐阅读

Bellah RN, Madsen R, Sullivan WM, Swidler A, Tipton SM. Habits of the heart: individualism and commitment in American life. Berkeley (CA): University of California Press; 1987.

Gallup. Work and workplace [Internet] [cited 2019 Feb 27]. Available from: https://news.gallup.com/poll/1720/work-work-place.aspx.

Grant AM, Campbell EM, Chen G, Cottone K, Lapedis D, Lee K. Impact and the art of motivation maintenance: the effect of contact with beneficiaries on persistence behavior.

Organ Behav Hum Decis Process. 2007 May;103(1):53–67.

Reker GT, Peacock EJ, Wong PT. Meaning and purpose in life and well-being: a life-span perspective. J Gerontol. 1987 Jan;42(1):44–9.

Shanafelt T, Goh J, Sinsky C. The business case for investing in physician well-being. JAMA Intern Med. 2017 Dec 1;177(12):1826–32.

Shanafelt TD, West CP, Sloan JA, Novotny PJ, Poland GA, Menaker R, et al. Career fit and burnout among academic faculty. Arch Intern Med. 2009 May 25;169(10):990–5.

Steptoe A, Deaton A, Stone AA. Subjective wellbeing, health, and ageing. Lancet. 2015 Feb 14;385(9968):640–8.

Swensen S, Kabcenell A, Shanafelt T. Physician-organization collaboration reduces physician burnout and promotes engagement: the Mayo Clinic experience. J Healthc Manag. 2016 Mar-Apr;61(2):105–27.

Wrzesniewski A, McCauley C, Rozin P, Schwartz B. Jobs, careers, and callings: people's relations to their work. J Res Pers. 1997;31:21–33.

8
让高层领导加入

领导力是策略和角色的有力结合。
但如果你必须舍弃一个，那就舍弃策略。

——诺曼·施瓦茨科普夫将军

Leadership is a potent combination of strategy and character.
But if you must be without one, be without the strategy.

——General Norman Schwarzkopf

◆◆◆

团队精神的许多改进可以通过有针对性的努力在科组层面上实现。大部分三位一体干预措施，在没有领导层支持的情况下，可由部门主管成功地部署在患者医疗科组。然而，如果高层领导没有对问题进行优先排序，并投入时间、注意力和其他资源来解决这些问题，那么优化组织机构环境以促进团队精神是不可能的。为了取得有意义和可持续的结果，领导层的承诺必须是可靠的。换句话说，领导者必须接受这个探索任务，因为他们切实关注，而不仅仅是因为他们相信这是一个好的项目策略。

领导者的四个激励因素

根据我们的经验，有四个原因可以解释为什么高层领导会变得致力于他们机构中的医务人员的幸福（图 8.1）。

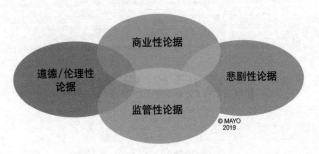

图 8.1　高层领导行为的四个原因

1）道德/伦理性论据

许多高级领导者真诚地关心他们员工的福祉，并相信维护和促进他们的幸福感是他们组织机构存在的根本原因之一。我们称之为**道德/伦理性论据**。领导们认识到职业倦怠的个人后果，并认可其有责任创造一个支持职业成就感的工作环境。他们认为培养团队精神是健康的组织机构文化的核心，也是实现组织使命的根本。

2）商业性论据

第二组领导者的主要动机是，越来越多的证据表明，职业倦怠对医疗照护质量、患者满意度和财务绩效的影响。我们称之为**商业性论据**（第4章，"商业性论据"）。这样的领导者认识到他们必须关注医务人员的幸福感，因为忽视这一点会威胁到组织机构实现其使命。他们把员工的福祉看作实现使命的一种策略，而不是使命的一部分。

3）监管性论据

第三组领导者采取行动，是因为他们的机构培训住院医生，因此受美国毕业后医学教育认证委员会（Accreditation Council for Graduate Medical Education，ACGME）共同项目要求的约束，而 ACGME 越来越重视学生的幸福感。联合委员会（Joint Commission）和美国医学院协会（American Association of Medical Colleges，AAMC）也加强了他们对实习人员和临床医生幸福感的关注（AAMC，2019）。总的来说，这些力量构成了**监管性论据**。

国家的这些组织机构专注于多个重要方面，包括工作时间、疲劳管理、减少与寻求帮助带来的羞耻感，以及为遭受痛苦的人提供资源、教育和支持。ACGME实施这些规定是因为一些组织机构自身没有做正确的事情，而且，据ACGME的医学博士蒂姆·布里格姆（Tim Brigham）说："我们需要保护那些保护我们患者的劳动力。"许多组织机构已经决定利用ACGME管理学员的规定，成功地为所有临床工作人员提供一种更全面综合的方案（参见第33章"应用行动纲领来满足医学生、住院医师和专科医师的特别需求"）。

4）悲剧性论据

第四组领导者发自内心去采取行动来改善幸福感，因为一些可怕的事情已经发生（例如，机构中的某人自杀）或者他们认为很可能会发生（例如，人员流动激增、医务人员招聘困难）。这是一个**悲剧性论据**。对于这些领导者来说，规避风险的动机本质上是被动反应。

这种做法让人想起了早期的医疗照护安全运动，当时，一个可预防的患者伤害或死亡是医院行政部门或委员会经常提出的一个悲剧性问题：

- 这里怎么会发生这种情况？
- 我们如何防止它再次发生？

激励领导者

理想情况下，大多数组织机构都应该受到道德/伦理性论据的激励；然而，这并非事实。最好的方法是在领导者所在的地方与他们会面，提供信息和证据来建立激励他们的论据，然后努力让他们相信道德 / 伦理性论据。

案例研究：在梅奥诊所减少职业倦怠

医学博士约翰·诺斯沃西（John Noseworthy）是一位神经学专家，数十年来一直照护多发性硬化症患者。他也是梅奥诊所的前总裁和首席执行官（chief executive officer，CEO）。他非常关心他的同事和工作人员的幸福感，就像他对待患者一样。他明白，要实现梅奥诊所的首要价值——"**患者需求至上**（the needs of the patient come first）"，梅奥诊所必须关心其医务人员。

诺斯沃西医生以道德 / 伦理性论据为基础，将缓解职业倦怠和促进职业成就感作为梅奥诊所的首要任务。当然，他也理解针对这些目标的商业性论据，但他有切实愿望去帮助他的同事。

2015 年，他优先将减少职业倦怠和提高职业成就感作为董事会对他的首席执行官记分卡上的三个指标之一，并为改善这一指标承担了个人责任。他是一位十分坚定的行政领导人，他做出了大胆的声明和行动。

诺斯沃西博士使用现有的组织结构作为这种变化的驱动工具。具体来说，他将那些表现低于其所在专业外部基准的科室、部门和科组作为针对性目标。他的目标是与这些科组的领导合作，使其至少有 50% 的改进，足以让该科组在 1 年内不再低于外部基准。他会见了相关的领导，并给予所需的时间和资源，以理解并为那些还有补救方法的部门解决其职业倦怠的唯一驱动因素。

他没有达到目标。

他超越了目标。

事实上，80% 的高风险科组在 12 个月内达到或高于基准。他花了第二年的时间研究剩余的 20%。这是一个坚定的领导者公开地在前方引领，为那些对他和所在机构的人来说真正重要的事情发挥个人担当的例子。

从感性到理性

在第 4 章（"商业性论据"）中，我们为组织机构改善医务人员幸福感提出了一个引人注目的商业性论据。如果高层领导促进团队精神和质量，组织机构将走向稳定的财务业绩。如果机构的员工状况良好，则他们的工作成果以及为患者提供的服务都是高质量的，并且大大减少不必要的变化、浪费和缺陷，那么组织机构就能蓬勃发展。

但仅凭这些数据往往不足以说服高层领导者接受一项尚未被广泛采用的策略。领导者和同事必须积极面对和克服挑战，以此作为他们改变的部分动力。激励领导者的一种方法是创造感人的故事。领导者也是人，大多数人都是先发自内心用自己的感情来做决定，然后再使用头脑经过选择性的、支持性的证据来合理解释其决定。因此，为了领导者经历由心入脑、从感性到理性的过程，就需要证据（"没有数据就没有故事，没有故事就没有数据"）（Neylon，2015）。

如果你想改变你的组织机构，那就成为一个**变革推动者**。找出那些展现职业倦怠破坏性和患者影响性的故事。用医务人员中职业倦怠的普遍性及其对医疗照护质量、患者满意度、生产力、职业成就感和人员流动的影响性证据来强化这些传闻。评估整个医疗照护团队的心理安全、不利的工作环境、同事情谊、领导行为和团队精神。如果可能的话，从你自己的机构使用或收集证据（见第 9 章，"评估"）。如果不可能的话，则使用国家数据。展现一个敬业团队的理想状态，带着工作目的和意义来工作，早起去奋斗，而不仅仅是为了拿薪水。

文化变革

最终，是文化变革，为医务人员创造一个幸福的环境。埃德加·沙因（Edgar Schein）教授，作为过去 50 年中在组织机构文化方面的世界权威，他认为文化变革通常是受到了预料之中的力量的促进和对抗。如果变革不发生，"坏事就会发生"。他引用了这个概念称之为**生存焦虑**。生存焦虑是促使领导者考虑做出变革的催化剂；而意识到生存的唯一途径就是进化。商业性论据、监管性论据和悲剧性论据都是生存焦虑的形式。然而，经历过生存焦虑的那一刻，第二股力量就会变得明显起来。沙因创造性地称之为**学习焦虑**。人们认识到需要变革，但并不必然做出变革，这源自于担忧（我会放弃或失去什么？我们能改变吗？）或者犹豫不决（我不知道该怎么做）。这通常会导致许多可预见的行为，包括否认、低估问题、无视证据、替罪羊行为或等候他人先行。

在这些相互竞争的力量中，沙因认为，在支持改变现状中起决定性作用的方法，不是进一步增加生存焦虑，而是减少学习焦虑。这需要识别有可能改变的特定领域，清晰表达关于更好未来的一个引人注目的愿景，为必须尝试新方法的人创建心理安全，为促进新的工作方法确定战略和战术，并为先行者提供培训和支持。

如果没有意向和计划，学习焦虑可能会增加，并为转化创造障碍。有了意向和计划，医务人员应该能够认识到变革的必要性，了解其路径，并将未来愿景与组织机构使命相联结（Shanafelt et al，2019b）。

意愿、构思和执行

医疗照护改善研究所（Institute for Healthcare Improvement）有一种创建文化变革的简明方法。该方法包括三种策略：

1）获得改善的**意愿**（产生生存焦虑）。
2）产生改变的**构思**（减少学习焦虑）。
3）**执行**——完成该工作。

获得改善的意愿

成功的组织机构变革需要在各级建立意愿。高层领导者必须完全致力于在系统层面取得成果。变革推动者和高层领导者需要让新的工作方式更有吸引力、让维持现状不舒服来创造变革的紧迫性。变革推动者和领导者必须反复阐明一个清晰和令人信服的未来愿景，让高度敬业的医务人员体验团队精神及其为本机构带来的益处。关于变革的必要性，领导者所阐明的信息和谈话要点必须清晰、可靠，并与发起的行动相一致。

产生改变的构思

在第三部分（"执行"），我们提出切实可行的步骤来推动改进，创建八大理想工作要素，并实施三位一体的干预措施。这些干预措施可以作为一个起点框架，产生改变的构思，减少学习焦虑（即使用经过验证的策略来取得进展）。虽然这些行动是具体的，但最适合每一个组织机构的文化和规范，以发挥最佳影响。每个组织机构的医务人员都应该参与适应、定制、排序和部署行动计划。如果适当地定制和调整，这种方法应该感觉像是个独一无二的计划，而不是一本菜谱。

完成工作

执行是许多最好的想法和计划消亡的地方。高层领导者必须在前线发挥明显而明确的领导作用。他们应该任命一名执行级别的领导者，在他们的支持下，负责并领导一个部署团队。执行可以将确定的问题与系统的、组织机构级的干预措施联系起来，以促进改进。核心组的调查结果和反馈应为主要的举措提供信息，如推动实践改进、职业成就感和团队精神。

提升影响力的高层领导实践

5 种提升影响力的高层领导实践可以帮助组织机构建立意愿，产生构思，并使计划得以执行：

1）以人为本：在言语和行为上始终专注于个体。

2）深耕一线：定期亲自实际莅临一线，成为一个引人注目的改善领袖。

3）持续专注：始终专注于愿景和策略。

4）公开透明：对目标、结果和进程要坦率诚实。

5）无界管理：鼓励和实践综合系统思维和跨界协作（Swensen et al，2013）。

案例研究：患者安全领导巡查

医疗照护改善研究所患者安全领导巡查是深耕一线的一个切实案例，展示了全部 5 个高影响力的高层领导实践。为了巡查，高层领导每周巡视临床，以小组或单独的方式与临床医生讨论安全问题和关注事项。他们还至少每周与除医师以外的其他医务人员会面。

领导巡查可达到 4 个预期结果：

1）与床旁（point-of-care）医务人员建立联系。

2）体现患者安全至上。

3）安全和质量问题意识提升。

4）从员工获取信息，由高层领导执行。

巡查有助于安全氛围的改善（Frankel et al，2008）。安全氛围和团队精神具有与团队相关的共同文化属性（例如，团队合作、心理安全、敬业）。实现这些属性将推动通向两个终点的进程。与员工沟通交流领导巡查之后所采取的行动，同时关闭提出担忧的个人的反馈回路，极大地降低了职业倦怠感（Sexton et al，2018；Singer，2018）。巡查有一个风险：如果领导者要求投入，但不跟进已确定和沟通的问题，巡查则会增加质疑、降低士气（Tucker and Singer，2014）。

案例研究：领导优先改善，阿特里乌斯健康
[个人访谈，史蒂夫·斯特朗沃特（Steve Strongwater），医师，首席执行官]

阿特里乌斯健康（Atrius Health）是美国东北地区最大的非营利性独立医疗集团，有 900 名医生在 36 个执业地点治疗 74 万名患者。这种做法致力于大幅提高效率，以便为其医务人员创造一种健康和个人韧性的文化。

为了持续关注于改善员工幸福感，他们制定了两项倡议。第一项是他们"将快乐回归于医学实践"的倡议，是他们战略计划的一个支柱。作为衡量工作快乐程度的一个指标，管理人员通过减少文书和行政负担来"将时间还给临床医生"。提高实践效率的工作分配给了行政领导和科部主任。成立了临床事务部，专注于职业发展、领导发展和专业事务（维持专业实践标准）。每季度跟踪两个主要指标问题以衡量进程：

1）你会向同侪推荐来这里工作吗？
2）你认为与电子病历交互所花费的时间合适吗？

阿特里乌斯健康提出并实施的第二项倡议是对 4000 多名医生和其他工作人员进行共情培训。该培训旨在提高团队合作能力，包括一个 3 小时的项目，其中包括：①培训现场的领导者与组织发展领导者召开共同促进共情座谈会（培训教员）；②训练前 2 周分发给参与者共情课前阅读材料；③为所有参与者举办一个 90 分钟的面对面的共情座谈会；④课后指南和领导力发展机会。参加这个跨学科项目的医务人员彼此联系在一起，他们感觉如今在与同事和苦苦挣扎中的患者交谈时，仿佛拥有了一个共情词典。在这个相对短暂的干预措施后的几个月里，整个组织机构的患者满意度得分都有所提高。

这两项倡议展示了领导者如何优先考虑职业幸福感，并取得了令人印象深刻的结果。

成功关键因素

虽然高层领导必须携手调动必要的资源来实施组织机构变革计划，但不需要大量的预算。大多数工作都涉及时间上的优先顺序，以及每个团队中领导与所有成员合作的注意力。高层领导应该在启动 3 个行动纲领（专栏 8.1）之前，评估成功关键因素是否到位。

专栏 8.1　成功关键因素工作表

使用下面的衡量标准，根据高层领导和组织机构层面确定的成功关键因素来评估你所在组织机构。

评分标准：

5，已达标/已完成；4，进程中；3，刚开始；2，讨论中；1，无行动

评分（1～5 分）

1. 将幸福感确定为一个关键策略优先事项
2. 建立一个责任主体（中心、项目或办公室）
3. 任命运营领导监督（首席健康官、副主席、副院长）
   - 聘用并授权医生、护士和团队拥护者
   - 定义角色、职责、所需资源和时间表
4. 制定目标和指标
5. 实施定期评估日程表
   - 评估幸福感和团队精神
   - 评估领导行为指数
   - 确定并收集有关实践效率指标的数据
     - 利用组织机构敬业度/满意度调查数据或确定其他组织机构成功标志
     - 为管理团队和医院董事会创建一个可视化数据板
6. 制订变革管理计划
   - 雇佣并定义高层领导倡议者角色
   - 评估医务人员对变革的准备
     - 他们是否具有这种变革的意识、愿望、知识、才能和能力？
     - 运行准备是否就绪——技术、财务、人力资源？
     - 心理准备是否就绪——了解变革的障碍，包括假设和信念？
   - 制订阻力管理计划
7. 制订沟通计划
8. 庆祝并认可目标进展

建立组织基础架构和明确一名主抓改进工作的运营领导是至关重要的。要想成功，这个基础架构必须包括一个专门负责此工作进程的正式职能单位（办公室或项目中心），而不是一个由那些主要职责和重点在别处且没有足够的资源和权力来推动改变的成员组成的临时健康委员会。一旦到位，一个正式职能团队就可以建立目标和指标，确定评估进展的衡量指标，制定一个变革管理计划并监督执行。

首席健康官

为了在组织机构层面上推动变革，设置一名官员和一个办公室负责领导此项工作是至关重要的。设置一名首席健康官（chief wellness officer，CWO）或同等职位作为管理团队的一部分，是一个优秀的策略。首席健康官能够帮助组织机构加速变革。首席健康官及其团队负责评估和衡量组织机构在幸福感和职业成就感方面的当前健康状况，并帮助实施组织机构战略和战术以推动变革（即三位一体干预措施）。首席健康官不仅需要有能力与其他领导合作，建立推动进程的联盟，还应该对组织文化和文化变革科学有深入的理解（Kishore et al，2018；Shanafelt et al，2019）。

该官员的最初任务是建立一个由整个机构的领导组成的联盟，以推动内部健康之旅——就像在质量运动中所做的那样（第5章，"医疗保健浪费造成的质量不足：职业倦怠的统一根因"）。首席健康官及其团队应该对改进科学有透彻的了解，并在策略和流程方面发挥其专业才能，以促进医务人员的幸福感和团队精神。这包括为处境艰难的个人建立一个牢固的安全网，并制定积极的方法来改善所有人的工作环境。如果组织能够参与到各个科组，并提供支持、专业才能和框架，去融入所在医疗照护点的改革进程，那么组织机构将会蓬勃发展。

案例研究：斯坦福医学和首席健康官

2017年，斯坦福大学医学院（Stanford School of Medicine）成

为首个任命首席健康官（CWO）的学术医疗中心。国家数据表明，医务人员的职业倦怠率很高，而且越来越多的证据表明，职业倦怠对医疗照护质量的影响，斯坦福大学的领导们认为，有必要在管理团队中设置一名官员来协调和监督促进医务人员幸福感的全院工作。对斯坦福本院医生进行的职业倦怠及其与实际人员流动率相关性评估的纵向研究，显示出由于斯坦福大学医学院医生的职业倦怠导致的人员流动增加，每年会花费医学院 1500 万至 5500 万美元（Hamidi et al，2018）。这个估值不包括与职业倦怠相关的其他成本：它对质量、患者满意度、医疗差错诉讼风险和工作量的影响。斯坦福大学医学院院长小劳埃德·B. 医师采取了行动。在与斯坦福医疗保健和露西尔·帕卡德儿童医院的首席执行官们的合作下，斯坦福大学建立了它的健康医师中心（WellMD Center），并任命了一个首席健康官。

在斯坦福大学的带领下，24 个月内，大约 20 家先进的医疗机构任命了首席健康官。美国医学院协会（American Association of Medical Colleges）、美国毕业后医学教育学院（American College of Graduate Medical Education）和国家医学会（National Academy of Medicine）的主席现在建议所有的医疗中心任命一名首席健康官进入到他们的管理团队中，给予其"权力、预算、员工、并授权任命实施一项雄心勃勃的议事日程"，以改善医务人员的幸福感（Kishore et al，2018）。2019 年 1 月，马萨诸塞州医学协会（Massachusetts Medical Society）发布了报告《医疗保健危机：对医生职业倦怠采取行动的呼吁》（A Crisis In Health Care：A Call to Action on Physician Burnout），并建议所有医疗机构任命一名首席健康官作为其三大基本建议之一（Jha et al，2019）。

结论

敬业的高层领导对于实现团队精神和变革医疗世界至关重要。

他们定下基调，推动进程。促使高层领导参与并激励他们改善医务人员幸福感的因素往往聚集在可预见的领域（即道德/伦理性论据、商业性论据、监管性论据和悲剧性论据）。一旦领导参与进来，评估组织机构的当前状态，建立推动变革的结构和领导小组，对进程推动而言是必要的。

　　虽然应该任命一名首席健康官来领导这个小组，但其他高层领导保持在位并展示他们致力于改善幸福感仍然是至关重要的。成功的高层领导是定期实际莅临一线、引人注目的改善领袖。他们在言语上和行动上均始终以人为本，使用公开透明度来促进行动，并鼓励系统思维和跨边界协作以取得结果。他们坚持不懈地致力于创造团队精神。

推荐阅读

Association of American Medical Colleges. AAMC statement on commitment to clinician well-being and resilience [Internet]. 2019 [cited 2019 Feb 28]. Available from: https://www.aamc.org/download/482732/data/aamc-statement-on-commitment-to-clinicianwell-beingandresilience.pdf.

Coutu D. The anxiety of learning [Internet]. 2002 [cited 2019 Apr 2]. Available from: https://hbr.org/2002/03/the-anxiety-of-learning.

Frankel A, Grillo SP, Pittman M, Thomas EJ, Horowitz L, Page M, et al. Revealing and resolving patient safety defects: the impact of leadership WalkRounds on frontline care-giver assessments of patient safety. Health Serv Res. 2008 Dec;43(6):2050–66.

Hamidi MS, Bohman B, Sandborg C, Smith-Coggins R, de Vries P, Albert MS, et al. Estimating institutional physician turnover attributable to self-reported burnout and associated financial burden: a case study. BMC Health Serv Res. 2018 Nov 27;18(1):851.

Jha AK, Iliff AR, Chaoui AA, Defossez S, Bombaugh MC, Miller YR. A crisis in health care: a call to action on physician burnout [Internet]. 2019 [cited 2019 Feb 28]. Available from: http://www.massmed.org/News-and-Publications/MMS-News-Releases/Physician-Burnout-Report-2018/.

Kishore S, Ripp J, Shanafelt T, Melnyk B, Rogers D, Brigham T, et al. Making the case for the chief wellness officer in America's health systems: a call to action [Internet]. 2018 [cited 2019 Feb 28]. Available from: https://www.healthaffairs.org/do/10.1377/hblog20181025.308059/full/.

Neylon, C. No evidence without stories, no stories without evidence [Internet]. 2015 [cited 2019 Jul 2]. Available from: https://www.slideshare.net/CameronNeylon/nostories-without-evidence-no-evidence-without-stories.

Nolan TW. Execution of strategic improvement initiatives to produce system-level results. IHI white papers. Cambridge (MA): Institute for Healthcare Improvement; 2007.

Sexton JB, Adair KC, Leonard MW, Frankel TC, Proulx J, Watson SR, et al. Providing feedback following Leadership WalkRounds is associated with better patient safety culture, higher employee engagement and lower burnout. BMJ Qual Saf. 2018 Apr;27(4):261–70.

Shanafelt T, Swensen S. Leadership and physician burnout: using the annual review to reduce burnout and promote engagement. Am J Med Qual. 2017 Sep/Oct;32(5):563–5.

Shanafelt T, Trockel M, Ripp J, Murphy ML, Sandborg C, Bohman B. Building a program on well-being: key design considerations to meet the unique needs of each organization. Acad Med. 2019a Feb;94(2):156–61.

Shanafelt TD, Gorringe G, Menaker R, Storz KA, Reeves D, Buskirk SJ, et al. Impact of organizational leadership on physician burnout and satisfaction. Mayo Clin Proc. 2015 Apr;90(4):432–40.

Shanafelt TD, Schein E, Trockel M, Schein P, Minor L, Kirch D. Healing the professional culture of medicine. Mayo Clin Proc. 2019b Aug;94(8):1556–66.

Singer SJ. Successfully implementing Safety WalkRounds: secret sauce more than a magic bullet. BMJ Qual Saf. 2018 Apr;27(4):251–3.

Swensen S, Pugh M, McMullan C, Kabcenell A. High-impact leadership: improve care, improve the health of populations, and reduce costs. IHI white paper. Cambridge (MA): Institute for Healthcare Improvement; 2013.

Thomas EJ, Sexton JB, Neilands TB, Frankel A, Helmreich RL. The effect of executive walk rounds on nurse safety climate attitudes: a randomized trial of clinical units[ISRCTN85147255]. BMC Health Serv Res. 2005 Apr 11;5(1):28.

Tucker AL, Singer SJ. The effectiveness of management-by-walking-around: a randomized field study. Prod Oper Manag. 2015 Feb;24(2):253–71.

9
评 估

如果不去测量，每条线都是完美的长度。

——马蒂·鲁宾

Every line is the perfect length if you don't measure it.

—Marty Rubin

◆ ◆ ◆

社会资本

医疗机构中最重要的价值决定因素是一种无形资产，称为社会资本。社会资本包括人才、知识、声誉、信任、技能和人与人之间的内在联系。社会资本是组织机构的一个关键特征，也是让人们为了一个共同的目标而一起工作的要素。在医疗卫生保健领域，社会资本产生了我们为患者提供最佳服务之所需：思想的传播、团队合作、学习、变革的能力和工作积极性。团队精神是以高度的社会资本为基础的。

社会资本评估

一个组织机构在代词测试（详见第 12 章"自主性理想工作要素：伙伴关系"详细讨论）中的表现优劣是对社会资本的一个定性评估。其员工以"我们"为代词的组织机构更可能具有合作与协助的文化（即一种高社会资本）。然而，为了获得医疗机构社会资本和团队精神相关的有意义的数据，所需要的不仅仅是定性评估。所以我们需要调查！

调查过程

为什么要调查？

　　组织机构需要客观的数据来了解他们医务人员的体验和幸福感。有必要进行一个基线调查，以评估当前的状态，以及评估通向未来理想状态的进展。

　　医疗照护管理者最普遍的错误之一，是认为不必要对其组织机构进行基线调查，因为国家参照基准是现成的。在我们与组织机构的合作中，我们通常听到："为什么我们需要进行基线调查？我们已经从全国性的研究中知道医务人员的职业倦怠率很高。我们准备采取行动。"虽然本意是好的，但这种心态忽略了3个重要的原则：

1）地方性的体验可能与全国性的体验并不相符。
2）用于解决职业倦怠（或任何问题）的注意力、精力和投资是有限的资源。如果没有特定组织机构的信息，就无法以有针对性的方法优化部署，从而使影响最大化。
3）指标对于评估干预措施的有效性以推动改进是必要的。

　　我们与大型医学中心合作。其中一个机构的专科，是国家研究中职业倦怠风险最高的专业学科之一，却是该机构所有专业学科中职业倦怠评分最值得称赞的。我们还咨询了一些组织机构，其职业倦怠风险最低的专业学科在全国范围内却有着最高的职业倦怠率。这种"跳过评估，立即行动"的观念，相当于使用同期相对价值单位（relative value unit，RVU）、付款人组合和净营业收入的全国平均值来指导一个组织机构的财务行动。

最好的方法是什么？

调查和信息要求让医务人员不堪重负。因此，组织机构必须制定一个全面和协调的方法来收集有效的调查基准，而不是多余的调查项目，并最大限度地减少调查疲劳。大多数组织机构每年对质量、安全和敬业程度进行评估。职业倦怠、领导能力和团队精神的评估也可以很容易地纳入同一工具。

为了达到最佳结果，必须使用一个强有力的沟通计划和调查执行流程，包括：

1）由专家设计调查流程，包括使用工具、包含内容和调查基准。
2）只选择那些领导者充分致力于管理的问题。
3）清楚地传达调查目的以及如何将调查数据用于帮助被调查的组织机构和医务人员。
4）管理调查工作。
5）公开透明地向所有医务人员传达调查结果（在科组级别由其领导完成）。
6）制定战略，用以在管理层面和工作科组层面运用调查结果。
7）使用收集到的数据，共同产生想法和解决方案，用以在工作科组层面进行改进。
8）同时在工作科组层面和组织机构层面，共同制订行动计划，用以在适当的领域进行改进。
9）经上报，批准行动计划。
10）在管理支持下，执行工作科组计划。
11）每年重新评估，以评价进展。

除调查数据外，还应向相关领导者提供实践措施的客观运行效率，包括来自电子健康记录的首要绩效指标（例如，"业余工作"、日常工作任务的"点数"、全体员工录入数据指令与医生录入数据指令的比例)(DiAngi et al，2017)。这些实践环境效率的客观评价指标(即职业倦怠主要驱动因素)可以作为改进目标，并经常提供关于进展的持续实时数据，而无需重复调查加重员工的负担。

应该调查哪些维度?

领导者应该调查对他们的组织机构最重要的事情，其中必须包括对他们的医务人员最重要的事情。他们也应该只调查那些他们致力于改进的东西，不增不减。

领导者选择调查和关注的内容向员工传达了一个信息。例如，当领导者主要关注财务维度(例如，RVU、净营业收入、付款人组合、患者量)时，医务人员观察到这种行为，将其理解为领导者和组织机构的重视所在，并热情地或不情愿地采取相应的行动。然而，如果调查团队精神、团队合作、职业成就感和员工参与管理行为，医务人员更有可能加强和体现这些行为。

一个致力于实现团队精神的组织机构应该调查他们致力于改进的理想工作要素及以下方面：领导行为；团队合作和团队动力；职业成就感、职业倦怠感和个人幸福感；心理安全；并与组织机构使命保持一致。如果没有这些调查，就不可能知道医务人员是否处于一个拥有丰富支持和社会资本、拥有实现其目标必要资源的社区。

调查谁

我们认为，调查应该包括组织机构中的每一个人：那些患者直接照护人员和那些患者照护人员的支持人员。应邀请所有医务人员和雇员分享他们对组织机构、工作科组、科组领导和他们自身幸福感的观点看法。如果成本是最初在组织机构范围内实施调查的障碍，那么专注于一线医疗照护人员[即医生、高级执业人员(advanced practice provider，APP)和护士]则是一个合理的起点。

如何调查

所有医务人员必须明白，这项调查是绝对保密的，且这项调查是基于领导层对改善员工工作生活和组织机构健康状况的深度关切。

一个强大的电子调查工具，通过电子邮件发送安全网站链接，是实施调查的最有效方法。我们赞成由外部供应商进行独立调查管理，以建立心理安全并保持员工匿名。组织机构所有层面的报告是非常重要的，提供相辅相成的信息，有助于指导整个组织机构以及各种类型医务人员（例如，医生、高级执业人员（APP）、护士、药剂师）的行动。

调查频率如何

为美国大型机构做顾问的专业调查机构代表与我们分享，大约75% ～ 80% 的组织机构每年对其员工进行调查，15% ～ 20% 的组织机构每年调查一次以上，5% ～ 10% 的组织机构每 2 年调查一次。我们认为，年度调查是一个很好的起点。期望值应该设定为：至少每年一次正式征求所有医务人员的意见和看法，组织机构将致力于与科组领导和团队合作解决所提出的问题。

对于大多数组织机构来说，每年一次的频率是调查的最佳选择——只要计划能够持续执行贯穿全年。在一个拥有 6 万名以上医护人员的大型医疗机构中，我们在一个代表性的小组试验性地增加"脉动调查"（pulse surveys），每 3 个月调查一次作为年度调查的补充。这种方法需要大量的精力和投资，我们发现每个季度之间的变化很小。此外，在组织机构层面上，季度结果是不可付诸行动的。不过，对于实施需要频繁评估的干预措施（例如，实施电子病历）的工作科组来说，脉动调查能够针对性地提供帮助。

如何分享成果

一旦得到调查结果，应尽快与所有员工分享。这应该在调查结束后的几周内完成。高层领导应该将组织机构作为一个整体分享高层次结果。科组领导应该与他们团队中的所有医务人员分享他们的局部结果。

与团队层面的研究结果（即：团队合作和团队动力；职业成就感、职业倦怠与个人幸福感；心理安全；与组织机构使命的一致性）相反，领导行为指数得分，是一个个人层面的结果，不应该被公开讨论（见第15章，"自主性行动：评估领导行为"对领导行为指数的描述）。领导行为指数得分结果，应由监管人员以保密的方式进行反馈，并与来自整个组织机构匿名的领导行为指数数据进行比较评级。

理想情况下，所有数据都应以国家医疗照护和内部工作科组的结果为基准。

工作科组的行动准备

在与科组共享数据前，高层领导应评估科组领导以适当方式传达调查结果的能力。如果科组领导不能有效地传达调查结果，他们的监管人员应该介入或提供培训和资源来帮助他们（例如，标准的演示幻灯片模板或报告）。

该工作科组还需要做好准备，去把握调查结果所确认的改进切入点。领导的准备情况以及科组团队成员的准备情况均必须得到评估。调查实施前的适当对话与沟通有助于提高准备工作。在某些情况下，领导团队可能需要解决一个正在进行的问题，然后才能有效地处理调查结果。若是这种情况，理想的话，应该在调查启动到收到调查结果之间的几个月间隔时间内，处理这个问题。

三个行动会议

一旦调查结果发布，领导应该计划三个单独的会议来分享调查结果，确认改进切入点与优先等级，并制订行动计划。在这些会议中，有些人可能不愿意公开提出某些话题。其他一些人可能根本不愿意说话。通常，当人们有时间处理讨论内容时，他们会在会后分享额外的想法。因此，应该提供其他的反馈途径（例如，小组、一对一、电子邮件跟进）。

第一次会议：分享调查结果

第一次会议的重点是公开透明地分享并确认调查结果的准确性。结果是关于感觉和感知的，过程应该是参与式的。

领导在分享结果时使用的行动

1）首先感谢大家参与调查。公开声明，这是根据调查结果采取行动的三场会议中的第一场。表明分享调查结果只是对话的开始，在接下来的会议中，工作组将开始制订改进行动计划。如果人们试图在第一次会议中确定改进切入点或解决方案，则共享此信息将允许您重新引导团队方向。

2）承认、感谢和肯定积极的结果。针对需要改进领域的诚实反馈表示感谢，并且永远不要暗示您知道任何个人对调查项目的反应。

3）关于调查结果是否准确反映医务人员的体验而征求意见。

4）记得要去倾听。医务人员应该占据大多数的交流过程。使用反思性倾听（reflective listening）（主动倾听）以确保理解正确。

5）保持会议的建设性。

6）特别注意谈论敏感问题。

7）乐于说出你不知道的或者你并不知道全部的答案，但致力于与团队合作去寻找答案。

第二次会议：确认改进切入点与优先等级

我们建议在这个会议的开始，介绍职业倦怠和职业成就感的

6个关键驱动因素（即工作量和岗位要求、效率和资源、可控性和灵活性、组织机构文化和价值观、社会支持和工作社区、工作与生活相结合）（Shanafelt and Noseworthy，2017）作为根本原因分析（Swensen et al，2009）和改进计划的框架。

　　提出控制范围、影响范围和关注范围的概念也是有益的（Covey，1992）（图9.1）。控制范围是无需他人许可和支持（例如，工作科组流程、团队沟通）便可处理的改进切入点。应根据其影响和可行性进行优先排序，依次处理这些改进切入点。影响范围是有需要协作、对话和伙伴关系（例如，跨部门交接、跨部门边界的服务流水线协议）的改进切入点。与那些对推进这些改进切入点有共同影响力的其他当事人结盟。关注范围是个人和团队感兴趣但无法直接修复的改进切入点（例如，关于电子病历的决定、组织机构兼职政策）。

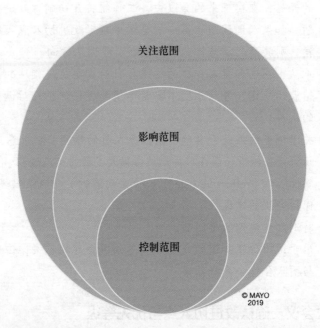

图 9.1　影响范围。关注最有助于改善医务人员幸福感的可控因素（Modified from Covey SR. The 7 habits of highly effective people. London：Simon & Schuster；1992；used with permission.）

说明本次会议的重点是，确定在工作科组控制范围内，能够以最快速度采取行动的事项（接下来的 3～4 个月）。并承认至少还有 6 个因素影响这些维度和改进计划（即组织机构外部因素、组织层面因素、工作科组因素、科组领导、团队因素和个人因素）。

领导在确认改进切入点与优先等级时使用的行动

1）明确说明本次会议的目的，是确定工作科组控制范围下的最大改进切入点。提醒小组，第三次会议将利用第二次会议中确定的改进切入点，侧重于制订解决方案。

2）介绍 6 个驱动维度。要求小组确定，对他们的工作科组挑战最大的一两个维度，并达成共识。选题小组工作法（nominal group process）是一种可以用来获得小组共识的技术（专栏 9.1）。

3）一旦达成共识，则提出控制范围、影响范围和关注范围的概念。要求参与者确定工作科组控制范围和影响范围中的关键因素。这些因素是导致第二步中确定为挑战最大的一两个驱动维度的根本原因。

专栏 9.1　选题小组技术

选题小组技术是一种用于问题识别和解决方案生成的参与式管理工作法。

1）制作 6 张海报，每个驱动维度一张，贴在会议室的墙上。
2）在每张海报的顶部对驱动维度进行描述：工作量和岗位要求、效率和资源、可控性和灵活性、组织机构文化和价值观、社会支持和工作社区、工作与生活相结合。
3）给每个团队成员分发一张有 5 个粘贴点的纸，让他们把粘贴点贴在海报上，以确定他们将第一轮行动中优先考虑的想法。允许他们在对他们最重要的维度上，最多放置 3 个粘贴点。
4）选择粘贴点最多的海报作为讨论焦点。
5）会议的剩余时间，在海报上记录讨论笔记，说明导致该驱动维度具有挑战性的因素。

这种参与式管理的方法使整个团队都成为伙伴。

4）让员工参与讨论。设法理解导致挑战的因素，但不要太深入
　　地研究可能的解决方案（使之保留在第三次会议）。

5）做出承诺，将影响范围之外的想法传达给上级领导。

6）分享并获得临床医生对局部控制下关键优先改进事项的支持。

第三次会议：制订行动计划

行动计划必须通过参与式管理和协同规划来产生和执行。这通
常最好通过启动一个专注于改进领域的特别工作组来完成，并由科
组领导指定其组长。基于第二次会议确定的优先领域，在工作组启
动时便应明确规定该重点领域。应邀请所有有兴趣制定潜在干预措
施以推动重点领域改进的科组成员加入工作组。

领导者在制订行动计划时使用的行动

1）让团队参与，共同制订解决方案。

2）坚持行动计划并沟通进度。

3）在接受变革的过程中，为他人树立榜样，并强化所看到的正
　　在发生的积极影响。

4）讨论并确定哪些因素是否在小组的控制范围或他们的影响范
　　围内。

5）强调以下内容，那些不在小组影响范围内的因素将被记录下
　　来并传达给适当的高级领导或团队。但工作组的重点，是在
　　接下来的 3～4 个月里，在工作科组的控制范围内，制定干
　　预措施以实现改进（即使只是增量）。

6）完成行动计划草案。

7）将行动计划草案提交给高层领导，将他们的意见录入和修订。

8）实施行动计划：

- 为行动计划 / 行动计划步骤分配责任。

- 确定并解决任何速效（quick wins）问题。

- 为每个目标确定重要节点和时间表。

- 在有限范围（例如，一个门诊、科室、病房、医院）或在评估影响、改进和扩展之前的规定时间段内，发展工作和初试的新方法。
- 在持续行动的基础上，向高层领导报告进展情况。

9）使用下一次的年度再调查（或若有指示一次脉动调查）来评估进展，以及明确提高满意度、敬业度和伙伴关系的新方法。

要避免的行动

在所有三次会议中，避免下列行动：

1）对问题和评论做出防御性反应。
2）让个人主导支配会谈。
3）过快地将任何个人的评论作为团队的意见。应与整个团队进行确认。
4）在任何一个议题上耗费过多时间。
5）过多、过早地进行承诺。
6）直接提议说，您或领导团队已经有了解决方案或行动计划（忽视团队成员的建议意见）。

结论

领导者应该调查和管理对他们的员工和他们的组织而言重要的事务。如果不去收集社会资本要素相关的组织机构特定数据，包括领导行为、团队合作和团队动力、职业成就感和个人幸福感、心理安全、与组织机构使命的一致性，那么时间、关注和资源就无法妥善安排用于减少职业倦怠和增强团队精神。需要注意的是，调查设计和执行的适当步骤、调查结果的传达、行动计划的共同创建和纵向测量是利用评估的力量来推动组织机构进步（专栏 9.2）的关键。

专栏 9.2　攻略

- 承诺按时每年进行一次员工调查，并及时透明地与所有员工分享调查结果。
- 只包括高层领导完全致力于改善的主题。
- 评估中包括职业成就感、职业倦怠、领导行为、心理安全、敬业度和团队合作。
- 提供个人层面的保密或匿名调查。
- 使用经验证的工具，尽可能以外部基准为背景。
- 让医务人员参与选择改善目标。
- 为医务人员提供机会，参与潜在解决方案的设计。
- 作为成功的关键，让组织机构领导付出足够的时间和关注来支持科组以及领导改进。

推荐阅读

Barrington L, Silvert H. CEO challenge: the conference board. New York (NY): Brookings Institute; 2004.

Covey SR. The 7 habits of highly effective people. London: Simon & Schuster; 1992.

DiAngi YT, Lee TC, Sinsky CA, Bohman BD, Sharp CD. Novel metrics for improving professional fulfillment. Ann Intern Med. 2017 Nov 21;167(10):740–1.

Shanafelt TD, Noseworthy JH. Executive leadership and physician well-being: nine organizational strategies to promote engagement and reduce burnout. Mayo Clin Proc. 2017 Jan;92(1):129–46.

Swensen SJ, Dilling JA, Milliner DS, Zimmerman RS, Maples WJ, Lindsay ME, et al. Quality: the Mayo Clinic approach. Am J Med Qual. 2009 Sep-Oct;24(5):428–40.

第三部分

执 行

10

三位一体干预措施的三个行动纲领：减少职业倦怠和促进团队精神的循证策略

我总是做我不会的事，好让我多一件会做的事。

——巴勃罗·毕加索

I'm always doing that which I cannot do, in order that I may learn how to do it.

—Pablo Picasso

◆ ◆ ◆

三个行动纲领

在接下来的第三部分中，我们将介绍本书的实质内容：一个由三位一体（自主性、凝聚性和友谊性）干预措施行动纲领组成的新模型——减少职业倦怠和促进团队精神策略的具体执行方法。该模型是循证的，并已被证明有效。

行动纲领中的每一项具体方法都实现了下列三个目标中的一项或多项：

1）减轻职业倦怠的驱动因素以减少消极性。

2）培养提高积极性的领导行为和进程。

3）增强个人和团队的韧性，以增加对消极性的容忍度。

通过使用这三个行动纲领，领导者可以创建系统并培养促进八大理想工作要素、解决倦怠驱动因素、建立团队精神的行为（图10.1）。总的来说，行动纲领旨在促进所有的理想工作要素。例如，成功完成自主性行动纲领会对理想工作要素中的三个要素（即信任和尊重、可控性和灵活性及伙伴关系）产生积极影响（表10.1）。

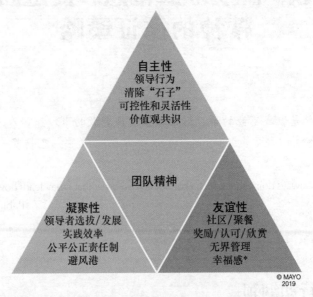

图10.1　营造团队精神的三个行动纲领（＊译者注：根据本书所述创建理想医院的12项行动，友谊性行动纲领应包括"幸福感"）

行动纲领的共同责任

解决倦怠和促进团队精神是共同的责任。这些行动纲领专注于个人、工作科组领导和组织机构领导在其影响范围内可以改善的内容。例如，为了使效率和资源最优化：

● 个人必须学习如何高效地使用电子病历，并与医疗照护团队的其他成员合作并授权他们在其许可范围内工作。

表 10.1　理想工作要素与行动纲领的联系

三位一体行动纲领	理想工作要素							
	工作社区和友谊	内在激励因素和奖励	可控性和灵活性	公平与公正	职业发展与指导	伙伴关系	安全	信任和尊重
自主性			★			★		★
评估领导行为					△	△		△
清除"石子"	△		△			△		△
引入可控性和灵活性		△	△			△		△
创建价值观共识		△		△				△
凝聚性				★	★		★	
选拔和发展领导者				△	△			△
提高实践效率			△		△			
建立公平公正责任制		△					△	
形成避风港				△			△	
友谊性	★	★						
培养社区和聚餐	△	△				△		
优化奖励、认可和欣赏		△		△				
促进无界管理	△		△				△	△
培育幸福感*	△	△	△	△	△	△	△	△

★行动纲领的首要目标
△受行动影响的理想工作要素
* 译者注：根据本书所述创建理想医院的 12 项行动，友谊性行动纲领应包括"培育幸福感"。

- 工作科组领导必须在每个实践环境中，为患者和医务人员共同创建和实施最佳的工作流程（例如，分诊、排程、入院、团队照护、医嘱录入、后续照护）。
- 组织机构领导者必须支持适当的人员配备，确定最佳照护团队的医务人员来执行每项任务，促进团队合作，发掘培养领

　　导者并使其承担责任，并避免以非必要地增加照护团队文书书写负担的方式曲解规则。

　　只有共同创造伙伴关系，才能优化团队精神。医疗人员和管理人员之间的敬业合作是有效改进工作和持续产出最佳预后的先决条件。循证的行动纲领通过促进医务人员的福祉来起到改善患者福祉的效果。在一个良性循环中，经改善的患者预后和体验反过来也增加了对照护服务团队中医务人员的专业满意度。努力促进团队精神也会提高医疗照护质量和机构资产的合理使用。

　　如何实现这些组织机构属性将在下面的章节中详细介绍。医疗机构应利用这一框架来组织和实施其机构要求，来促进医务人员包括实习人员的幸福感。

结论

　　经验和研究表明，三位一体干预措施（自主性、凝聚性和友谊性）的循证行动纲领是减少职业倦怠和培养职业成就感的有效手段。它们转变个人行为和组织机构文化，以提供理想工作要素并减轻职业倦怠的驱动因素。在行动中，通过三位一体干预措施营造了团队精神。关于要素和行动纲领，详见第 3 部分的其他内容。

推荐阅读

Fowler JH, Christakis NA. Dynamic spread of happiness in a large social network: longitudinal analysis over 20 years in the Framingham Heart Study. BMJ. 2008 Dec 4;337:a2338.

11

自主性行动纲领：引言

永远不要告诉人们如何做事。

告诉他们要做什么事即可，你会惊讶于他们的慧心巧手。

——乔治·巴顿

Never tell people how to do things.

Tell them what to do and they will surprise you with their ingenuity.

—George Patton

* * *

自主性，是指个人或团队独立行动的能力。

为了让医务人员蓬勃发展，让患者得到最佳照护，必须落实对组织机构文化的关注以及在工作中独立性和标准化之间的平衡。自主性行动纲领，旨在减轻或消除职业倦怠的具体驱动因素，并发展领导者以及促进相关理想工作要素的体系。

自主性行动解决的职业倦怠主要驱动因素：

1）缺乏可控性和灵活性。

2）组织机构文化和价值观存在问题。

自主性行动培养的理想工作要素：

1）伙伴关系（第12章）。

2）信任和尊重（第 13 章）。

3）可控性和灵活性（第 14 章）。

自主性行动：

1）评估领导行为（第 15 章）。

2）清除"石子"（第 16 章）。

3）引入可控性和灵活性（第 17 章）。

4）创建价值观共识（第 18 章）。

在本部分中，我们将讨论 3 个密切相关的理想工作要素，然后是 4 项协调一致的自主性行动。

12

自主性理想工作要素：伙伴关系

个人对集体的努力奉献……这正是一个团队、一个公司、一个社会以及一个文明能够运行的原因。

——文斯·隆巴尔迪

Individual commitment to a group effort ... that is what makes a team work, a company work, a society work, a civilization work.

—Vince Lombardi

• • •

伙伴关系是团队精神的固有属性，伙伴关系是自主性行动所培养的 3 个理想工作要素之一。合作伙伴们拥有一个共同的愿景，投入工作积极性，并期望共同实现愿景。医务人员应该被视为伙伴，而不是员工（Schein，2013）。

伙伴关系有不同类型。例如，横向伙伴关系，存在于流程的同一层次上（例如，急诊科医务人员们组成多学科团队治疗伤者）；纵向伙伴关系，则涉及彼此不同却顺序关联的流程，通向相同的最终服务（例如，作为机构正式员工的医师与其拥有特权的机构之间的关系）。

当横向和纵向的组织机构伙伴关系中信任与联系最大化时，社会资本就会得到优化，组织机构就会准备好实现其使命和愿景。

代词测试和社会资本

前美国劳工部部长罗伯特·赖克（Robert Reich）用一种简单的方法来评估一个组织机构的健康状况。当他参观公司和与员工交谈时，他会仔细听人们使用的代词。他们提到其组织机构及其领导者时，是用"我们"还是"他们"和"我"？员工使用第一人称复数的组织机构更为健康。

代词测试很容易应用于医疗机构。如果你更多地听到"他们"或"我"，则很可能领导者和执业医务人员之间存在某种程度的脱节和隔阂。而更多地听到"我们"则表明相反的情况：这里有一种理想文化，其中的医务人员感觉他们是一个特别的、有意义的、比自身或纪律更重要的东西中有价值的一部分（图 12.1）。第一人称复数代词的使用，标志着一种具有高度信任和联系的合作精神（即社会资本）。没有社会资本，组织机构内部将会有更多的竞争和猜疑，两者中哪一个都不符合医务人员或其所服务患者的最佳利益（Bezrukowa et al，2012）。

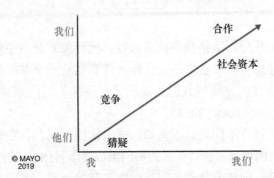

图 12.1　代词测试。员工使用第一人称复数（我们）的组织机构竞争力较弱，而合作性较强。他们有很高的社会资本

医疗机构中的组织伙伴关系

组织机构的设计方式决定了所培养伙伴关系的水平。以下两个类比解释了医疗机构中不同的伙伴关系模式。

农贸市场

许多医院采取非协作式的农贸市场方式与医生合作。农贸市场为个体农商户提供一个摊位销售他们的产品，使得市场和农民共同获益——但这种安排并不符合任何类型的共同使命（例如，帮助顾客吃得更健康）。市场的组织者对产品销售者或产品质量几乎无法管控。组织者往往只是希望有尽可能多的农商户，来获得最大的市场收益并占满所有摊位（图 12.2）。

就像农贸市场的摊贩一样，开放式员工医院的医生是正式员工，但有独立的业务。这种安排对医院有一些好处，例如医院的经常性支出可能较低（即没有医生的工资）；对医生也有好处，因为他们有更多的独立性且往往从自己拥有的业务中获得更多的收入。但是，这种关系并不能优化和协调为患者提供最佳照护和预后，最终也不符合组织机构的最佳利益或组织机构医务人员的福祉。

在农贸市场模式下，难以建立高度信任的多学科团队，也难以规范安全高效的照护流程。文化设计未包含协作、合作和一致中的任何一个（Swensen et al，2010）。农贸市场模式将医生视为收入中心，而不是合作伙伴。医生们最常用的词是"他们"，而不是"我们"。

在这种模式下，医生的动作行为不一定与其所属组织机构的使命、策略、愿景一致。相反，医生与医院的关系是基于数量的。投

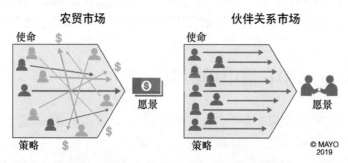

图 12.2　农贸市场模型与伙伴关系市场模型［Data from Swensen，et al. Cottage industry to postindustrial care：the revolution in health care delivery. N Engl J Med. 2010 Feb 4；362（5）：e12.］

身但独立于其中的执业医师专注于个人需求和偏好，而不一定是患者的最佳利益。大多数情况下，标准化产生了最可靠、高质量的照护，但独立的从业医师却经常回避标准化。在农贸市场模式下，医院文化往往是一种竞争照护，而不是协调照护。

伙伴关系市场

医学中心可以设计为伙伴关系市场，而不是农贸市场。在伙伴关系市场安排布置中，文化是有意的协作与合作。那里有标准化的工作，而不是"市场驱动"的变化。伙伴关系市场的文化具有更高水平的信任和联系，所以具有高水平的社会资本。当伙伴关系市场文化中的医生提到组织机构时，他们最常用的词是"我们"，而不是"他们"。

在伙伴关系市场文化中，医生被聘用、挑选和发展，以便他们的动作行为与组织机构的使命、策略和愿景一致。与农贸市场及其独立、竞争的从业医师相比，这里的医生更可能感到自己是组织机构的重要组成部分，他们共同努力以推进组织机构的使命。

为了茁壮成长，医务人员需要对于组织机构的使命、愿景和价值观有一种主人翁精神。他们应该将与组织机构的关系视为伙伴关系，以实现共同使命为明确目标（Atkinson et al, 2011）。我们相信，组织机构的伙伴关系结构是以患者为中心的，并追求医务人员的福祉。医务人员和领导者之间真正的伙伴关系是缓解职业倦怠的首要策略。在真正的"我们"伙伴关系中，医务人员有选择，并拥有组织机构的使命和价值观。

职业倦怠和农贸市场模型

医院的组织像非合作式农贸市场那样，是旨在加剧职业倦怠的体系。它们的特点是社会隔绝加剧、融合减少、变异增加——导致质量和安全下降。在农贸市场模式下，临床医生必须更加努力地工作以提高生产效率。完全基于工作量计算薪酬——这种情况使得医务人员职业倦怠。正在经历职业倦怠的医生会安排更多的检查和手术，他们花在患者和同事身上的时间会更少。竞争多于合作（Swensen et al，2010）。

相比之下，整合系统（即伙伴关系市场模式）中的医务人员与组织机构及其领导者合作，通过简化系统、消除不必要的变异和缺陷流程来提高工作效率（D'Innocenzo et al，2014）。

结论

伙伴关系是医务人员理想工作环境的一个重要因素。促进伙伴关系的组织机构设计应该嵌入任何医疗机构的基础建设和文化中。由于非协作式农贸市场模式的独立天性，容易导致倦怠，无法产生团队精神，故应避免该模式。

医务人员需要一种协作、合作和一致的文化———一种促进组织机构的使命和愿景以及目标实现的战略———一种"我们"伙伴关系。当领导者和医务人员为了患者利益而一起工作的时候，这种类型的伙伴关系便会发生。这种医务人员和领导者之间的真正伙伴关系是缓解职业倦怠的首要策略。

推荐阅读

Atkinson S, Spurgeon P, Clark J, Armit K. Engaging doctors: what can we learn from trusts with high levels of medical engagement? Coventry (United Kingdom): NHS Institute for Innovation and Improvement; 2011.

Bezrukova K, Thatcher SM, Jehn KA, Spell CS. The effects of alignments: examining group faultlines, organizational cultures, and performance. J Appl Psychol. 2012 Jan;97(1):77–92.

D'Innocenzo L, Mathieu JE, Kukenberger MR. A meta-analysis of different forms of shared leadership-team performance relations. J Manag. 2016;42(7):1964–91.

Pink DH. Drive: the surprising truth about what motivates us. New York (NY): Riverhead Books; 2009.

Schein EH. Humble inquiry: the gentle art of asking instead of telling. San Francisco (CA): Berrett-Koehler Publishers, Inc; 2013.

Swensen SJ, Meyer GS, Nelson EC, Hunt GC Jr, Pryor DB, Weissberg JI, et al. Cottage industry to postindustrial care: the revolution in health care delivery. N Engl J Med. 2010 Feb 4;362(5):e12.

13

自主性理想工作要素：信任和尊重

将所有关系联系在一起的黏合剂——包括领导者和被领导者之间的关系——是信任。而信任建立在诚实的基础之上。

——布赖恩·特雷西

The glue that holds all relationships together—including between the leader and the led—is trust, and trust is based on integrity.

—Brian Tracy

••••

信任和尊重，一种理想工作要素，同样与自主性有关。无论其性别、民族、政治取向、宗教信仰、传统习俗或行为准则，医务人员都需要感受到其组织机构领导者的信任（LoCurto and Berg, 2016; Rohman, 2016）。微观管理和对不合理流程的坚守，是信任和尊重的对立面。没有信任以及它所创造的支持、尊重的环境，医务人员将不太可能尽其所能或全身心投入于组织机构使命。

信任：树之深根

迈克尔·布什（Michael Bush）是"全民卓越职场"（Great Place to Work for All）——一个职场文化分析公司的董事长兼首席执行官。他用一句话概括了该公司数十年的研究："树之深根是信任。"让他人感到信任的关键是尊重。他们必须相信他们的领导在对待所有团队成员时是可靠的和公平的。这些品质跨越行业，并直接影响组织机构的绩效。在年度"全民卓越职场"调查（包括医疗卫生保健）中，名列前茅的公司特点是（Rohman，2016）：

- 股票市场回报提高 3 倍；
- 员工工作效率提高 4 倍；
- 员工流动率降低 90%。

　　其他研究已经证实，在高度信任的组织机构中工作的人们，续留时间更久（Rohman，2016）。员工更加快乐，而更加快乐的员工也更有可能续聘留用，更富有创新性和创造性（Ray et al，2017）——竞争性市场中的关键优势。

过多的指标

　　过多的指标是缺乏信任的表现。今天的医生经常要通过患者满意度得分、相对价值单位、患者数量、诊次耗时、收件箱信息清理速度以及无数其他事务来被评核。在某些情况下，这些指标正是所需，但若超出了能够创造价值的范围，那么这些指标就落入了浪费的范畴。更糟糕的是，它传达了一种信任的缺乏。由于医务人员应为患者花费时间所做的事与他们经常被要求做的事（例如，低价值的文书工作）之间的脱节，这些指标便导致了认知失调。

　　任何有可能的时候，指标都应该被消除，并信任医务人员以正确的方式做正确的事情。采取行动去消除不必要的指标，是减少认知失调和提高尊重等级的有力途径。

尊重

　　尊重是人类的基本需求。不幸的是，在当今的所有职场中，尊重往往是缺失的或是让步的。有意识和无意识的广泛偏见会导致不尊重的感觉。医疗卫生保健也未能避免这些偏见,包括同事、患者表达的明显种族主义和性别歧视,以及对特定性别的人产生不利或不平等影响的政策。更微妙的轻蔑包括,认为穿手术服的女性是护士而不是医生,以及当介绍女性时,本应使用她们的头衔或学术级别更为合适,却使用她们的名字加专业级别(Wyatt et al, 2016; Files et al, 2017)。如果医务人员想要蓬勃发展,就必须创造一个环境,识别和减少这些偏见行为,创建支持和拥护所有成员的团队。医务人员必须成长并赢得尊重。

组织机构通过每一次尝试去公平对待所有员工,来建立信任和尊重。所有团队成员必须一起工作,以确保创建和保持一个包容和尊重的工作环境。这包括尽可能好地识别和解决隐性偏见。例如,在梅奥诊所,领导者遴选委员会(leader selection search committees)会讨论无意识的偏见,作为自我介绍的一部分。在面试程序之前,领导者遴选委员会识别并试图减轻这种偏见对他们工作的影响。在过去的 10 年里,高层领导和科室主任的多样性有所增加,部分原因应归功于提高的意识和这些遴选委员会的讨论。

尊重对患者也有影响。在世界卫生组织(World Health Organization, WHO)的手术安全核查表(Surgical Safety Checklist)中,要求团队成员介绍自己的角色和姓名(WHO, 2008; Haynes et al, 2009)。这种简介有助于在团队中建立一种熟悉感和尊重感,从而使成员在手术过程中更有效地一起工作,最终改善患者安全。

当人们感到被尊重和被支持时,工作效率和有效性就会提高。他们的工作变得更有成就感。有凝聚力的团队发展起来,为了患者和团队成员的双双受益,打开了改善合作互动和科组工作流程的大门(Ray et al, 2017)。要认真解决职业倦怠问题,实现团队精神,相互尊重必须是一种核心价值。

案例研究:巴里-威米勒

"巴里-威米勒"(Barry-Wehmiller)是一家致力于长期可持续

性和成功的制造公司。鲍勃·查普曼（Bob Chapman）担任董事长兼首席执行官（chief executive officer，CEO）已40多年。他是每个人都想拥有的那种老板。查普曼是一个仆人型领导，注重丰富员工的生活，他更像一个父亲而不是老板。当查普曼成为首席执行官时，巴里-威米勒只有一家工厂，财务状况非常糟糕。如今，该公司拥有80家制造工厂，年收入24亿美元。

查普曼是如何完成这一壮举的？将建立信任和尊重作为核心哲学原则，是"巴里-威米勒"成功的核心。用查普曼的话来说，"我们建造的机器就是使我们能够触及生活的经济引擎。"他指的是公司员工和团队成员的生活，而不仅仅是顾客。

他的1.1万名员工中，大部分是蓝领工会（blue-collar union）的工人。早些时候，查普曼注意到"巴里-威米勒"的行政管理人员没有钟表，而工人们有。对查普曼来说，这意味着工人不像管理人员那样受到信任。行政管理团队同意，并将钟表关闭了。随后，查普曼注意到行政管理部门的供应柜没有上锁，但蓝领工人的供应柜是上锁的。很快，所有的锁都不见了。你明白。查普曼和他的领导团队创造了一个职场，在那里他们展示了对自己员工的信任。作为回报，每个人也都信任他们。撇开工会不谈，员工们觉得"巴里-威米勒"是他们的公司，是他们的家。他们之所以会有那种感觉，是因为他们受到了那样的对待。

在"巴里-威米勒"，这个核心价值的应用远比钟表和供应柜要深刻得多。在21世纪00年代末的严重经济衰退中，查普曼的团队成功实现了他们"一个都不裁员"的愿望。为了实现这一点，他们部署了滚动休假和延迟支付退休基金。随着国家从经济衰退中过渡出来，"巴里-威米勒"公司表现优于同侪，部分原因是他们通过了代词测试——他们总是把他们自己当成"我们"（Reich，1993）。他们处理经济衰退的方式证明了这一点。

许多专家研究过这种员工支持型组织机构的成功。在查普曼和西索迪亚（Sisodia）（2015）的一本书中，商学院学者最近进行的一项调查显示，"巴里-威米勒"公司有4/5的员工认为，公司确实关心他们。这与包括医务人员在内的大多数员工感觉完全相反。为了更好地服务患者、他们的家庭和我们的社区，医务人员需要对他们的组织机构有这种程度的信任。

患者和员工的需求

5年前，我们中的一个人（S.J.S.）在全国新闻记者俱乐部与鲍勃·查普曼进行了一次公开讨论。他的基本论点是，"员工的幸福对组织机构的成功至关重要"。我们的论点（梅奥诊所的首要价值）是"患者需求至上"。我们从他身上学到的比他从我们身上学到的要多得多。教训：为了更好地服务我们的患者、家人和社区，我们不应该羞于将彼此照顾放在首位。作为一个医疗机构，如果我们不信任、不关心员工的需求，我们就不会关心患者的需求。组织机构及其领导者的基本工作是创造这样一种环境，使医务人员能够去做那些最自然而然地被驱使去做的事情——竭尽全力满足患者的需求。

结论

信任和尊重是医护人员理想工作环境的重要因素。培养这些品质的行为应该纳入到领导发展和组织机构基础建设中去。创造一个信任和尊重的环境需要认识和理解有意识和无意识的偏见，并采取行动来解决它们。我们的目标是让每个人都能感受到尊重，让职场多样性得以存在。

推荐阅读

Chapman B, Sisodia R. Everybody matters: the extraordinary power of caring for your people like family. New York (NY): Penguin Random House LLC; 2015.

Files JA, Mayer AP, Ko MG, Friedrich P, Jenkins M, Bryan MJ, et al. Speaker introductions at internal medicine grand rounds: forms of address reveal gender bias. J Womens Health (Larchmt). 2017 May;26(5):413–9.

Goldin C, Rouse C. Orchestrating impartiality: the impact of "blind" auditions on female musicians. Am Econ Rev. 2000;90(4):715–41.

Haynes AB, Weiser TG, Berry WR, Lipsitz SR, Breizat AH, Dellinger EP, et al. A surgical safety checklist to reduce morbidity and mortality in a global population. N Engl J Med. 2009 Jan 29;360(5):491–9.

LoCurto J, Berg GM. Trust in healthcare settings: scale development, methods, and preliminary determinants. SAGE Open Med. 2016;4:2050312116664224.

Ray RL, Aparicio R, Hyland P, Dye DA, Simco J, Caputo A. DNA of engagement: how organizations can foster employee ownership of engagement [Internet]. 2017 [cited 2019 Mar 7]. Available from: https://www.conference-board.org/publications/publicationdetail.cfm?publicationid=7424.

Reich RB. The 'pronoun test' for success [Internet]. 1993 [cited 2019 Mar 28]. Available from: https://www.washingtonpost.com/archive/opinions/1993/07/28/the-pronoun-test-for-success/e45f3343-8b9b-444c-b7c2-2afa235c53e3/?noredirect=on&utm_term=.a0007d272687.

Rohman J. Great place to work: the business case for a high-trust culture [Internet]. 2016 [cited 2019 Mar 7]. Available from: https://s3.amazonaws.com/media.greatplaceto work.com/pdfs/Business+Case+for+a+High-Trust+Culture_081816.pdf.

World Health Organization. Surgical safety checklist [Internet]. 2008 [cited 2019 Mar 7]. Available from: https://www.who.int/patientsafety/safesurgery/tools_resources/SSSL_Checklist_finalJun08.pdf?ua=1.

Wyatt R, Laderman M, Botwinick L, Mate K, Whittington J. Achieving health equity: a guide for health care organizations [Internet]. IHI White Papers. 2016 [cited 2019 Mar 7]. Available from: http://www.ihi.org/resources/Pages/IHIWhitePapers/Achieving-Health-Equity.aspx.

14

自主性理想工作要素：可控性和灵活性

没有什么比所发现的东西更能学到东西了。

——苏格拉底

Nothing is better learned than that which is discovered.

—Socrates

• • •

平衡可控性和灵活性

问：什么成本中立（cost-neutral）的组织机构行动，可以改善幸福感，减少职业倦怠，并促进团队精神？

答：增加可控性和灵活性。

可控性和灵活性是工作压力强有力的调解员，也是重要的工作平衡因素。可控性使医务人员可以改变他们的工作生活，而灵活性使他们有能力管理他们工作生活的环境。当医务人员更能够决定他们何时工作、如何工作、在哪里工作以及做多少工作时，他们能发挥最佳作用（可控性和灵活性有助于推进一个组织机构以患者为中心使命的程度）。理想状态是个人控制和灵活性的平衡，再加上标准化进程和工作流程，使患者安全和组织机构效率最大化。这种情况代表了自主性与凝聚性之间健康的张弛力。

最安全、最佳的医疗照护是基于团队的。为了患者和团队的利益，所有团队成员都牺牲一些个人的可控性和灵活性。但任何可能的时候，医务人员团队应该被授予可控性和灵活性，以共同创建工作流程和团队间合力。但这并不意味着医务人员可以任意在合适的时候忽视标准化的临床路径，或者在循证标准存在的情况下为患者随意进行医疗照护。

有能力做出选择同样会有利于身体健康。那些对工作生活缺少可控性的员工比那些可控性较强的员工具有更高的血压、更多的背痛、更严重的临床抑郁症、更多的无故旷工和更严重的职业倦怠。那些可控性较强的人也更长寿（Marmot et al，1991）！

医务人员和组织机构之间的伙伴关系，使医务人员对自己的工作生活有可控性和灵活性，这改善了员工健康，减少了职业倦怠（Freedorn，1998）。据报道，员工具有更大自主决定权的企业比命令控制导向的组织机构增长更快，人员流动率也明显更低（Baard et al，2004）。

可控性和灵活性的影响

考虑到以上研究对医务人员的影响，人们需要在他们的生活中能够行使选择权来获得健康幸福。在今天的医疗卫生环境中，大多数医务人员是为了别人工作（例如，医院和学术医疗中心、保健组织、大型实践团体）。这种工作环境使得在没有组织机构领导支持的情况下，实现可控性和灵活性的最佳平衡变得更具挑战性。

"美国凯撒健康计划和医疗集团"（Kaiser Permanente，凯撒永久）的领导调查了他们的医生，以确定什么对他们的职业满意度贡献最大，以及什么能够让他们全身心地投入组织机构。他们对执业环境的可控性（包括参与决策和灵活排程）证实为主导因素（Freeborn，1998）。

20% 的临界值

两项与可控性和灵活性相关的研究均集中在 20% 的临界值：

1）第一：近一半的员工愿意放弃20%的加薪，以换取对自己工作的更大可控权（Citigroup Inc.，2014）。

经验：**在如何完成工作方面，给予人们自主决定权。**

2）第二：那些将至少20%的时间专注于他们个人发现的工作中最有意义方面的医生，其职业倦怠率只有那些做他们认为最有意义事情少于20%时间的人的大约一半（Shanafelt et al，2009）。

经验：**在完成工作类型方面，至少给予人们一些自主决定权。**

案例研究：阿登之家

位于康涅狄格州哈姆登的"阿登之家"（Arden House）养老院，通过为其中一层的居民提供比另一层居民更多的生活可控性，对可控性和灵活性的平衡原则进行了实证评估（Langer and Rodin，1976）。在一楼，居民可以选择待在自己的房间里或去看电影。如果他们希望的话，他们还可以被邀请去选择一个植物，去照顾它。在二楼，居民们的房间里被放置了一个植物，并被告知工作人员会为他们照料。他们还被告知周四将去看电影。

住在一楼的居民对自己的日常生活有更多可控性，他们的欢乐更多，痴呆发病更少，社交互动也更多。他们也更长寿！这两层楼居民的死亡率确实有所不同。

"阿登之家"研究的重要性并不在于居民是否看过电影或浇过植物。相反，这个故事揭示了，给予人们哪怕一点可控性和灵活性，人们也会获得更多的幸福感、更多的社交互动和更长寿。研究所得的经验，对于改善医务人员幸福感也有其重要性。

提高可控性和灵活性的切入点

可控性和灵活性是循证处理职业倦怠和改善患者医疗照护的切入点（Carayon and Zijlstra，1999）。大量研究中一个令人不安的发现是，将更多时间投入临床工作（基本医疗卫生服务）的医务人员，职业倦怠风险更高。的确，许多报告致力于研究、教育和行政管理工作是为了"逃离"临床，以获得更大的可控性，而不是因为他们对这些工作有激情。使临床环境尽可能令人愉悦、令人满意的整体策略早就应该出台了。在以下 3 个领域中，引入可控性和灵活性不仅可以改善临床环境，还可以改善整个组织机构。

工作与生活相结合

通过将工作和家庭职责相结合，可控性和灵活性有助于减少工作与生活相结合的困难，而这是职业倦怠的一个驱动因素。每个医务人员都有一组特别的个人与职业的责任、期望和承诺（例如，工作时间、专业专长、电话日程、家务、个人优先事项），将它们整合起来对获得幸福感是必要的。

研究表明，往往不是他们的个人或职业特质本身导致职业倦怠，而是个人责任和工作职责相互作用的独特方式导致问题。工作与家庭的冲突以及个人责任与工作职责之间的紧张关系，似乎是引起工作特质导致职业倦怠的主要机制之一。提供灵活性通常可以缓解紧张，减少工作职责导致职业倦怠的可能性。

标准化工作

医疗照护必须有标准化的手术和流程，改善一致性以提高安全和质量。例如，术前核查表减少了手术错误并改善了患者的预后，标准化手术的使用减少了线路和导管相关性感染。然而，标准化工作本身并不是一种真理。当能够为患者创造价值或为医务人员节省出时间时，流程就应该标准化和精简化。医务人员应该是标准化工作决策团队一个不可或缺的部分。

医务人员作为集体的一部分

许多医务人员正在从个体或小组执业过渡到受雇于大型组织机

构。这种转变对医生来说尤其困难。为了成为这个更大组织机构的一部分，医生们必须改变他们一直以来的工作方式。人力和团队互动的变化可以是巨大的。如果组织机构领导者不能合理处理此类变化并提供适当的可控性和灵活性，他们很可能会看到新员工的职业倦怠和糟糕表现。如果医务人员被视为可有可无的收入中心，他们的行为就会有所不同，变得愤世嫉俗，而且更有可能职业倦怠。

俄耳甫斯室内管弦乐团

俄耳甫斯室内管弦乐团（Orpheus Chamber Orchestra）是纽约市享有盛誉的一个古典音乐乐团。不像其他大多数乐队，这个室内乐团没有指挥，所以没有一个人是受控的。音乐家们轮流承担这个责任（即指挥是同侪中的领导）。俄耳甫斯音乐家们都是合作者，他们都有发声和建议的机会。当他们谈到其室内管弦乐团时，他们使用代词"我们"，因为他们都是在一个灵活体系中共同工作团队的一部分。

在一个俄耳甫斯型医疗机构中，领导者和其他医务人员彼此视为同事和同侪。例如，每个护理科组的负责人将是一名执业护士，每个医生科组的负责人将是一名执业医师。假设他们的工作做得很好，这些领导者会在规定的任期（例如，7～10年）后轮换掌控。

当然，医疗机构比室内乐团还要大。最好的平衡应该是将俄耳甫斯模型（音乐家们在一个灵活的体系中共同创作音乐作品）和交响乐团（指挥在一个更可控的系统中主要演绎和指挥音乐）相结合。这种类型的组织机构，不仅具有可控性，而且具有灵活性，未来将会蓬勃发展。在这种情况下，医务人员将该组织机构当作他们的组织机构。他们会明白，只要齐心协力、互相支持，他们就能成就甚至比他们独自完成的最佳结果还要更大、更美的事业。

结论

　　可控性和灵活性是医务人员理想工作环境的重要因素。必须在以患者为中心、医生友好的个人主义和集体主义之间——自主性与凝聚性之间找到平衡。促进和增加可控性和灵活性的行为动作，应该纳入到领导行为和组织机构功能性基础建设中，如第 17 章"自主性行动：引入可控性和灵活性"所述。

推荐阅读

Baard PP, Deci EL, Ryan RM. Intrinsic need satisfaction: a motivational basis of performance and well-being in two work settings. J Appl Soc Psychol. 2004;34(10):2045–68.

Carayon P, Zijlstra F. Relationship between job control, work pressure and strain: studies in the U.S.A. and in The Netherlands. Work Stress. 1999;13(1):32–48.

Citigroup Inc. New Citi/LinkedIn survey reveals men struggle with work-life balance, but may not be telling women their concerns [Internet]. 2014 [cited 2019 Mar 12]. Available from: https://www.citigroup.com/citi/news/2014/141028a.htm.

Freeborn DK. Satisfaction, commitment, and psychological well-being among HMO physicians. Perm J. 1998;2(2):22–30.

Langer EJ, Rodin J. The effects of choice and enhanced personal responsibility for the aged: a field experiment in an institutional setting. J Pers Soc Psychol. 1976 Aug;34(2):191–8.

Marmot MG, Smith GD, Stansfeld S, Patel C, North F, Head J, et al. Health inequalities among British civil servants: the Whitehall II study. Lancet. 1991 Jun 8;337(8754):1387–93.

Schein EH. Humble inquiry: the gentle art of asking instead of telling. Oakland (CA): Berrett-Koehler Publishers; 2013.

Shanafelt TD, West CP, Sloan JA, Novotny PJ, Poland GA, Menaker R, et al. Career fit and burnout among academic faculty. Arch Intern Med. 2009 May 25;169(10):990–5.

15

自主性行动：评估领导行为

今天：苦恼

安杰拉（Angela）是一名心脏病专家，她一直梦想加入一个团队，一起为患者提供最好的医疗照护。在她目前的职位上，虽然她的领导知道所有的答案，但仅停留在口头传达需要做什么。她的大多数同事都不愿意畅所欲言，大多数人似乎对女医生的职业生涯或她们面临的挑战不感兴趣。安杰拉开始考虑是否有一个更能够提升自我、称心如意的地方去工作，但她决定先和团队领导谈谈自己的感受，看看领导是否会做出改变。

◆ ◆ ◆

评估领导行为是四项自主性行动中的第一项。这四项行动是创建伙伴关系、信任与尊重、可控性与灵活性的理想工作要素的有效方法。第一个行动主要集中于培养促进职业成就感的领导行为（详见第 23 章，"凝聚性行动：选拔和发展领导者"）。

优秀领导者的特点

签名尺寸

马里兰大学罗伯特·H. 史密斯商学院（Robert H. Smith School

of Business）的理学博士尼克·塞伯特（Nick Seybert），对 10 年以上的美国 500 家上市公司的 605 位首席执行官（CEO）的签名尺寸进行了测量（Seybert，2013）。他发现签名的尺寸和他们公司的成功之间存在有趣的关联性。

它是什么呢？

结果表明，签名较大的首席执行官带领的企业表现差于签名较小的首席执行官带领的企业。较大的签名与较低的资产回报率、较少的专利引用（即缺乏创新）、较低的销售增长和超支（即领导者及其组织机构均表现不佳）相关。签名较大的首席执行官薪酬也高于同侪。这让人们很难不去猜测，签名尺寸的增加和傲慢之间的联系也许可以解释这些发现。

最高效的首席执行官更关注他们的组织机构和员工，而不是他们自己。他们知道，总体而言，领导团队比他们个人拥有更大的智慧，如果他们利用团队的专业意见，他们将表现出更高水平（专栏15.1）。这些就是"签名较小"领导的行为（Seybert，2013；Mintz and Stoller，2014）。那些带领企业有着最佳财务业绩的首席执行官在三个方面脱颖而出。他们拥有：

1）目的感和使命感。
2）强烈的紧迫感。
3）驱动他们的热情。

专栏 15.1　成功的秘诀

　　一位才华横溢的成功领导，喜欢讲述他担任首席执行官（CEO）的早期召开高层领导会议的故事。在每周一次的常务会议之后，另一位高层领导把他拉到一边问道："当有人问你问题时，你为什么总是去回应？"

他回答："那我应该怎么办？"

另一位领导回答说："你应该问他们的想法，然后问问其他人的意见和观点。"

这位首席执行官将这个建议铭记于心，并成为他领导方式的一个标志。在担任首席执行官的光辉岁月之后退休时，他认为这是他成功的秘诀之一。

当然，我们不会评估领导的实际签名大小。但是，我们应该评估那些促进员工幸福感和减少职业苦恼的行为。

梅奥诊所领导行为指数

我们在梅奥诊所的研究表明了领导行为和团队精神之间的关系（Shanafelt et al，2015；Swensen et al，2016；Shanafelt and Swensen，2017；Swensen and Shanafelt，2017）。我们要求医务人员用我们开发的 12 项领导行为指数（专栏 15.2）来评估他们领导的行为（而不是他们是否喜欢领导者）。

专栏 15.2　梅奥诊所领导行为指数

您是否同意以下每一项关于（主管**领导姓名**）的陈述？

第 1 ～ 11 项的回答选项：5 ＝非常同意；4 ＝同意；3 ＝既不同意也不反对；2 ＝不同意；1 ＝非常不同意；NA ＝不知道 / 不适用

1. 保持与我的职业发展对话
2. 激励我尽力而为
3. 授权我自主完成我的工作
4. 对我的意见感兴趣
5. 鼓励员工提出改进建议
6. 待我以尊重和尊严
7. 对我的表现提供有帮助的反馈和指导
8. 认可我较好地完成工作
9. 让我知晓（**我的组织机构**）正在发生的变化
10. 鼓励我发展自身才能和技术
11. 我会推荐为（主管**领导姓名**）工作
12. 总体而言，您对（主管**领导姓名**）的满意程度

总计得分 [a]

[a] 计分，将 12 项中的每一项得分 1 ～ 5 分相加得总分［范围为 12 ～ 60 分（除非有些问题回答为不适用）]。

Modified from Shanafelt TD，Gorringe G，Menaker R，Storz KA，Reeves D，Buskirk SJ，Swensen SJ. Impact of organizational leadership on physician burnout and satisfaction. Mayo Clin Proc. 2015 Apr；90（4）：432-40；used with permission.

每个项目都按5分制评分（1分＝非常不同意；5分＝非常同意）。将12个单项的得分相加，得出一个从12分到60分的领导行为总分［除非有问题回答"不适用（Not Applicable，NA）"］。我们随后评估了这一综合领导行为指数得分与团队精神结果的相关性。我们发现了什么？在60分的综合领导行为指数得分中，医务人员完成评估并经过年龄、性别、专业以及服务年限的校准后，每增加1分，其职业倦怠的可能性就会减少3.3%，满意的可能性就会提高9.0%，差异的显著性具有统计学意义。

在工作科组层面，领导行为指数总体得分（即通过所有评估报告的领导者平均计分，得到60分制的平均得分）与总体职业倦怠和职业成就得分具有较强的相关性。在大约130个工作科组中，科组领导的领导行为指数总体得分解释了11%的职业倦怠变化和50%的满意度变化。

在组织机构的所有品质中，包括它的文化、高水平的组织机构策略、薪酬、福利、执业环境效率和电子病历的影响，职业满意度唯一的最大驱动因素是每个人的主管领导的行为，没有其他东西能与之媲美。研究结果证实，好的领导者对于医护人员的幸福感和满意度以及医疗机构的成功都具有重要意义。

组织机构通常不关注和培养基层领导者。有了以上这些结果，我们能够轻而易举地说服梅奥诊所的高层领导，投资基层领导的发展——特别是那些得分较低的领导者。在数据脱敏后，高层领导将领导行为指数的平均得分和基准数据分享给基层领导（见下文）。企业应该感谢所有领导者的服务，就他们的领导行为评分提供反馈，并提供发展机会，包括高管辅导，以提高他们的领导技能。这种类型的分享应该始终本着帮助个人成为更好的领导者的精神进行。根据我们的经验，改善领导行为的领导们会更加快乐，也会拥有更快乐、更敬业的员工。如今，梅奥诊所和许多其他组织机构，使用领导行为指数来帮助更多的领导们改善其领导行为。

五种领导行为

当我们向领导提供他们的分数，并解释他们的行为是如何影响医务人员的职业倦怠、敬业度和职业成就感时，他们的第一反应（也是正确的）几乎总是去询问指数中的问题，以便他们知道哪些行为在被评估。领导行为指数的 12 个项目，评估的是五种一般类别的行为。这五种行为都能建立团队精神和个人幸福：

1）包容：尊重对待每一个人，培养一种所有人均受欢迎且心理安全的文化。
2）知会：与团队公开透明地与分享他们所知道的。
3）询问：对于他们所领导的事务，始终征求大家意见（参与式管理）。
4）发展：培养和支持员工的职业发展和抱负。
5）认可：向他们所领导的人真诚表达欣赏和感谢。

最成功的组织机构会根据这些行为选拔和培养领导者。我们经常看到一个科组的士气发生实质性的转变，仅仅是因为科组领导的行为发生了变化。当一个主管采用了所有这五种行为，就会有一个信任的环境，这是高效能公司最有价值的特征之一。

领导行为指数中的行为是常识，但不是常规。举例说明这些行为要求领导者对自己的立场有信心，愿意去着手处理困难问题，并有足够的勇气探索关于新方法和解决方案的不同观点。

虽然不是每个领导都有魅力，但几乎每个领导都能鼓舞人心。在当今这个不稳定、不确定、充满挑战和模棱两可的医疗卫生保健领域里，领导者激励员工的需求从未像现在这样重要。每个领导者都应学习和践行这五种行为，使其成为领导风格，并以身作则。

评价领导行为

从历史上看，梅奥诊所的基层领导每年都要接受高层领导的评价，他们会对运营计划预期结果的完成情况进行 1 到 5 级的评分。在我们的研究证明了领导行为的重要性之后，我们在他们的评价中添加了综合领导行为指数分数作为第二个维度。我们了解到，有些领导者在结果完成方面得分很高，但在领导行为方面得分很低。他们是监工，并不太关心他们的雇员。其他领导者在领导行为方面得分较高，但高层领导的评价较低。他们很受欢迎，但无法完成运营计划的预期结果。

有效的领导者必须在这两个方面都表现出色。我们测量了梅奥诊所大约 3300 名组织机构领导者的领导行为指数得分（图 15.1）。这使得行政领导对组织机构的领导能力有一个更平衡和准确的评估，并了解到对每个领导者哪个维度的职业发展将最有帮助。

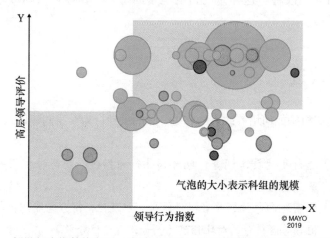

图 15.1 领导行为指数热度图。该图显示了一个临床领导分组的整体表现。
Y 轴＝基于"实时 360"访谈的科室 / 部门领导在执行组织机构运营计划中的表现的高层领导评价。
X 轴＝员工在年度调查中，使用领导行为指数问题对其领导的评级。
气泡大小＝科室 / 部门规模。
气泡颜色＝未来领导的继任池（succession-pool）等级，以及种族和性别的多样性。蓝色气泡代表的是符合所有三个绩效标准的领导者

医务人员的调查

全员调查旨在评估组织机构健康的关键要素：

- 医疗照护质量；
- 组织机构文化（例如，价值观、团队合作、心理安全）；
- 个人敬业度／职业成就感。

我们相信，领导行为（由他们所领导的人评估）是这些结果最重要驱动因素之一。因此，梅奥诊所在发给其 65 000 名员工的年度员工调查中，包括了领导行为指数问题。

我们认为，所有想要培养团队精神的组织机构，应该评估领导行为指数所评价的那些行为。目的是评估组织机构当前的领导能力，给予领导者反馈，为领导发展提供支持，并看到领导行为指数得分随着时间而改善。这样做的目的是帮助每一位领导者做到最好，而不是撤换。

推动改进

组织机构如何培养改进的和更一致的领导行为？我们建议六步法。

1）进行年度员工调查，包含领导行为指数，获得每位领导者的基线得分。

2）保密地向每位领导者提供结果，以及他们得分与组织机构中其他领导者得分的对比信息（例如，百分位分数）。其主管应在私人对话中提供结果。为了可信度，分数应该与类似职位的领导者比较［例如，护士管理人员应该获得他们的领导得分以及相对于其他护士管理人员的百分位等级（25%、50% 和 75%）］。

3）要求领导者致力于在一两个得分不理想的领域进行改进，并提供支持和发展机会，例如专题讨论会、研讨会、在线模块教育、顾问和高管辅导。附录 15.1 提供了主管用于帮助领导者改善行为的策略、手段和对话辅助工具。

4）让领导者知道他们的分数将每年重新评估。那些在第二次评估时取得进步的人应该受到鼓励和表扬。在这样的会议上，应该告知领导者，其领导行为指数得分将作为他们年度绩效评估的一部分，从下一次评价开始（从基线开始 2 年）为改善薄弱环节而设定现实目标。

5）在个人和组织机构层面设定绩效目标。例如，可以要求领导者在未来 12 个月内，将其个人领导行为指数得分提高 10% 作为个人目标，并应提供资源帮助其提高。根据基线数据，确定当前整体领导行为指数的第 20 百分位作为初始的组织机构目标。应告知所有领导者，组织机构期望所有领导者在下一次年度评估中的分数都高于该目标值。在随后的几年中，目标可能是保持之前的目标值并将组织机构内的中位得分数提高 10%。这个分步走的进程应该持续 2～3 年，以使那些特定技能可能没有被选中接受评估的现有领导者得到改进。此外，当被赋予新的职责时，领导者可能需要训练、时间和支持，才能熟练掌握技能或职责。

6）将领导行为指数纳入绩效评估责任制。如果领导者薪酬包括一个奖励因素，那么领导行为指数得分可能是一个用于确定奖励的公式因素之一。

所产生的显而易见的问题是，如果一个领导者得分较低（即低于同级领导者中已设定的第 20 百分位的目标值），尽管有领导力发展、指导和辅导的机会，但并未提高，那么组织该如何应对。这种情况可能意味着个人对改进不感兴趣，也不愿意为被评估的行为负责，或者他们可能由于各种原因无法发展这些行为。在这种情况下，不应允许无能力的基层领导者阻挠组织机构改进领导行为、坚持标准并最终创造团队精神的努力。如果这样的领导者被保留下来，组织机构就会向他们所管理的人传达这样的信息：他们的意见和幸福并不重要。其结果将是犬儒主义、失信、职业倦怠和人员流动。因此，组织机构必须以同情和尊重的态度帮助这些领导者，在组织中找到一个他们可以创造价值的角色。有些人可能有优秀的专业技术，但可能并不适合做领导者。

领导者−医务人员的年度会谈

医务人员与他们的报告对象之间最好的关系，不是以仅仅用年度绩效总结的年度会议为特征的。最好的关系是每周、每月和每季度不间断的对话。除了年度总结之外，还包括欣赏、反馈和支持。

然而，对于领导者来说，年度总结是展示这五种领导行为的自然场所。年度总结会谈通常是一个没有得到充分利用的工具，领导可以利用它来减少职业倦怠和培养团队精神。通常情况下，领导与医务人员的年度会谈都是空洞的实践，包括对医务人员没有意义的生产指标（例如相对价值单位）和业务成果总结。这样的会议不能培养医务人员、单位领导者和组织机构之间的伙伴关系，反而错过了机会。

在年度总结谈话中，应该确定对员工重要的领域，并制订计划让他们做更有意义的工作。考虑询问以下问题：

- 现在是什么给你的工作带来了最大意义（或职业成就感）？
- 您如何看待未来几年的兴趣发展？
- 您希望下一步采取哪些措施来帮助您兴趣发展？
- 我如何提供帮助？

我们发现，很少有科组领导知道，其团队中每个医务人员最有意义的工作领域是什么。领导者经常做出常规的和错误的假设，并经常把这些假设广泛地传达给所有的成员。在年度总结之前，我们发现，让医务人员完成一个简短的反思，有助于促进反省和对价值观和激励因素的讨论。通过这种讨论，领导者可以与团队成员合作，探索如何发展兴趣（例如，培训、辅导、指导、培养新技能、承担新职责、研究生课程），如何利用兴趣来服务科组的需求，以及是否有机会扩大专注于自己兴趣领域的时间比例——所有这些都会降低职业倦怠的概率。

有了深思熟虑的意向，在长达一年的领导者与临床医生对话和关系的背景下，每年的领导者与医务人员会谈可以成为领导者展示五种关键领导行为、建立团结、培养团队精神和减少职业倦怠的强有力的方式。

结论

领导者影响重大。基层主管的领导行为是医务人员对其组织机构满意度的最大驱动因素之一。评估领导行为是四种自主性行为中的第一种。领导行为指数中的五种领导行为（包容、知会、询问、发展和认可）通过建立伙伴关系、信任和尊重、可控性和灵活性等理想工作要素来提升积极性。

通过提升积极性，这五种领导行为可以改善团队建设和实现职业成就感。长期领导行为对组织机构的成功非常重要。因此，高层领导者应该系统地评估基层领导者在具体行为中的有效性，提供反馈，给予其发展机会，重新评估绩效，并纳入问责来培养技能和推动组织机构的进步。其目标是支持和帮助所有领导者改进，以实现团队精神和患者治疗效果（专栏 15.3）。

专栏 15.3　攻略

- 员工满意度的最大驱动因素是每个人的主管领导的行为。
- 五种最重要的领导行为是：包容、知会、询问、发展和认可。
- 应评价每位主管的领导行为指数得分作为年度员工调查的一部分。
- 评估的目的是帮助每位领导者发展和改进。
- 领导得分应在支持性、保密的对话中与每位领导者分享，同时提供提议来支持领导者发展和改进。
- 通过察觉、指导、辅导和培训来改善领导行为是有可能的。

明天：成就感

安杰拉的团队领导欣赏她的坦率。经过他们的讨论，他意识到他不合格。他调查并会见了整个团队，发誓要以一种能让团队中的每个人都感到被包容和尊重的方式来带领团队。团队领导现在与每个人单独会面，以了解他们的职业抱负是什么，以及对他们而言真正重要的是什么。他对每个人的想法都很感兴趣，并请安杰拉帮助领导团队共同做出决定。即使不是每个人都能随心所欲，但他们总是觉得被尊重和被倾听。团队成员感到被欣赏和被重视。安杰拉现在热爱她的工作，她的同事们也一样。

推荐阅读

Mintz LJ, Stoller JK. A systematic review of physician leadership and emotional intelligence. J Grad Med Educ. 2014 Mar;6(1):21–31.

Seybert N. Size does matter (in signatures). Harv Bus Rev. 2013;May. Available from: https://hbr.org/2013/05/size-does-matter-in-signatures.

Shanafelt T, Swensen S. Leadership and physician burnout: using the annual review to reduce burnout and promote engagement. Am J Med Qual. 2017 Sep/Oct;32(5):563–5.

Shanafelt TD, Gorringe G, Menaker R, Storz KA, Reeves D, Buskirk SJ, Swensen, SJ. Impact of organizational leadership on physician burnout and satisfaction. Mayo Clin Proc. 2015 Apr;90(4):432–40.

Swensen S, Gorringe G, Caviness J, Peters D. Leadership by design: intentional organization development of physician leaders. J Manag Dev. 2016;35(4):549–70.

Swensen SJ, Shanafelt T. An organizational framework to reduce professional burnout and bring back joy in practice. Jt Comm J Qual Patient Saf. 2017 Jun;43(6):308–13.

附录 15.1　培养最佳领导行为

下面的方法可以用来开展与一线领导的对话，目标是改善他们对待所支持医务人员的行为。每一节都对应领导行为指数中的一个调查问题，并链接到期望的领导行为。

1）我的工作科组领导与我保持职业发展对话

工作满意度在很大程度上取决于医护人员对以下方面的看法：

- 他们的日常工作与他们的技能、能力、兴趣和经验之间的匹配程度。
- 他们觉得自己能在工作中得到成长和发展的程度。
- 他们从工作中产生使命感的程度。

当医务人员对这些问题感觉良好时，他们可能会有激励因素和敬业度，并表现出色。他们支持领导，忠于组织机构。领导可以做很多事情来促进工作任务和能力之间的契合感，以及促进医务人员从工作中获得发展和使命感的机会。

领导行动计划

√ 安排一对一时间与医务人员会面，讨论个人发展计划。

√ 确定优势和劣势。

√ 辅导并支持医务人员明确具体的短期和长期学习机会。

√ 确定未来 1～2 年合理的、有意义的目标，并指导医务人员确定具体的正式和非正式机会来培养技能并实现目标。

√ 追踪进程和发展。

√ 在组织机构内共享有关职业选择机会的信息。

√ 认可与学习和职业发展相关的努力和成绩。

√ 鼓励进行实际的自我评估，让医务人员明确技术能力的优势和局限。

√ 确定正式和非正式（在职）学习机会，以培养当前角色以及未来可能角色的能力为目标。

√ 如果合适的话，为医务人员匹配顾问并讨论领导机会。

√ 鼓励医务人员承担延伸工作（扩展工作角色和职责）或让他们接受整个组织机构的任务（扩展技能并从组织机构的多个领域中受益），或两者兼而有之。

2）我的工作科组领导赋权我独立工作

赋权是工作场所的一种控制形式，对医务人员的积极性、满意度和敬业度有重大影响。赋权使医务人员能够全权掌控自己的工作，感到责任感，具有创造性，将适当的风险作为其工作的一部分，并在工作中找到意义。此外，被赋权的医务人员感受到他们的领导信任。赋权和决策权的缺乏，与压力、不满、缺乏激励因素和解约有关。

领导行动计划

√ 召开团队会议并与团队成员分享有关组织目标、工作科组目标、挑战和策略的信息。

√ 了解医务人员的专长和兴趣领域，以便他们的技术得到最好地发挥利用并让他们感到投入。

- ✓ 为来自各个方向（即下级、同级和组织机构外部）的上行沟通和信息共享而设计流程和结构。
- ✓ 征求员工的反馈意见并采取适当的行动。
- ✓ 当医务人员工作时，为其提供支持、许可和授权。
- ✓ 帮助人们找到工作的意义和目的。
- ✓ 创造一个安全的环境，让医务人员可以毫无畏惧地畅所欲言，并可以表现出质疑和接受的态度。
- ✓ 允许医务人员探索实现工作目标的新方法或流程。
- ✓ 让医务人员参与决策过程。让他们明确问题、可能的解决方案，并在行动计划中占据所有权／主导权。
- ✓ 真诚地欣赏他人所做的工作。一个真诚的感谢可以大有帮助。

3）我的工作科组领导鼓励我提出改进建议

事实一次又一次证明，医务人员在改善工作环境方面有很好的建议。让员工参与改善的过程，创造了一种敬业、共同创造和卓越服务的文化，并培养一种成长型思维模式。优秀的领导者能够征求建议，并就潜在改进的功绩及其对团队和组织机构的影响进行讨论。

公开透明的沟通和协作的团队规划可以促进医务人员的信任培养。有意让医务人员参与决策的领导，将长期获益。在决定中自觉投入的医务人员，无论他们是否同意，都更有可能接受新的方向。如果他们认为这个过程是公平和透明的，他们就会感到被尊重。

领导行动计划

- ✓ 通过一对一会谈、小组讨论或匿名分享方法，引出更加频繁和诚实的回应。
- ✓ 创建一个流程，以便在想法出现时，能够经常性或通过多个场所交流想法。
- ✓ 如果出现特定议题或问题，请与您的团队分享，并要求他们在特定时间范围内，分享反馈或具体想法和解决方案。
- ✓ 当建议实现改进时，公布结果，以便所有团队成员了解分享他们想法的重要性。
- ✓ 传达给大家，所有想法都会得到考虑，即使它们可能不切实际或不可行，也可能无法全部奏效。
- ✓ 当有人向您提出想法时，立即提供反馈以支持和鼓励分享想法的文化。
- ✓ 鼓励人们分享具体解决方案／优化流程想法，作为改进建议的一部分。
- ✓ 为来自各个方向（即下级、同级和组织机构外部）的建议和信息共享而设计流程和结构。
- ✓ 让团队成员与高层管理团队会面，分享改进组织流程、服务或产品的想法。

✓ 通过派遣团队中的医务人员参加相关领域的外部专题讨论和会议，积极引入新想法。邀请嘉宾演讲分享信息／想法／新观点。跟进以确保学习、交换想法，并追求新的项目／想法。

4）我的工作科组领导待我以尊重和尊严

医务人员受到尊重及他们的尊严得到维护的程度，是在工作场所获得公正、公平和包容的一个重要组成部分。反过来讲，公正与许多重要的组织机构成果相关，包括合作、绩效、归属感、满意度和激励因素。

不受尊重的医务人员可能会退出其工作，不支持其领导，甚至去其他地方寻找工作。尊重，能极大地增进人际关系，创造一个更愉快、更富有成效的工作环境。尊重应该通过日常的实践来传达，例如通过沟通（例如，风格、频率、方法、及时性）、信息共享和决策。

领导行动计划

✓ 公平公正地对待医务人员；与他们核对，以确保他们也认为被公平公正地对待。

✓ 认可医务人员的贡献和成就，适当予以荣誉。

✓ 为医务人员创造一个安全、尊重和舒适的环境，让他们可以毫无畏惧地畅所欲言。这种类型的环境表明了对安全倡议行动和创造尊重文化的承诺。

✓ 对医务人员保持开放、诚实和透明的态度。将他们视为伙伴，兑现承诺。

✓ 当医务人员在工作中，为其提供支持、许可和授权。提供可用资源，并赋予他们主动权，向上沟通，并在开放和支持的氛围中分享关切。

✓ 支持医务人员的利益并为其辩护。确保他们的声音能够共同听到，并帮助他们解决团队内部和团队之间的挑战。

✓ 征求其他人（例如，领导、同事、员工）的反馈，以识别可能被视为不尊重的行为，并制订解决问题的计划（例如，某人可能会接受每一种推荐的做法，但其沟通方式依然使人们感到不被尊重；与顾问一起工作将有助于这种情况）。

5）我的工作科组领导对我的工作表现提供有益的反馈和辅导

辅导是一种优秀的领导方法，适用于大多数医务人员，因为它利用他们的培训、经验和解决问题的愿望。辅导不是提供建议，而是提出适当的问题，以便个人可以自己找到答案。持续辅导可以帮助员工培养技能、信心和独立性，提高工作效率、工作质量和工作团队的有效性，鼓励职业发展的主动性，并支持创造性、创新性和问题解决。

领导行动计划

✓ 采用描述性反馈，而非判断性反馈。有效的反馈侧重于行为本身而不是个人特征。提出开放式问题。注意语气和肢体语言。了解并坚持事实。

✓ 如果会谈因情绪或防御而升级，请暂停并建议改日继续。

✓ 与医务人员交谈以确定具体的学习机会。确定优势和劣势，协助他们追踪个人发展计划。

✓ 辅导医务人员，确保他们从行动中学习（即讨论和考虑学习要点）。学习应该建立在当前和未来的能力之上。

✓ 建立终身学习者的理念。对辅导持开放态度。

✓ 在提问的时候，使用新闻记者的措辞语言：何人、何事、何时、何地、为何和如何。

✓ 邀请医务人员想象并描述实现目标的成就。

✓ 提供资源或鼓励建立人际关系网，或两者兼有之。

✓ 与个人回过头来讨论进展。强化积极变化。

6）我的工作科组领导认可我出色完成工作

发自内心、真诚的认可和欣赏是能给同事带来精神奖励和提升满意的重要领导行为。表达感激的方式应该针对所涉及的个人或团队进行定制，这样认可的方式就能适合他们的个性。对于一些人来说，手写的便条是最好的。对于其他人来说，则公开报道更为可取。

领导行动计划

✓ 在您的团队中营造一种认可文化。提供持续的反馈并认可团队内个人的工作价值。确保团队中其他人和高层领导了解团队成员的成就和贡献。

✓ 根据个人目标和工作团队目标跟踪进度。向团队传达进度及其价值。在个人和团队会议期间，留出时间来认可员工。

✓ 口头表扬和认可时，要具体，注重实际成绩，及时反馈／认可。

✓ 真诚感谢您团队中医务人员的努力和成果。帮助他们了解其工作是如何取得更大成果并塑造其职业发展轨迹的。

✓ 在个人场合，以及在适当的公共场合且对方同意的情况下，认可您的团队成员（例如，团队会议、大型组织机构会议、内部通讯、发给同事的电子邮件）。

7）我的工作科组领导让我了解我们组织机构发生的变化

与医务人员进行清晰一致的沟通是组织机构成功的关键。医务人员不仅通过与领导沟通来理解他们的日常工作，而且就影响他们个人和职业生活的相关事务，他们也依赖于领导的说明和信息。不一致、不清晰的沟通或没有沟通，会造成压力，让医务人员感到不被管理人员重视（甚至不被尊重）。在这种情况下，医务人员可能会脱离其工作，对组织机构感到愤恨不满，甚至会采取对着干的行为。有效的领导会花时间和精力去沟通重要的信息。这并不意味着领导应该沟通所有事，或者通过反复沟通那些与医务人员的利他原则不一致的财务和其他运营绩效指标来降低团队士气。虽然这些信息必须定期沟通，但领导必须了解他们的员工。他们应该去判断交流此类信息的频率。

领导行动计划

✓ 共享有关组织机构总体情况、不同部门和工作团队的信息，哪怕信息可能是消极负面的。

✓ 在各种场合和安排中（例如，一对一会议、全体员工会议、每周碰头会、内部通讯、更新电子邮件）定期分享科室/部门的信息或交流会谈。这些交流会谈应包括可能影响员工的工作相关信息和组织机构重大事项，例如政策和程序的变化。

✓ 确保高层领导的信息直接传递给所有医务人员。

✓ 在定期的会议过程中，设置额外的时间讨论组织机构事务以及这些事务对医务人员的影响途径。从积极正面影响和可能的消极负面影响两方面进行讨论。

✓ 提供机会让医务人员提出关切和疑问，并及时解决所有问题（亲自或由管理团队的其他成员）。

✓ 作为他人的榜样去接受变革，并加强您所见到在工作中所发生的积极影响。

✓ 判断与团队交流沟通的信息与频率。使消息报送与医务人员的利他原则保持一致。

8）我的工作科组领导鼓励我发展自身技术才能

有效领导的关键作用之一便是员工发展。促进医务人员的发展有助于确保工作团队知识、技术和能力的高水平，并与更高水平的团队绩效有关。此外，医务人员的发展，与对团队的忠诚和承诺以及个人满意度，均呈正相关。

领导行动计划

✓ 确定适当且有意义的目标，并辅导员工确定正式和非正式的学习机会去实现这些目标。

✓ 安排一对一会谈，讨论个人发展计划。

✓ 确认优势和劣势。

✓ 辅导并支持医务人员确定具体的短期和长期学习机会。

✓在公司内共享有关职业选择机会的信息。

✓追踪进程和发展。

✓认可员工学习和职业发展相关的努力和成就。

✓鼓励进行实际的自我评估，让员工确认优势以及技术能力的局限。

✓确定正式和非正式（在职）学习机会。学习机会应以当前工作和未来角色的能力为目标。

✓为医务人员配备顾问或辅导人员。如果合适，讨论领导机会。

✓鼓励医务人员承担延伸工作（扩展工作角色和职责）或让他们接受整个组织机构的任务（扩展技能并从组织机构的多个领域中受益），或两者兼而有之。

16

自主性行动：清除“石子”

今天：苦恼

辛西娅（Cynthia）是一位敬业的执业护士。她工作很努力，但最近她的工作热情减退了。团队中的沟通问题和破碎的工作流程令她感到沮丧，她无法可靠地获得为患者服务所需的东西。她回家时，多数时候都很沮丧。辛西娅正在考虑将工作减少到每周 4 天。她想不出其他办法来应付现状。

◆◆◆

穆罕默德·阿里（Muhammad Ali）说过："让你筋疲力尽的，并不是前面要攀登的高山；而是你鞋里的石子。"我们将实践中的挫折和低效称为"石子"。清除"石子"，是四项自主性行动中的第二项。这一行动主要集中在减轻职业倦怠的驱动因素，以减少消极。清除"石子"是一种循证并确认有效的干预措施（Linzer et al，2015；Swensen et al，2016）。

合伙清除“石子”

识别并消除挫折与低效的来源，需要领导者和医务人员的伙伴关系。这种参与式管理方法将医务人员视为信任和尊重的同事。它会带来一个更加友好的工作环境和一个紧密团结的团队，能够更轻易应对出现的职业挑战。

识别并清除"石子"的流程，以和指定科组的医务人员进行一次从容的会谈作为开始。这种从容的会谈，应该集中在提出正确的问题并诚恳地倾听对方的回答。明确对于医务人员而言，哪些有助于或者有损于职业成就感和团队精神。只有理解了对他们而言真正重要的是什么，你才能识别、分类，然后清除团队精神的阻碍。

常见的"石子"

这些讨论中经常出现的局部挑战，往往涉及混乱无序（例如，无效的实践、文书负担、电子环境相关挑战、专业人员执行了本应由其他员工执行的任务、功能失调的流程、日程安排问题引起的工作与生活相结合的挑战、缺乏灵活性）。那些降低工作意义或阻碍患者医疗照护的制度流程（例如，被视为有损医疗照护质量或对医患关系产生消极影响的政策），其组织机构特征也是共同的担忧。

大多数"石子"，对于所在科组的工作流程和作用方式而言，都是独一无二的。所以如果你发现了一个科组，你也仅发现了一个科组。你在那个科组关于"石子"所学到的，并不能应用到下一个科组。不幸的是，大多数雇主没有意识到这一点，也没有意识到什么对他们的员工最重要。所以，询问"对你而言，重要的是什么？"以此作为开始，来清除"石子"。

询问-倾听-赋权（并重复）

参与式管理模式"询问-倾听-赋权（并重复）"，被用以消除员工已识别的挫折与低效的来源。其基础，是基于由本部门（科组）员工构思、开发和实施的，由组织机构发起的实践改进倡议（图16.1）。

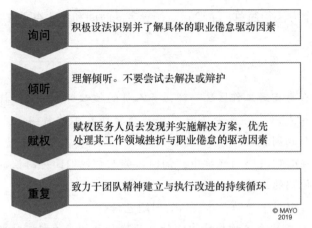

图 16.1　询问–倾听–赋权（并重复）[Data from Swensen S et al. Physicianorganization collaboration reduces physician burnout and promotes engagement：The Mayo Clinic experience. J Healthc Manag. 2016 Mar-Apr；61（2）：105-27.]

　　改善执业环境的伙伴关系，将医务人员的角色从追随者转变为领导者，并让他们参与患者医疗照护的改善和组织机构的稳定。询问–倾听–赋权（并重复）是一种有效的参与式管理方式，是一种优秀的领导方式，应纳入领导行为与文化（Swensen et al，2016）。

　　询问–倾听–赋权（并重复）模型是帮助医务人员改善所在工作体系和关系的最佳工具。这个模型借鉴了组织心理学和社会科学领域的原则。我们已经在许多组织机构中成功地用它来改善工作流程，解决团队动力问题，建立公平公正的责任制，并减少职业倦怠。询问–倾听–赋权（并重复）的目的在于：

- 培养选择、友谊和卓越的心理需求。
- 促进健康的医务人员-组织机构关系。
- 识别职业倦怠的驱动因素。
- 通过改善团队动态、流程和护理系统来缓解倦怠。
- 促进团队合作。
- 支持临床医生领导力的发展。
- 增加医务人员对共同组织机构使命的参与。

这个方法很简单，主要是对领导者的时间和关注有要求。

询问

- 召集指定工作区域一线医务人员的核心组，并询问特别的切入点以改善患者医疗照护并减轻所在工作科组职业倦怠的驱动因素。
- 在心理安全的环境中，询问医务人员他们面对的挫折以及在他们的工作生活中哪些可以做得更好。
- 可以用于帮助开启谈话的问题包括：
  - 在这个工作领域中，什么让您受到挫折（即您鞋里的"石子"是什么）？
  - 您日常工作中，哪些效率低下？
  - 还有什么进行得不太顺利？
  - 以下职业倦怠的驱动因素中，对您来说，哪项是最大的问题？为什么？过高的工作量和工作需求；效率低下和资源不足；缺乏可控性和灵活性；组织机构文化和价值观的问题；工作中的孤立、孤独和社会支持的缺乏；工作与生活相结合的困难。
  - 下列哪一项是您科组中最大的挑战？
    - 您科组的挑战是什么样的？
    - 所属控制范围内最大的作用因素是哪项？
  - 如果您可以在可控范围内做一件事，让您在 3 个月内改善生活。那会是什么？
  - 什么削弱了您工作的意义？

倾听

- 倾听了解医务人员的关切。
- 不要辩护或试图解决问题，只须记录和接收。

- 在团队识别出一些切入点后，要求小组围绕一个单一的、有意义的、可行的所在部门挑战作为起点和改进点，达成共识。

赋权

- 在综合了会议结果后，赋权医务人员在其工作领域制订和实施解决方案，以解决优先问题。
- 一旦确定了起点，指定一名所在部门临床医生来带领这项工作，并与所在部门领导合作开展优先计划。
- 将有意协助改善该领域工作方法的个人集合起来，组成一个团队（特别工作组）。
- 允许团队找到可试运行的解决方案或流程改善。
- 对这种新方法进行试点。
- 评估结果。干预是否达到了预期？是否需要改善？
- 将结果（成功和失败）传达给科组中的所有员工。
- 依据所示，表彰成绩并进行庆祝。

重复

- 致力于持续改善的循环并提升团队精神。
- 再次讨论核心组（或重新召集）的调查结果，以确定与职业倦怠驱动因素相关的下一轮改进工作。

案例研究：梅奥诊所成功的典范

当梅奥诊所的一位部门主管开始她的领导任期时，她所在部门的医生、护士和其他团队成员都在苦苦挣扎。他们的职业倦怠率是该机构中最高的。那里没有团队精神。3 年之内，她和她的领导团队将这个部门在职业倦怠方面从最差上升至最佳的前十。

部门主管的做法是成功的典范。她针对提高同事们团队精神的第一步是了解挑战。因此，她召集了一个多学科部门的半天静修会（retreat）。领导团队听取了所有专业人员的意见：护士、医生、高级执业人员（APP）、行政助理和预约协调员。所有团队的问题和挫折统统显露无遗。

该部门的医生同意优先考虑床旁一线团队成员的需求。他们认为，通过减轻这些团队成员（例如护士、医疗助理、预约协调员、行政助理）的文书负担，照护团队可以利用节省的时间，去减轻医生的一些不需要他们专业知识水平的任务负担。

领导团队回应并赋权员工采取行动。他们问："您鞋里的'石子'是什么？"以及"我们如何才能让部门的工作生活更适合您和我们的患者？"领导听取了答复。然后，他们赋权团队开始改进。例如，诊所的护士每天都会接到许多不必要的患者电话，这往往反映了医院缺乏沟通。这些电话使护士远离了他们的团队和他们当前的患者，这本来是可以避免的。该团队分析了这些电话并证实了他们的怀疑，患者和家属并非总能定期收到有关随访和出院后护理的信息。为了解决这个问题，该团队首先创建了一个呼叫中心，由现有人员配备。其次，他们设计了材料和清单，以便于医院的护士和医疗照护团队成员知道在出院时与患者沟通什么，并核实他们已经照此完成。

整个团队的工作生活得到改善，因为他们的日子过得更顺畅，更少被打断。所有领导必须做的，就是开始对话：

"什么给你带来工作的意义？"

"什么削弱了意义？"

"你鞋里的'石子'是什么？"

他们询问。

他们倾听。

他们赋权。

他们清除了"石子"。

尊重他人

从根本上说，清除"石子"是为了信任和尊重医务人员，以改善他们的工作流程、他们和患者的幸福感。它让一线工作人员参与到日常改善和问题解决中，同时表明，基层领导充满自信能够让团队成为真正合作伙伴——这是持久获益的唯一途径。询问–倾听–赋权（并重复）技术，首先假设问题在于系统和行为，而不是人。尽管许多组织机构使用这种方法来提高质量和生产效率，但我们发现很少（几乎没有）以此作为用于改善医疗照护团队的工作生活为特定首要目标的做法。下面的案例研究，展现了询问–倾听–赋权（并重复）方法的成功实施。

案例研究：改善工作流程

清除"石子"，通常涉及去改善那些威胁到工作与生活相结合、公平与平等、安全、沟通和健康团队动力的工作流程。有时只是为了提高实践效率。健康伙伴（Health Partners）是明尼苏达州明尼阿波利斯市的一家紧急医疗照护诊所。它齐心协力努力去改善医务人员的执业环境效率。通过重构改进工作实践，他们努力将医务人员的临床工作日缩短了 1 小时（每天！）。

- 他们没有通过更努力地工作来实现这一目标。
- 他们没有通过偷工减料来实现这一目标。
- 他们没有通过减少与患者相处的时间来实现这一目标。
- 他们通过向忙碌的临床医生询问他们的挫折感，然后一起消除他们，一次一个打破原有流程，来实现这一目标。

答案包括，在每个检查室添加打印机、安装更大的显示器以更方便使用电子病历、改变物理空间以及重新设计团队合作、互动和沟通的流程方式。这便于以更少时间和精力的消耗，来实现临床工作的增值。如果他们武断地决定需要改变的事项，这可能就不是一个成功的故事。他们成功的关键是询问床旁一线人员哪些改变能够改善工作环境，并实施他们可控范围的事情（即，他们的影响范围；见第9章"评估"）以实现变革。

六个层级的切入点

可以在个人、领导、团队、工作科组、组织机构和行政部门层面找到减少挫折感（清除"石子"）和提升团队精神的切入点。应根据这些分组中哪个最适合纠正问题或将问题传达给他人，来将挫折进行分类（图16.2）。可能分配给6个组的切入点示例如下：

1) 个人：通过发展个人技术和文档效率，包括电子病历的使用，来提升业务。
2) 领导：实践五种领导行为。公开透明地沟通并对团队成员的想法表达出兴趣，将创造一种有助于识别和消除挫折的文化。
3) 团队：试行询问-倾听-赋权（并重复）模型来清除"石子"。
4) 工作科组：赋权团队改进工作流程、日程安排和团队互动。
5) 组织机构：成立特别工作组进行决策，例如，如何减少与电子病历相关的文书工作。评估并让领导对五种领导行为负责。修订制度政策以增加灵活性。
6) 行政部门：例如，与医疗保险和医疗补助服务中心（Centers for Medicare & Medicaid Services）、电子病历供应商和认证机构合作，减少不增值的法规和公告措施。

根据我们的经验，员工确定的各个类别中消除挫折和低效的大多数切入点都不需要大量预算。他们需要的首要资源是领导的支持、团队时间和关注。这些类型挫折的例子包括：

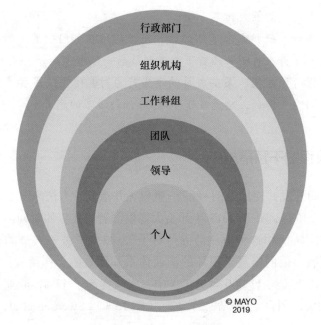

图 16.2 清除“石子”可控范围的行动组

- 低效的工作流程；
- 缺陷流程；
- 欠佳的团队激励因素；
- 信息传递瑕疵；
- 命令、跟进沟通流程和呼叫日程计划表；
- 患者排程和预检分诊；
- 基于团队的协作；
- 沟通不足；
- 复杂、无关或重复的总体指导方针；
- 在政策制定或分配工作实施的公平合理方面存在的差距；
- 错过公开透明的时机；
- 分配给团队成员错误的医疗照护工序和任务；
- 日程安排缺乏灵活性；
- 呼叫日程计划、医院排班或交接班（即，夜班、周末班和假期班）的低效和不平等；

● 与医疗照护需求不匹配的、死板的所在部门政策（例如，所有支持人员都必须留下，直到最后一位患者离开）；

● 医疗照护团队某些成员的不当行为对其他团队成员产生不利影响（例如，总是在下午 5:00 预约过多的患者）；

工作流程的干预措施

我们开发并使用询问-倾听-赋权（并重复）方法来减少梅奥诊所的职业倦怠，并于 2013 年开始大规模部署。几年的时间内，梅奥诊所的团队使用这种方法清除"石子"，减少了医务人员的职业倦怠和不满。他们修复了损坏的沟通体系和低效的工作流程。在 217 个临床科组（约 11 000 名员工）中，士气提高了 17%，职业倦怠减少了 21%，团队合作增加了 12%（图 16.3）（Swensen et al，2016；Swensen and Shanafelt，2017）。

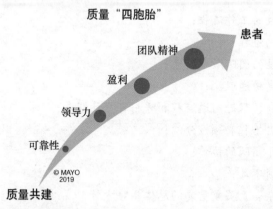

图 16.3　使用质量"四胞胎"共建质量和团队精神。质量共建团队会产生四项回报：1）可靠性（即流程更可靠，浪费和变化更少）；2）领导力［即询问—倾听—赋权（并重复）是一种有效的学习性行动、领导发展技能］；3）盈利［即系统更加盈利，浪费和变化更少，缺陷更少："质量是免费的"（Philip B. Crosby）］；4）团队精神（即以团队为基础的质量共建，产生友情、灵活性和可控性、信任和尊重以及工作意义和目的）。所有这四项回报都使患者受益

在纽约市和中西部的 34 家初级医疗保健诊所的聚类随机试验中，还研究了工作生活相结合、时间压力、工作场所混乱、工作控制和临床人员（即医生、执业护士和高级执业人员）的职业倦怠和满意度结果。将干预措施聚焦于工作流程改进或针对性质量改进项目上的诊所，可见其职业倦怠率显著降低。选择改善沟通的诊所，提高了临床人员的满意度（Linzer et al，2015）。

此类干预成功的基础是让医务人员作为改进工作的合作伙伴。如果其他人为他们修复所在环境，则效果不佳（或创建最佳的团队激励因素）。以团队为基础的质量改进工作是减少职业倦怠和培养职业成就感的重要组成部分。床旁一线的领导及其团队可以提高实践效率，同时促进团队精神（专栏 16.1）。

专栏 16.1　护士床旁交接

问：各种医疗照护交接中，沟通失败的频率如何？
答：至少有 40% 的时间。

轮班护士之间的患者交接是临床护理实践中的一个重要过程。交接要求护士交换患者信息，以确保其获得连续照护和患者安全。10 年前梅奥诊所，交接讨论地点的一个简单改变（在床旁而不是在办公室）改善了护士之间信息的传递和接收，并消除了大量员工的挫败感。将讨论从办公室转移到床旁，使得接班护士可以见到患者并可向交班护士提问，也让患者更积极地参与到他们的医疗照护和有关决策中来。其结果是在换班期间更加一致并富有同情心的沟通，而且改善了患者的医疗照护。它不花钱！

由科组医务人员推动的微小变化，提高了效率、质量以及患者和护士的满意度。

案例研究：医疗保健改善研究所

改善工作的创始人之一，W. 爱德华兹·戴明（W. Edwards Deming）博士认为，管理的总体目标应该是创建一个让每个人都乐于工作的系统。对于戴明来说，快乐是质量改进工作和高质量系统的产物。挫折被消除。

快乐工作（Joy in Work）是医疗保健改善研究所（the Institute for Healthcare Improvement, IHI）不可或缺的一部分。2015 年，IHI［个人访谈，杰茜卡·珀洛（Jessica Perlo），公共卫生硕士，主任］认识到职业倦怠危机日益严重，并决定与自己的员工一起使用迭代的、应用的改进科学，去学习如何支持其他组织机构减少职业倦怠。那时，IHI 已经是一个令人愉悦的工作场所，员工的优秀评分为 87%（全国平均水平约为 49%）就证明了这一点。然而，首席执行官兼总裁德里克·菲利（Derek Feeley）认为，IHI 可以做得更好："为了消除我们合作伙伴组织的倦怠，我们需要言行一致，测试我们在办公室里所学到的东西。"在 1 年内，他们的目标是让 95% 的员工同意，IHI 是一个绝佳的工作场所。作为流程的一部分，IHI 还开始着手缩小白种人员工和非白种人员工之间的差距（有 23% 的差距）。

IHI 首先询问他们的员工什么对他们来说很重要。高层领导主持咖啡会议，与任何感兴趣的人进行一对一对话，并组建团队专注于测试替代方法并研究结果。这些团队测试了许多主动性改进措施，从"消除种族主义"培训到更灵活的工作时间。

为了获得实时反馈并评估每日进度，IHI 做了一些简单的事情。在他们实施改进期间，他们要求员工在每天结束时将带有颜色编码的弹珠放入罐子中，来报告他们的一天是好还是坏（美好的一天＝发生了改进）。通过计算弹珠数，IHI 知晓员工是否度过了充满进步或挫折和沮丧的日子。这使他们能够查看，他们正在尝试的改变是否实现了改进。在糟糕的日子里，主管们会讨论哪里出了问题，并讨论改进的方法。

1 年后，92% 的员工认为 IHI 是一个绝佳的工作场所，白种人和非白种人员工之间的差距几乎被消除。然而，这项工作仍在进行中：IHI 领导层决定持续他们的改进工作，直到他们的组织机构成为 100% 的员工茁壮成长并充分发挥他们潜力的地方，直到他们能够将其体验转化为提高全体医务人员的工作乐趣。

案例研究：国民医疗保健服务东伦敦自治医院集团
［个人访谈，阿玛尔·沙（Amar Shah），医学博士，法医精神病学顾问和首席质量官］

国民医疗保健服务（National Health Service，NHS）东伦敦自治医院集团（East London Foundation Trust，ELFT）为伦敦一个人口稠密且文化多元的地区的 150 万患者提供心理健康、社区健康、初级保健和一些专科服务。该组织在 100 多个工作地点拥有大约 6000 名员工。

在过去 10 年中，ELFT 将员工体验作为三个战略目标之一。为此，该组织制定了一项明确的战略，重点关注以下旨在消除员工挫折感的要素：

- 二元关系：临床领导得到管理人员的支持。
- 患者参与：组织中的每个董事会都有一个架构，以确保在计划、交付、保证和改进服务中都能包含患者的声音。这项工作已经扩展到让患者参与所有访谈小组、培训和质量保证工作。
- 可及性：ELFT 执行团队已尝试在团队层面，通过定期的公开座谈会和每周一次的执行巡查来确保医务人员可及并与之保持联系。
- 有效的团队合作：ELFT 鼓励所有团队定期进行反思。几乎所有团队大约每 3 个月都会有一次全天或半天的定期离岗时间进行反思讨论。

2014 年，ELFT 引入了质量改进，作为支持其员工和患者的关键机制，并有助于提高提供医疗照护的质量。鼓励多学科团队识别对员工和患者都很重要的复杂质量问题。然后，支持团队去应用系统的质量改进方法来尝试思路，证明效果。这种方法，围绕一个共同的目标，将团队聚集在一起，从而增强了有效的团队合作。强烈鼓励所有团队让患者参与。随着 ELFT 质量改进工作的开展，员工体验得到改善。工作人员的挫折感降低。在 2014 年和 2016 年的国家 NHS 员工调查数据中，ELFT 在"员工感觉能够为工作改善做出贡献"方面获得最高得分，综合员工敬业度得分最高。

ELFT 随后通过采用 **IHI 快乐工作改进框架**，作为改进战略的优先关键事项，来扩展他们的工作。在改进工作顾问和组织发展专家的支持下，领导使用了系统的质量改进方法。以"提高员工的满意度和幸福感，以便员工能够更好地满足患者需求"为目标，团队确定了变革思路和让他们感到挫折的领域，并在工作科组内使用全透明的方式进行了试点验证思路。

ELFT 开发了一个移动应用程序，用于评估全球范围的结果（即报告他们度过了"美好一天"的员工比例）。使用移动应用程序，员工可以通过手机轻松提交变更思路，查看变更思路的进展，并追踪他们自己和团队的工作体验。

结果成功了。每天报告"我今天过得很愉快"的医务人员的比例从基线时的 55% 增加到 75%。2018 年，ELFT 将他们的"快乐工作"倡议扩大到另一组 21 个团队。2019 年，有 17 个团队完成了该项目，总体增加了 8% 的员工表示工作愉快。

DMAIC 策略

组织机构用来消除系统浪费和低效的另一种策略是 DMAIC，它是定义（Define）问题、评估（Measure）流程绩效、分析（Analyze）流程、改进（Improve）流程绩效和控制（Control）改进流程的首字母缩写词（George et al，2004）。DMAIC 是六西格玛（Six Sigma）工具包的一个组成部分，是一种数据驱动策略，可用于指导与浪费和低效（清除"石子"）相关的质量改进项目（Swensen et al，2009）。使用 DMAIC 作为改进系统和流程的指南和检查表，不需要完全了解六西格玛。DMAIC 能够由团队成功使用，并不需要多年培训或经验。这种结构化的方法与"询问—倾听—赋权（并重复）"过程完全兼容，并应该在工作环境问题适合于采用更稳健、更深思熟虑的方法时使用。DMAIC 过程有 5 个步骤，可使用各种方法来完成该策略，这些方法已在别处进行了描述（Smith，2003；George et al，2004；IHI，2019）（图 16.4）。

1）定义问题
- 改进流程的定向是什么？
- 项目目标是什么？
- 成功会是什么样子？

2）评估流程绩效
- 量化问题。
- 定义并建立指标。

3）分析流程
- 变异的根本原因是什么？
- 什么原因导致绩效不佳和缺陷？
- 不要在查看潜在问题之前跳到解决方案。

4）改进流程绩效
- 了解并消除已确定的根本原因。
- 头脑风暴解决方案、引导流程改变，并实施解决方案。
- 确认有可评估的改进。

5）控制改进流程
- 维护解决方案。
- 继续评估更新过程的成功。

如果出现明显的解决方案，则可以取消某些 DMAIC 步骤。例如，如果团队为问题确定了明确的解决方案，并且所有潜在的意外结果都已确定或减轻，则继续。

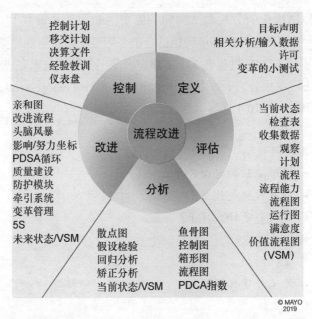

图 16.4 DMAIC（定义、评估、分析、改进、控制）。在 DMAIC 项目的各个阶段，使用了各种质量管理工具，包括来自六西格码工具包的工具（Smith，2003；George et al，2004；IHI，2019）。PDSA，Plan（计划）、Do（执行）、Study（学习）、Action（行动）；5s，sort（整理）、set in order（排列）、shine（清洁）、standardize（标准）和 sustain（维持）；VSM，value-stream map（价值流程图）

案例研究：弗吉尼亚·梅森医疗中心

创新，是弗吉尼亚·梅森医疗中心（Virginia Mason Medical Center）的战略支柱。所以，领导了解其与员工之间共同创造的必要性。弗吉尼亚·梅森使用精益方法（即持续改进、尊重他人，并消除组织机构所有领域的浪费）作为创新平台，以建立当前流程并评估成功。该组织机构为临床医生投入，进行创意生成技术培训，以收集可靠的信息和创意。临床医生参加快速循环改进专题讨论会。在这些专题讨论会上，一线临床医生学习并共同努力，以"自我探索的视觉/感觉体验"重新设计医疗照护流程。这种基于团队的质量改进过程是有益于健康的。弗吉尼亚·梅森还资助创新基金以鼓励改进。

弗吉尼亚·梅森医疗中心的领导与使用价值流程图、精益管理工具的团队合作，以识别没有为组织增值的流程和体系。此流程图工具特别有助于查找和消除系统中的浪费，因为它要求用户绘制增值项目。当临床医生使用此工具时，他们必须查看整个流程或系统，然后跨组织机构内部边界开展工作，以消除没有增值的任一系统或系统组成部分。除了消除浪费和提高质量外，这种思维方式还能在涉及的医务人员中产生信任与互联。

结论

清除"石子"，是四项自主性行动中的第二项，涉及让一线医务人员参与并赋权，以识别和解决所在部门的挫折来源。具有协作行动计划的参与式管理，是对床旁团队的领导能力的一种真实信心表示，去成为改善日常运行的真正合作伙伴，以更好地满足患者和医疗照护团队的需求。有多种实现真正合作的方法，包括询问-倾听-赋权（并重复）和 DMAIC，这两种方法都能产生对整个团队的信任和尊重。对医务人员的信任和尊重是清除"石子"的核心原则（专栏 16.2）。

除了消除挫折来源之外，使用以询问-倾听-赋权（并重复）为依据、基于团队的方法来改进流程，会产生诸多益处，包括：

专栏 16.2 攻略

- 与来自您工作组的个人小组会面。
- 使用询问-倾听-赋权（并重复）框架，确定"石子"（挫折的来源）。
- 在您的工作科组控制范围内，选择一个可以通过几个月的关注来解决的"石子"。
- 开发一种方法，通过重新设计工作流程或系统来清除"石子"。
- 实施或试点测试新方法。
- 评估影响；庆祝成功；从失败中学习并再次尝试。
- 重复。

- 来自领导的重要信息
  ○ 我们正在倾听。
  ○ 我们信任并尊重您。
- 团队成员之间的自我探索
  ○ 我们知道问题所在。
  ○ 我们可以共同开发解决方案。
- 友谊
  ○ 我们共同参与其中。
- 工作的意义和目的
  ○ 我们正在改善实践环境，使我们能够更好地为患者服务。
  ○ 我们可以有所作为。

明天：成就感

　　辛西娅的工作科组领导询问她和她的团队成员，是什么让他们受挫。事实证明，她的同侪也有类似的烦恼来源。大多数问题，可以通过重新设计科组的几个工作流程来解决。随着团队一起重新设计工作流程，士气得到提高，他们有更多时间与患者相处。团队成员几乎每天都提前 45 ～ 60 分钟完成工作。辛西娅和她的团队觉得他们在掌控自己的命运。辛西娅决定继续全职工作并继续改善工作环境。对于辛西娅和组织机构而言，这是一个更好的解决方案。

推荐阅读

Barry MJ, Edgman-Levitan S. Shared decision making: pinnacle of patient-centered care. N Engl J Med. 2012 Mar 1;366(9):780–1.

Crosby PB. Quality if free: the art of making quality certain. New York (NY): New American Library; 1979.

Dilling JA, Swensen SJ, Hoover MR, Dankbar GC, Donahoe-Anshus AL, Murad MH, et al. Accelerating the use of best practices: the Mayo Clinic model of diffusion. Jt Comm J Qual Patient Saf. 2013 Apr;39(4):167–76.

George ML, Rowlands D, Price M, Maxey J. The lean six sigma pocket toolbook. New York (NY): McGraw-Hill; 2004.

Institute for Healthcare Improvement. Quality improvement essentials toolkit [Internet]. 2019 [cited 2019 Jul 3]. Available from: http://www.ihi.org/resources/Pages/Tools/Quality-Improvement-Essentials-Toolkit.aspx.

Linzer M, Poplau S, Grossman E, Varkey A, Yale S, Williams E, et al. A cluster randomized trial of interventions to improve work conditions and clinician burnout in primary care: results from the Healthy Work Place (HWP) Study. J Gen Intern Med. 2015 Aug;30(8):1105-11.

Oakley E, Krug D. Enlightened leadership: getting to the heart of change. New York (NY): Fireside; 1994.

Smith B. Lean and six sigma: a one-two punch. Qual Prog. 2003 Apr;36(4):37-41.

Swensen S, Kabcenell A, Shanafelt T. Physician-organization collaboration reduces physician burnout and promotes engagement: the Mayo Clinic experience. J Healthc Manag. 2016 Mar-Apr;61(2):105-27.

Swensen SJ, Dilling JA, Harper CM Jr, Noseworthy JH. The Mayo Clinic value creation system. Am J Med Qual. 2012 Jan-Feb;27(1):58-65.

Swensen SJ, Dilling JA, McCarty PM, Bolton JW, Harper CM Jr. The business case for health-care quality improvement. J Patient Saf. 2013 Mar;9(1):44-52.

Swensen SJ, Dilling JA, Milliner DS, Zimmerman RS, Maples WJ, Lindsay ME, et al. Quality: the Mayo Clinic approach. Am J Med Qual. 2009 Sep-Oct;24(5):428-40.

Swensen SJ, Shanafelt T. An organizational framework to reduce professional burnout and bring back joy in practice. Jt Comm J Qual Patient Saf. 2017 Jun;43(6):308-13.

17

自主性行动：引入可控性和灵活性

今天：苦恼

珍妮弗（Jennifer）已经受够了当一名私人执业医师。她鄙视工作量补偿模式的压力，这种模式与她希望在每位患者身上花费尽可能多时间的愿望相冲突。她不喜欢将其他医生视为竞争对手。尽管她的团队很小，而且她接听了很多电话，但她确实很欣赏她在大部分职业生涯中所拥有的可控性。在她职业生涯的这个阶段，珍妮弗决定至镇上的一家大型医疗中心工作，成为一名工薪收入的受雇医生。她最大的恐惧是将来会失去她最喜欢的、私人执业的特征：可控性和灵活性。

· · ·

在本章中，我们将详述通过加强团队和以患者为中心的行动，来培养可控性和灵活性的方法。

灵活性和标准化工作

如第12章（"自主性理想工作要素：伙伴关系"）所述，研究表明，可控性和灵活性对医务人员和组织机构效率都有好处。组织机构应该在关于员工工作方式、工作量、工作时间和工作地点方面提供灵活性。必须去考虑，对医务人员、他们的专业、他们的团队和组织机构而言，什么是实用可行的。

可控的标准化工作与灵活性工作之间存在着合理的矛盾。提高质量和安全的流程标准化对患者有益。其他领域的灵活性工作有利于员工的身心健康。执行得当，标准化和灵活性工作可以相辅相成。

标准化工作

认识到标准化工作的益处，对于医务人员非常重要。在为医务人员合理确定和适当坚持标准化工作的众多好处中，包括一些：

- 标准化工作使工作流程更有效率。
- 更高效的工作流程应该为专业人士腾出时间。
- 标准化工作减少了因医疗照护缺陷而导致的返工。
- 减少缺陷产生工作意义和目的。
- 作为一个团队来创建和改进标准化工作，建立友谊并加强灵活性。

最好的标准化工作，将为医疗照护团队成员腾出时间，来计划改进更多工作方法，并有更多时间进行对他们有意义的活动。

床旁医疗照护团队应创建并坚持标准化工作任务和协议。他们不应该盲目地从另一个组织机构"拿来主义"。您不能假设其他机构的协议在您的机构中必然有效。它可能有效，但通常所有工作任务都需要适应最佳工作流程、患者安全和专业成就感。随着经验、工作流程、研究结果和团队动态的发展，被视为标准化的工作也将发生变化。

如果医疗照护团队负责标准化工作，他们天生就对自己的工作生活有更多的可控性。如果医疗照护团队不断评估标准工作，他们就会获得所需的灵活性。可以提供指标和反馈来记录和支持高标准。

医务人员不断查看最新文献以改善医疗照护；他们还应该不断评估其工作流程。

支持标准化工作的另一个原因是创新，两者相互依存。创新，是建立在标准化工作的平台上，在允许进行测试的灵活环境中，使用假设驱动的探索。此外，只在有标准化工作基准用于比较时，才能理解和评估实践改进的变化。创新能力，是医务人员对可控性和灵活性感到满意的特征。

然而，指南、路径和流程（甚至人工智能）均无法取代医患协作的临床诊断和共同决策。领导必须继续推进标准化流程，来提高质量、提升实践效率、为患者创造价值并为医务人员争取空余时间；但是，他们还必须同时尊重医务人员的临床诊断，并允许可控性和灵活性，而不是去要求过分拘泥于固守可破坏医疗照护质量的流程。他们必须记住，鉴于医疗保健的复杂性以及每位患者的独特价值观、期望值和合并症，医学不可能总是标准化的。

例如，制订深静脉血栓形成的标准化预防方案是有意义的，这些方案已被证明对大部分患者有效并将挽救生命。尽管大多数患者的血栓预防方法可以标准化，但血栓的治疗方法通常更加微妙。患者有不同的基因，有些人患有慢性病和不同的失能残疾，可能会导致危及生命的出血风险。因此，医务人员需要灵活选择退出标准方案。事实上，应该鼓励医务人员出于以患者为中心的原因选择退出，但他们也应该负责通过向同侪和组织机构领导交流他们的理论依据和想法，来帮助改进方案。

组织机构设计

早些时候，我们引用了 W. 爱德华兹·戴明（W. Edwards Deming）的原则，"每个系统都被完美地设计用于获得它所得到的结果。"医疗机构必须设计他们的运营方式，以便他们的医务人员感到他们有一些可控性，而不仅仅是被告知需要做什么。缺乏合作关系，组织机构将"得到"其设计的：不良结果。根据我们在多个组织机构中的经验，如果医务人员被视为受尊重的团队成员，收到邀请共同设计工作环境，而不仅仅是想法和建议均无关紧要的工人，他们就会额外努力。

如何设计系统来为医务人员创建可控性和灵活性？促进这种环境的一些原则和实践将在第 23 章（"凝聚性行动：选拔和发展领导者"）中讨论，包括：

- 医务人员成为领导。医务领导应在组织机构中仍然保留临床角色。
- 领导遴选程序平等。应该通过一种透明的方法，由其将领导的人们有意义地参与进来，来遴选领导者。
- 组织机构民主。让一线医务人员参与共同创建工作环境和共同决策。
- 领导轮换。为领导设定任期，使他们专注于服务型领导和管理，而不是建立自己的绝对权威。原因在于，这条原则在全世界任何地方都是民主的基石。这对组织机构也是有好处的。

结果 vs. 过程

在相互协作的环境中，当医务人员更多地关注结果而不是特定过程时，领导者和组织机构会为他们创造更大的灵活性。

最成功的组织机构领导者明白，将一些控制权交给最接近患者的人，可以营造一种有利于以最低成本提供患者最佳医疗照护的环境。只要以促进患者为中心和良好结果作为策略和任务，那么局部可控性和个人灵活性就是优秀领导者的美德。组织机构应该去明确"为什么"和"是什么"，而让其医务人员去发挥和拥有"如何做"。我们喜欢这句谚语，"宽护栏，薄规则……减少中层管理者心态。"

正如比尔·盖茨（Bill Gates）所说："领导需要提供战略和方向，并为员工提供工具，使他们能够从世界各地收集信息和开拓眼界。领导者不应试图去做任何决定。"

案例研究：管理者 vs. 领导者

梅奥诊所的一个临床科室，最近更换了一位新主任，职业倦怠和满意度评分有了显著改善。新旧科室主任之间的显著区别在于，之前的主任是专注于过程的**管理者**，而现在的主任是专注于结果的**领导者**。

管理者型主任说："我们之所以必须这样做，是因为高层领导告诉我们要这样做。"医生没有可控性或灵活性。相比之下，**领导者型**主任说："我们这样做，是为了我们需要交付的结果做正确的事情，成为我们在梅奥诊所整合式团队实践中的好管家角色。让我们谈谈为什么它很重要的原因，并找出最佳实现路径。"他提供了发声、参与和反馈的机会，并让医生对其工作生活享有更多的可控性。在新主任的领导下，部门产出（临床和科研）得到提升。与此同时，医生的满意度和敬业度均有所改善，职业倦怠的发生率急剧下降！

领导者型主任知道这句谚语的倍增力量："宽护栏，薄规则……减少中层管理者心态。"

制定决策

组织机构各级决策的制定方式，大体上决定了工作场所可控性和灵活性的程度。为了让医务人员参与进来，决策必须以相互信任和承诺、透明和真诚为特征。任何专制的声明都会使医务人员背离，而通过委员会或工作组做出的共识决策将能够使他们参与其中。

这并不意味着每个决定都应该由共识来驱动。当然，有时领导者需要自己做出艰难的决策，或者其紧迫性使团队没有时间参与。在这些情况下，从团队共同创造的基础所产生的信任，将为团队提供良好的服务。

决策制定是连续统一的整体——从纯粹的民主（多数获胜），到共识，到建议决策，最后到专制——并且每种类型的决策都有其位置。但是，领导越是能够密切联系医务人员共同制定政策和方向，团队的成果就越好。

组织机构民主

组织机构民主是一种无边界方法，旨在充分利用医务团队。该方法与更高水平的创新、临床医生参与、承诺和满意度相关。组织机构民主，结合了领导和医务人员的参与式管理与以患者为中心的决策。虽然我们不提倡将医务管理转变为组织机构民主，但我们相信，从这种方法中吸取的教训和元素，可能有助于消除职业倦怠和促进团队精神。例如，集体和经常的共识决策在领导行为指数中的体现，以及委员会和特别工作组的使用，就是相关的例子。

委员会和特别工作组

与其告诉临床医生该做什么（可控性），不如在适当的时候先询问他们（灵活性）。委员会和特别工作组的使用策略，是通过参与式管理，让医务人员能够参与共同创造的方法。委员会和特别工作组是一种结构化和可见化的方式，去了解从事患者实际医疗照护工作的医务人员的观点和想法，去从整个团队的丰富视角进行决策。

领导最重要的职能之一，就是使为他们工作的人感到被重视。大约一半的美国员工在工作中没有感到被重视。感觉不被重视，会使医务人员的职业倦怠率升高、敬业度降低和工作积极性下降。委员会中的共同决策是向员工表明他们受到重视的一种方式。

然而，委员会可能会延缓组织机构决策。亚里士多德（Aristotle）和柏拉图（Plato）在其关于民主的论述中，少有的批评之一就是延缓决策（Swensen et al, 2016）。一般来说，委员会决策的速度延缓，会被决策质量、协作价值、参与权力、管理的内在变化以及紧密结合的领导力发展的优点所抵消。确保委员会和特别工作组具有协助减轻这一缺点的最佳规模。经济学家和社会科学家已经制定了详细的公式来说明效率、效力、准确、共识、消耗、速度和委员会参与的权衡。决策团队的最佳规模约为 7（±2）名成员。当团队拥有纪律、思想、种族多样性和性别多样性时，就会制定出最佳决策。

一旦做出决策，领导应为执行委员会计划而消除障碍（例如，创造时间、资源、补贴）并承担行政支持职责（例如，聘请数据处理员、改进专家、项目经理）。在组织机构的权力范围内做任何事情，以表明医务人员的意见和决定受到重视。如果某些事情无法完成，说明原因并寻求反馈以减轻潜在的控制问题。

案例研究：阿森松医疗集团

[个人访谈，约瑟夫·卡基奥内（Joseph Cacchione），医学博士，执行副总裁；巴莱·叶希亚（Baligh Yehia），医学博士，首席医疗官]

阿森松医疗集团（Ascension Medical Group）是美国领先的非营利性医疗系统之一。该组织包括大约 156 000 名员工和 34 000 名医务人员，在 21 个州的 2600 个医疗站点和 150 多家医院提供医疗照护。

阿森松医疗集团已经认识到，其临床实践和医务人员有着不同的需求。尽管他们的组织机构拥有 34 000 多名医务人员，但他们抵抗了严格标准化的诱惑。相反，他们采用了医疗照护的组合投资方法，帮助每个市场确定最符合当地人群需求和偏好的执业模式（使用消费者和对应地图深入了解）。7 个典型执业是：虚拟医疗照护、直接初级医疗照护、传统初级或专科医疗照护、增强型初级或专科医疗照护、整合医疗、综合医疗照护诊所和家庭初级医疗照护。

阿森松医疗集团的领导们随后针对每种执业类型制订并优化了执业计划、医疗照护团队和人员配备模型。这种方法代表了大型执业组织机构充满智慧和活力的领导力——同时将选择性、灵活性、一致性、结构优化相结合。它还为临床医生与组织机构一同成长打开了大门，使他们能够随着专业和个人追求的变化，而采用不同的实践类型。

尽管仍处在一个不断发展的过程，但该模型是领导和临床医生之间合作和协作的典范，可以根据每个执业／团队的独特需求去定制组织机构的方法。

辅导文化

辅导文化可以帮助医务人员获得可控性和灵活性，并促进团队精神。辅导，起始于对被辅导者幸福感的真正关注，并以帮助接受者自行探索最佳方向和答案的原则为依据。这种策略允许决策的个人可控性。所采取的路径可能与某人专制地吩咐该做什么并无不同，但结果通常要好得多。这个过程基本上涉及辅导员和接受者之间的询问和对话。一旦接受者做出决定，辅导员应该帮助引导他们致力于采取行动以实现目标。

在梅奥诊所，所有新轮换的领导都接受行政部门的辅导。辅导员是本着支持优秀领导者并为其成功做好准备的精神进行的。除了高层领导，大多数行政部门辅导员都是内部人员（梅奥诊所已经培训了 2000 多名医生和管理人员成为辅导员）。

辅导文化的关键特征包括：

- 有礼貌地沟通。
- 对询问和所提问题持开放态度。
- 专注于优势。
- 学习型环境。
- 共同协作解决问题。

辅导员应该随时准备一些示例问题和提示以开始对话（专栏 17.1）。当然，辅导员必须记住要带着思考去倾听，而给予接受者对话的掌控权。

专栏 17.1　辅导问题和提示示例

✓ 您尝试过什么？

✓ 您认为什么会起作用？

✓ 要实现这一点，必须做出什么改变？

✓ 什么是路障？

✓ 你将如何克服它？

✓ 谁可以成为帮助您实现这一目标的战略合作伙伴？

✓ 进展会如何？

✓ 下一步的关键是什么？

✓ 谁将受到这些潜在变化的积极或消极影响？

✓ 这个领域谁有经验并愿意为您提供反馈？

✓ 告诉我更多相关的信息……

✓ 让我确保明白你在讲的内容……

✓ 我很好奇于……

✓ 告诉我更多……

✓ 你能进一步描述一下吗？

✓ 对您来说最大的挑战是什么？

✓ 您想加强、改进或发展什么领域？

✓ 当您以此为目标时，您希望我让您负责什么？

✓ 您现在想完成的两件最重要的事是什么？

✓ 如果不考虑时间问题，你今天会做什么？

✓ 你的梦想是什么？

✓ 未来 3 ～ 5 年内，您想去哪里工作？

✓ 您什么时候觉得自己处于最佳状态？

✓ 您什么时候感觉最敏感、最被动，不在你的最佳状态？

　　梅奥诊所不仅为新领导提供辅导，而且还培训新领导的辅导技能，使他们能够在领导角色中使用这些技能。这种组织机构的辅导文化，增加了对帮助队友的关注，改善了知识的共享和利用，并促使下级更多地参与决策以及决策的透明化。辅导架构本质上展示了几种关键领导行为（即询问、发展和包容），并驱动高层领导、团队和组织机构绩效和关系。研究还表明，辅导文化可以提高个人生产力和工作满意度（Swensen et al，2016）。

工作重塑

工作重塑，是另一种促使可控性和灵活性改变来提高幸福感的方法。正如我们在第 14 章（"自主性理想工作要素：可控性和灵活性"）中所述，将至少 20% 的时间花在他们认为对个人最有意义的工作方面的医生，其职业倦怠率大约是那些将不足 20% 的时间花在对他们最有意义事情的医生的一半（Shanafelt et al，2009）。

工作重塑，是获得这种红利的完美方式。通过与您汇报的领导或您自己的对话，探索如何才能将 20% 的时间花在对您特别有意义的事情上。您可以通过改变关系（例如，选择与您欣赏的人或更积极的人一起工作）、跨界工作（例如，选择教授或指导同事）或简单地改变您对工作的认知，来实现这一点（例如，管理员认为自己的工作是减少感染，而不仅仅是消毒房间）（Berg et al，2010）。

工作重塑意味着您的工作生活更多地可控性，研究表明：工作重塑可以降低职业倦怠。

工作与生活相结合的可控性

正如第 14 章（"自主性理想工作要素：可控性和灵活性"）所述，工作与生活相结合是导致工作倦怠的主要因素，而允许可控性和灵活性的行动是解决工作和个人价值观之间冲突的最佳方式。为了工作而解决工作与家庭之间的冲突是不可取的，而且会导致职业倦怠。为了个人责任而解决工作与家庭之间的冲突也会导致职业倦怠（Dyrbye et al，2011a；Dyrbye et al，2011b）。唯一不会导致职业倦怠的情况是相互都能接受的解决方案。医务人员不应该牺牲他们的个人生活或他们的职业生涯。他们需要足够的灵活性才能在这两个方面都取得成功。

要让医务人员满意并取得成功，家庭友好项目和政策势在必行。

这些计划包括兼职工作选项、工作分担选项、延长时间、延长家庭休假、灵活排程，周末手术，以及提高工作强度，减少工作天数。如果适当和可能，可以考虑居家工作的替代方案、工作现场托儿所、患儿医疗照护，老年医疗照护资源，以及医生上门服务。

即使提供了这些类型的福利，它们通常也没有得到充分利用，原因有4个：

1）意识缺乏，有关资格或福利的信息有限。
2）工作场所准则和文化的污名化使用［并可能导致惩罚（例如，缺乏晋升）］。
3）不知情或不支持的主管。
4）担心将负担转移给同事。

发起一场普遍的宣传运动往往不足以改变这种状况以及鼓励医务人员充分利用该利益优势。以下附加战略可用于促进变革（Fassiotto et al，2018；Shauman et al，2018）：

1）构建方案以驱动广泛应用（例如，使参与方案标准化）。
2）为每个职业路径量身定制方案。
3）使信息随时待用（例如，通过多个来源分发——组织机构内网、部门网站、来自个人健康页面的链接）。
4）通过电子邮件、内网故事、部门网页或公告栏上的帖子，以及员工会议，来宣传方案。
5）使方案和相关材料易于查阅（例如，在线表格、负责方案的实体办公室）。
6）训练主管并强调支持该方案的价值/重要性。
7）在工作团队内部建立裁员以实现信息覆盖范围，确保每个人都知道存在裁员。
8）确保领导解决可能妨碍福利公平使用的性别和文化问题。

案例研究：斯坦福大学医学院

斯坦福大学医学院（Stanford University School of Medicine）的领导们调查了他们全体教职员工工作-生活的灵活性。确定了教职员工冲突的两个主要来源：

1）由于工作和家庭的要求相抵触引起的，工作-家庭冲突。
2）由于竞争性的组织机构优先级和科研、教学、临床任务紧密结合引起的，工作-工作冲突。

有一个试点方案被开发，利用以人为本的设计原则，来减少工作-生活与工作-工作之间的冲突。该方案基于两个策略：

1）整合职业-生活规划，需要辅导以创建定制计划来实现职业和生活目标。
2）一个时间银行系统，通过奖励减少工作-生活与工作-工作冲突，来鼓励那些促进团队成功的行为（例如，员工的管理员服务、洗衣或备餐、送货服务）。

该方案取得了巨大的成功，提高了人们对灵活性、健康和职业发展的感受（Fassiotto et al, 2018）。这也带来了更好的专业表现和结果。例如，参与该方案的学术教职员工比不参加该方案的教职员工获得了更多的资金拨款。

结论

创建可控性和灵活性的理想工作要素是自主性行动纲领的重要组成部分。设计组织机构体系和方法，以提供个人灵活性和个人决策来满足人们对工作生活可控性的需要。它们还促进了工作与生活相结合。当与患者、组织机构和其他团队成员的最佳利益适当地实现平衡时，医务人员的身心健康就会收到实际获益（专栏 17.2）。

专栏 17.2　攻略

- 允许所在工作科组定义和改进标准化工作。
- 回顾和更新您所在组织机构的政策，以促进灵活性以及工作与生活相结合。
- 要民主而不是专制。
- 思考："宽护栏，薄规则……减少中层管理者心态！"
- 尽可能使用原则和指南，而不是规则和政策。
- 在适合最佳医疗照护的情况下，要求团队满足结果，而不是领导确定流程。
- 工作重塑：帮助自己或同事将更多时间花在最有意义的事情上。

明天：成就感

　　詹妮弗工作的第一天令人吃惊！科室的医生领导和她的行政伙伴欢迎她，并分享了团队信条：宽护栏，薄规则！他们解释说，他们小组需要作为一个工作团队去提供最高质量的患者医疗照护。在每周一次的午餐会上，他们将共同决定如何改善他们的工作生活，最易于提供最佳医疗照护。詹妮弗大吃一惊。她拥有满足专业所需的所有灵活性和可控性。她能够与同事共同创建改良工作流程和标准，使她成为最好的医生。詹妮弗如今正在从私人诊所招募朋友加入她的行列。

推荐阅读

Berg JM, Grant AM, Johnson V. When callings are calling: crafting work and leisure in pursuit of unanswered occupational callings. *Org Sci.* 2010 Sep/Oct;21(5):973–4.

Burgard SA, Lin KY. Bad jobs, bad health? How work and working conditions contribute to health disparities. *Am Behav Sci.* 2013 Aug;57(8):1105–27.

Dyrbye LN, Freischlag J, Kaups KL, Oreskovich MR, Satele DV, Hanks JB, et al. Work-home conflicts have a substantial impact on career decisions that affect the adequacy of the surgical workforce. *Arch Surg.* 2012 Oct;147(10):933–9.

Dyrbye LN, Shanafelt TD, Balch CM, Satele D, Sloan J, Freischlag J. Relationship between work-home conflicts and burnout among American surgeons: a comparison by sex. *Arch Surg*. 2011a Feb;146(2):211–7.

Dyrbye LN, Sotile W, Boone S, West CP, Tan L, Satele D, et al. A survey of U.S. physicians and their partners regarding the impact of work-home conflict. *J Gen Intern Med*. 2014 Jan;29(1):155–61.

Dyrbye LN, West CP, Satele D, Sloan JA, Shanafelt TD. Work/home conflict and burnout among academic internal medicine physicians. *Arch Intern Med*. 2011b Jul 11;171(13):1207–9.

Fassiotto M, Simard C, Sandborg C, Valantine H, Raymond J. An integrated career coaching and time-banking system promoting flexibility, wellness, and success: a pilot program at Stanford University School of Medicine. *Acad Med*. 2018 Jun;93(6):881–7.

Greenhaus JH, Beutell NJ. Sources of conflict between work and family roles. *Acad Manag Rev*. 1985;10(1):76–88.

Lee B-J, Park S-G, Min K-B, Min J-Y, Hwang S-H, Leem J-H, et al. The relationship between working condition factors and well-being. *Ann Occup Environ Med*. 2014;26:34.

Linzer M, Visser MR, Oort FJ, Smets EM, McMurray JE, de Haes HC, et al. Predicting and preventing physician burnout: results from the United States and the Netherlands. *Am J Med*. 2001 Aug;111(2):170–5.

Shanafelt TD, West CP, Sloan JA, Novotny PJ, Poland GA, Menaker R, et al. Career fit and burnout among academic faculty. *Arch Intern Med*. 2009 May 25;169(10):990–5.

Shauman K, Howell LP, Paterniti DA, Beckett LA, Villablanca AC. Barriers to career flexibility in academic medicine: a qualitative analysis of reasons for the underutilization of family-friendly policies, and implications for institutional change and department chair leadership. *Acad Med*. 2018 Feb;93(2):246–55.

Swensen S, Gorringe G, Caviness J, Peters D. Leadership by design: intentional organization development by physician leaders. *J Manag Dev*. 2016;35(4):549–70.

Yandrick RM. High demand, low-control jobs reduce productivity and increase workplace disability costs. *Behav Healthc Tomorrow*. 1997 Jun;6(3):40–4.

18

自主性行动：创建价值观共识

......

今天：苦恼

菲利普（Phillip）是其所在大城市旗舰医院的医生。他曾经喜欢在这家医院照顾其患者尽管他知道医院主要将其视为一个"收入中心"，但他喜欢这种自主性。但那些日子一去不复返了，因为"行政部门"开始对他的行为和表现设定期望值，这让他心烦意乱。医院行政管理人员决定创建一个价值观共识，菲利普对此持怀疑态度。他正在考虑在其他地区医院申请特权，以便他"能够再次做自己喜欢的事情"。

...

创建价值观共识，是最终的自主性行动。为实现最佳绩效，医务人员及其组织机构必须具有一致的价值观（即，为他们所服务的患者和社区提供康复和高质量医疗照护）。医务人员通常带着一种使命来处理他们的工作，最常集中在康复、减轻痛苦，并对遭受疾病的患者表示同情。医务人员也忠于他们的社区（即，他们的邻居、家庭成员和同事）。他们必须相信，其组织机构也致力于这些目标和价值观。如果领导能够帮助医务人员认识到，他们的个人价值观和组织机构价值观是如何融会贯通的，他们就会更加敬业。

价值观一致，在个人和组织机构之间会形成强大的纽带，这种纽带培养了工作的意义和目标。价值观一致，是幸福的核心，可以减轻职业倦怠，提升团队精神。价值观的这种一致性必须是可靠的。如果组织的行动和行为不一致，那么精心设计的使命宣言就毫无意义。医务人员会识破这个骗局。如果领导者主要就付款人组合和净营业收入等主题进行沟通，医务人员就会认识到该组织机构真正的价值所在，这将在医务人员渴望做的工作和他们所汇报的上级领导动机之间产生分歧。这种价值观落差，造成了认知上的不和谐和道德上的苦恼。

医务人员价值观共识

在医疗卫生保健领域，医务人员价值观共识，是医学中心领导和临床医生之间安排的对话，其结果是达成一个相互理解（和一份文件）、阐明共同的目标。价值观共识还阐明了角色：临床医生对其组织机构的期望，以及他们的组织期望得到什么回报。制定协定的过程，就是一次培养领导（行政部门）和医务人员"相互依赖"文化的对话（Silversin and Kornacki，2000；Kornacki and Silversin，2012）。一旦制定，协定可用于协助评估当前状态并作为未来决策的指南。弗吉尼亚梅森医学中心（Virginia Mason Medical Center）的乔伊斯·K.拉默特（Joyce K. Lammert）医生这样说："重要的是坚守协定并随着时间的推移坚持下去。文化就是这样改变的。"

医疗照护的不同学科之间，既有共同的价值观，也有独特的价值观。为了实现最佳的一致性，价值观共识必须解决这两个方面的问题。这可以通过为医务人员的不同团队（例如，护士、医师、行政人员）制定各自独立的协定来实现，或者在针对不同学科的整体协定中分段来实现。所有价值观共识：

1）应该是明确的、书面的，并由双方（例如，委员会、特别工作组）通过多次修订更新来制定。
2）应阐明医务人员对组织机构的期望以及组织机构对医务人员的期望。

3）必须与组织机构的既定使命和愿景保持一致。这应该得到明确确认。

4）必须接受所有领导和医务人员所遵循的协定原则。

5）必须由医务人员和领导们共同创建。

梅奥诊所协定

数十年来，梅奥诊所一直有精心制定的使命、愿景和组织机构价值观声明。2011年，我们意识到这些声明不同于梅奥诊所及其员工之间的价值观共识，并不能替代。

梅奥诊所与其员工一起表决的协定（专栏18.1），是由临床医师、科研人员和管理人员通过2年多时间的讨论和深思熟虑共同创建的。该过程由我们当中的一个人（T.D.S.）领导，约有2000名员工参与（例如，通过核心组、调查、部门对话、特别工作组），其中超过95%的人赞同其所支持的原则和理念（Shanafelt and Noseworthy，2017）。反馈包括了关于梅奥诊所如何更好地实现其既定愿望的建设性想法。

专栏 18.1 梅奥诊所协定

梅奥诊所及其医生和科研人员，共同致力于实现梅奥诊所的使命。这一使命建立在：

以患者为中心的综合实践

- 我们将尊重和同情对待每一名患者。
- 我们将使用患者能够理解的语言与其交流。
- 我们会考虑患者整体，而不仅仅是疾病诊断。
- 我们将基于社区的医疗照护与三级转诊中心的专业支持相结合，为患者提供最佳医疗照护。
- 我们将整合多个学科的专业知识技能来满足患者的医疗需求。

致力于在患者医疗照护、科学研究和教育教学方面取得卓越成就

- 患者的医教研，对于梅奥诊所的成功来说都是必不可少的。
  ○ 患者医疗照护：提供最高质量的患者医疗照护是梅奥诊所的主要目标。

续表

- ○ 科学研究：提供最高质量的医疗照护取决于创新和科学发现来改进我们现有知识。
- ○ 教育教学：提供最高质量的医疗照护需要我们培训下一代医生和科研人员。
- 提供最高质量的医疗照护要求我们的医生与新发现保持同步，从而使我们能够将进步迅速转化为我们的实践。
- 我们教育和研究计划的成功是我们竞争优势的一部分，使我们能够招募和留住最优秀的医生和科研人员。

专业、共治和互助的包容文化

- 我们将支持我们的同事，因为他们力求提供最高质量的患者医疗照护。
- 我们将通过知识分享和提供建设性反馈来投入同事的职业发展。
- 我们将及时、直接和私下解决有关患者医疗照护的分歧。

一个信任和责任制的框架

- 我们将营造领导信任员工、员工信任领导的互信环境。
- 我们相信我们的医生和科研人员的职业操守。
- 我们的医生和科研人员有责任遵守与这种信任相称的最高专业行为标准。

持续改善医疗照护价值和效率的承诺

- 我们将力求通过让医生去做只有他们才能做的事情，来优化其效率和工作量。
- 我们将努力减轻医生和科研人员的行政工作，使他们能够专注于实践、教育和科研活动。

期望所有医生和科研人员都是领导和榜样

- 我们的医生和科研人员的行为和专业素质定义了我们的文化，是其他员工将追随效仿的榜样。
- 无论正式头衔如何，所有医生和科研人员都是领导，他们的言行应该为医疗服务团队和组织机构的其他成员树立专业素养的模范。

树立作为一个团队比作为个人更强大的信念

- 我们相信梅奥诊所的资源、环境和综合专业水准可以最大限度地发挥我们医生和科研人员个体提供最佳患者医疗照护的能力。
- 我们相信，我们医生和科研人员的综合专业水准应该用于为在任何梅奥诊所医疗网点寻求医疗照护的患者采用同质化诊疗方法。
- 我们医疗照护团队的所有成员对于提供患者最佳医疗照护至关重要，应该受到重视。
- 我们将与多学科医疗照护团队所有成员保持相互尊重而清晰明了的沟通。
- 虽然协作的方法需要牺牲一定的自主权，但我们在制定并完善以共识为导向的方法时，力求考虑医生和科研人员的意见。

- 我们相信医生领导和行政伙伴轮换的价值。

职业发展和职业成就的机会

- 我们致力于创造机会和职业发展的环境，让医生和科研人员持续改进。
- 虽然不能保证职业发展和职业成就，但将提供实现这些目标的机会。

开放对话与信息共享

- 梅奥诊所领导与医生和科研人员之间的双向沟通，对该组织机构的成功至关重要。
- 沟通应以直接、及时和尊重的方式进行

致力于员工健康和个人幸福感

- 我们重视员工的幸福感。
- 我们相信个人幸福感有助于合理的临床判断，因此对我们医生提供最佳医疗照护也非常重要。
- 医学是一个高要求职业，我们必须致力于照顾自己和彼此。
- 我们致力于为因个人或职业挑战而经历苦恼的医生和科研人员提供及时的帮助。

致力于以与我们价值观一致的方式共同适应变革

- 医疗服务体系受到许多我们无法控制的因素的影响，并在不断变化。
- 我们将具有创新精神，并以与我们的原则一致的方式适应这些变化，并使我们能够实现梅奥诊所的使命。
- 成功的创新需要我们员工与领导密切合作。

　　梅奥诊所协定，协助定义、清晰表明和解释了整个梅奥诊所全体员工的文化。

　　该协定建立在管理者和医师是合作伙伴的梅奥诊所原则之上。它阐明了梅奥诊所的主张、核心价值观、管理者与医生将如何合作以及如何实现变革。制定并坚持价值观共识可确保文化与价值观的一致性。

案例研究：合作共事

　　罗伯特·R. 沃勒（Robert R. Waller）医生曾在 1986—1999 年期间担任梅奥诊所董事长兼首席执行官。在他任职期间，他成功地将持续改进的责任，即梅奥诊所协定的原则条款之一，从质量研究院和300名系统工程师转移到了所有科室和所有岗位类别40 000名员工的共同责任之一。

一天，沃勒开完一个很晚的会之后，回到办公室。一组值班人员正在用餐休息，他去和他们一起聊天。几分钟后，其中一名值班人员离开了，说他必须去参加一个持续改进会议（显然，这比与CEO共进晚餐更重要！）。

沃勒后来说："就是这样！我当时就知道，我们是令人满意的。持续改进的文化深深植根于组织机构中。我们到处都有合作伙伴。"

这则轶事是个人和其组织机构之间价值观一致的一个完美例子。这组值班人员被信任和尊重对待。因为他们被当作合作伙伴对待，所以他们表现得也如同合作伙伴。他们明白自己有两份工作：一是他们的工作，二是改进他们的工作。这就是他们的价值观共识。领导向持续改进团队传达以下信息："你们的工作很重要，我们信任你们。"通过合作伙伴关系，沃勒在组织机构的各个层面统一价值观。

结论

创建价值观共识，最终的自主性行动，对于树立团队精神和减少职业倦怠至关重要。价值观偏差会造成认知偏差，从而导致精神上的苦恼，也是职业倦怠的主要原因。通过组织机构对话创建协定，是调整价值观一致和培育以患者为中心文化的有效策略。梅奥诊所长期以来一直被认为是美国最适合工作的组织机构之一。这种认可是几十年来坚持不懈地关注医务人员的结果（Berry and Seltman，2008）。这是梅奥诊所领导与其员工所制定协定的一部分。

明天：成就感

在与临床领导就价值观共识的讨论中（他不再称他们为"管理

部门"），菲利普逐渐认识到，如果他们都以一致价值观为共同基础而协作努力，患者医疗照护可能会更好。该组织机构承诺支持他幸福感，并在所有标准化对话中专注于患者高质量医疗照护。作为价值观共识的一部分，他能够讨论对于其被视为收入中心的担忧。菲利普现在明白，选择在旗舰医院工作并接受医务人员的期望值，将使他成为一名更好的医生。他感激于围绕协定的对话所产生的相互理解。作为一名医务人员，他感受到了被尊重，因为他的想法不仅可以帮助他的团队和部门蓬勃发展，还可以帮助整个组织机构蓬勃发展。

专栏 18.2　攻略

- 考虑创建一个专业的价值观共识。
- 以高层领导和专业员工领导之间的对话作为开始。
- 在一系列对话中讨论这些问题：
  - 作为医务人员，什么对您最重要？
  - 我们组织机构的宗旨是什么？
  - 您作为医务人员的价值观是如何与我们组织机构的使命和宗旨保持一致的？
  - 我们的核心价值观是什么？我们代表什么？
  - 哪些品质描述了我们应该如何合作？
  - 医务人员应该从组织机构中得到什么？组织机构应该从员工那里得到什么？
  - 我们将如何应对变化？
- 在初步讨论之后，允许所有各方参与，共同制定一份协定草案。寻求广泛的反馈和意见，以完善和改进文档。让合适的人选认可 / 支持协定。这些对话和制定协定的过程通常与书面的协定文档一样重要。

推荐阅读

Berry LL, Seltman KD. Management lessons from Mayo Clinic: inside one of the world's most admired service organizations. New York (NY): McGraw-Hill; 2008.

Kornacki MJ, Silversin J. Leading physicians through change: how to achieve and sustain results. Tampa (FL): American College of Physician Executives; 2012.

Shanafelt TD, Noseworthy JH. Executive leadership and physician well-beng: nine organizational strategies to promote engagement and reduce burnout. Mayo Clin Proc. 2017 Jan;92(1):129–46.

Silversin J, Kornacki MJ. Creating a physician compact that drives group success. Med Group Manage J. 2000 May-Jun;47(3):54–8, 60, 62.

Virginia Mason Institute. Improving your organization's relationship with your physicians [Internet]. 2012 [cited 2018 Dec 5]. Available from: https://www.virginiamasoninstitute.org/2012/05/part-1-would-you-like-to-improve-your-organizations-relationship-with-your-physicians/.

19

凝聚性行动纲领：引言

真正强有力的人，会让其他人振作起来。
真正有影响的人，会把其他人凝聚在一起。

——米歇尔·奥巴马

People who are truly strong lift others up.
People who are truly powerful bring others together.

—Michelle Obama

•••

凝聚性是一种组织机构状态。在这种状态下，各个部分都充分结合在一起，形成一个统一的整体。凝聚性所需的要素（即组织机构文化、领导、政策和流程）限制了自主性（即个人或团队独立行动的能力），我们在此前章节中描述了这一点。最终的工作环境包含了个人、团队自主性与组织机构凝聚性之间的健康、动态的平衡。领导者在培养团队精神的根本挑战是在凝聚性和自主性之间建立有效平衡。

凝聚性行动纲领旨在减少或消除已知的职业倦怠的特定驱动因素，并培养支持性的领导和系统，以促进相互关联的理想工作要素。

凝聚性行动解决的职业倦怠主要驱动因素：

1）过度的工作负荷与工作要求。

2）效率低下和资源不足。

3）工作与生活相结合的困难。

凝聚性行动培养的理想工作要素：

1）职业发展与指导（第 20 章）。

2）公平与公正（第 21 章）。

3）安全（第 22 章）。

凝聚性行动：

1）选拔和发展领导者（第 23 章）。

2）提高实践效率（第 24 章）。

3）建立公平公正责任制（第 25 章）。

4）形成避风港（第 26 章）。

在这部分，我们将介绍 3 个相关理想工作要素，然后是 4 个相关的凝聚性行动。

20

凝聚性理想工作要素：职业发展与指导

领导力，就是让他人因为你的存在而变得更好，即使你不在场，这种能力也能继续发挥影响。

——谢丽尔·桑伯格

Leadership is about making others better as a result of your presence and making sure that impact lasts in your absence.

—Sheryl Sanberg

· · ·

凝聚性行动纲领中第一个理想工作要素是职业发展和指导。对于组织机构而言，职业发展和指导是指对个人进行投资，释放和发展他们的天赋，利用天赋帮助组织机构实现其使命。一旦以上情况实现了，人们将更好地认识到工作的意义和目的，将更有效地实现自己的理想抱负。当人们体验到职业成就感和团队精神时，高质量医疗和高组织绩效就会随之而来。

职业发展和指导从根本上讲是关于创造人力资源和社会资源。人力资源是完成重要工作和创造价值所必需的能力、知识和人格特质的储备，来自于才能、教育和经验的结合。社会资源是指将人力资源结合在一起，利用协同互连、相互尊重和信任的力量来实现一个共同目标。

强连接运动和弱连接运动

在像篮球这样的强连接运动中，一名占主导地位的球员［如勒布朗·詹姆斯（LeBron James）、戴安娜·陶雷西（Diana Taurasi）］几乎可以独自接管比赛并创建一只获胜的球队。相比之下，像足球这样弱连接运动中，球队的整体实力比拥有一个超级巨星更为重要。拥有一个超级巨星［如亚历克斯·摩根（Alex Morgan）、克里斯蒂亚诺·罗纳尔多（Cristiano Ronaldo）］事实上并不能保证你会拥有一支获胜的球队。因为在这些类型的运动中（即更大的球队和更多的合作），比赛结果更依赖于整体实力。单个薄弱环节（如球场左侧的球员防守能力较弱）就会被对手利用，导致进球。在这项低得分运动中，一个进球可能足以赢得比赛。实际上，最薄弱的环节和最强力的环节一样都会对结果产生影响，最薄弱的环节甚至更重要（如对方球队利用了薄弱环节）（Gladwell，2017）。

医疗照护为弱连接运动

医疗照护像一个弱连接运动。患者的最终结果更多地依赖于集体实力和提供医疗照护的高质量团队，而不是单个超级巨星的天才技能。即使是医疗照护中最耀眼的明星（才华横溢的外科医师）也依赖于他们的队友（麻醉科医师、术前洗消团队、病理医师和术后护理护士）。因此，要建立一个强大的团队，整个团队的专业技能和专业知识必须是为了患者最佳预后而培养，从新员工的岗前培训和上岗开始，一直到员工的继续教育和定期考核认证，贯穿整个过程。

领导力培养对职业发展至关重要，我们将在第 23 章（"凝聚性行动：选拔和发展领导者"）中详细讨论这一点。识别那些沿着领导轨道前进的人，并帮助他们发展领导技能，将创建一个健康的领导管路，在关键后备人才库中选拔文化上一致的、现成的、多样化的候选人。培养领导力的最佳方法（梅奥诊所使用的方法）应该是多学科的，由医师、护士和管理人员共同参与的项目。培养领导力的最佳组织机构方法应该是一致的，并让来自组织机构内所有站点和场所的领导参与进来。每个领导职位都有一个后备人才库，根据岗位申请人的准备情况、领导行为以及种族和性别多样性进行评级。每个人才库的临床医师都有选择性地获得领导经验、辅导、指导和课程的机会，以帮助他们发展和提升为价值观一致、团队导向、以患者为中心的服务型领导者。

指导和辅导

门特（Mentor）是希腊神话中一个年长的、有爱心的人。奥德修斯（荷马史诗《奥德赛》伊塞卡国王）很信任他，并让他照顾自己的儿子忒勒马科斯，并在自己外出打仗时帮助忒勒马科斯成长为一个有思想的年轻人。今天的导师也必须是有爱心的人，并自愿投入时间和精力来教授、支持、鼓励和培养缺乏经验的人。我们认为，导师指导和教练辅导应该作为全面职业与领导力发展文化的一部分。然而，通过指导和辅导有效地培养他人需要各种技能，而包括临床领导者在内的医务人员，往往只接受过极少的培训。

辅导是指导的补充，但又不同于指导。指导包括建议、推荐和引导（如，"我认为你应该这样重组你的领导团队……"）。而辅导的特点是提问探究和解决问题（如，"你认为你的领导团队最好的架构是什么？为什么？那会有什么不同呢？有没有其他可能更有效的方法？"）。辅导帮助个人发现他们自己的最佳方法（有关辅导教练文化的更多信息，请参阅第17章"自主性行动：引入可控性和灵活性"），而不是提供建议或说明。

最佳职业发展文化将指导和辅导融为一体。融合的指导-辅导文化支持个人、团队和组织的发展和绩效。指导-辅导文化的关键特征，包括尊重的沟通、探究精神（即提问）、注重优势和学习及共同协作解决问题。导师和教练不必是员工报告结构中的任何人，个人可以同时担任这两个角色。研究表明，指导和辅导可以提高整体工作效率、员工满意度和客户满意度。同时，指导和辅导可以改善关系、优化感受、团队合作和质量（McGovern et al，2001；Phillips and Phillips，2005）（专栏20.1）。

个人对其职业发展负有根本责任。然而，大多数员工在导师和教练的帮助下取得的成就，比他们自己独自取得的要多得多。重要的是，医务人员相信他们的领导者关心他们，并对他们的职业生涯感兴趣。指导和辅导是领导者如何表现其关心的例子。附录15.1（第15章，"自主性行动：评估领导行为"）给出了领导如何提供有益的反馈和辅导，以及如何能够鼓励医务人员发展其才华和技能的具体行动。

专栏 20.1　促进职业发展

一个星期六的早晨，一名低年资外科医师在医院查房后，他惊讶地被科主任传呼，问他想要一杯什么类型的咖啡。

主任来到医院，帮这位低年资同事申请准备晋升为副教授学术任职的相关材料。当主任送来咖啡，他们坐下来一起写申请书时，低年资外科医师高兴得哭了……他说，他做梦也没想到科主任会在周末来帮他，而且最重要的是，还请他喝了一杯咖啡。

主任通过这一行动，不仅仅是帮助这位低年资外科医师完成晋升提议，而是向这位低年资外科医师展示了，如何成为一名出色的导师。

结论

职业发展和指导是一个重要的理想工作要素，通过员工的凝聚性行动来促进。医务人员需要知道他们的领导者乐于帮助他们发展。促进和扩展指导、辅导和技能，以促进职业发展的组织机构活动，应该是每个医疗机构职业和领导力发展文化的一部分。如果您的组织机构尚未开始提供这些活动，现在就请开始。

种一棵树的最佳时间是 20 年前。

其次是现在。

——中国谚语

The best time to plant a tree was 20 years ago.

The second best time is now.

—Chinese proverb

推荐阅读

Gladwell M. My little hundred million [Internet]. 2017 [cited 2019 Jul 3]. Available from: https://blog.simonsays.ai/my-little-hundred-million-with-malcolm-gladwell-s1-e6-revisionist-history-podcast-transcript-e1942c633432.

Gladwell M. Outliers: the story of success. New York (NY): Little, Brown and Company; 2011.

Harter JK, Schmidt FL, Hayes TL. Business-unit-level relationship between employee satisfaction, employee engagement, and business outcomes: a meta-analysis. J Appl Psychol. 2002 Apr;87(2):268–79.

IBM. Capitalizing on complexity: insights from the global chief executive office study [Internet]. 2010 [cited 2019 Mar 29]. Available from: https://www.ibm.com/downloads/cas/1VZV5X8J.

Johansen B. Get there early: sensing the future to compete in the present. San Francisco (CA): Berrett-Koehler Publishers; 2007.

McGovern J, Lindemann M, Vergara M, Murphy S, Barker L, Warrenfeltz R. Maximizing the impact of executive coaching: behavioral change, organizational outcomes, and return on investment. Manchester Rev. 2001;6(1):3–11.

O'Leonard K, Loew L. Leadership development factbook 2012. San Francisco (CA): Bersin and Associates; 2012.

Petrie N. Future trends in leadership development [Internet]. 2011 [cited 2019 Mar 29]. Available from: http://www.isacs.org/uploads/file/article%20CCL%20white%20paper%20Petrie%20vertical%20development.pdf.

Phillips C, Phillips JJ. Measuring ROI in executive coaching. Int J Coach Organ. 2005; 3(1):53–62.

Swensen S, Gorringe G, Caviness J, Peters D. Leadership by design: intentional organization development of physician leaders. J Manag Dev. 2016;35(4):549–70.

Yip J, Ernst C, Campbell M. Boundary spanning leadership: mission critical perspectives from the executive suite [Internet]. 2015 [cited 2019 Mar 29]. Available from: https://www.ccl.org/wp-content/uploads/2015/04/BoundarySpanningLeadership.pdf.

21

凝聚性理想工作要素：公平与公正

我不轻言许诺传递真相，我尽可能以公正的态度，陪您一起阅读这个世界的偏见。

——迈克尔·波伦

I think perfect objectivity is an unrealistic goal；fairness，however，is not.
—Michael Pollan

◆◆◆

凝聚性行动纲领的第二个理想工作要素是公平与公正。

天生的公平感

埃默里大学（Emory University）的一个著名实验涉及僧帽猴（capuchin monkey），这是一种以其智力而闻名的物种（de Waal and Davis，2003）。猴子始终将黄瓜作为成功完成任务的奖励。猴子可以看到彼此以及一致的奖励过程。这一切看上去对它们很公平。

然后一些事情改变了。

在众目睽睽之下，其中一只猴子完成相同的任务却收到了一个更加令人垂涎的奖励——香甜的葡萄。第二只猴子则变得非常沮丧。该系统不再平等。在针对不公正的抗议中，感到被欺骗的猴子将自己的黄瓜扔向了训练师！

猴子拒绝了不公平的对待。

公平

人类也拒绝不公平的对待。我们具有天生的公平感，期望被平等对待。医疗机构和医疗服务供应方有一个集体责任，在他们的影响范围内，尽可能公平地对待每个人。如果这个期望成功实现，医疗照护团队将更好地运作，患者的体验也会更好。当领导者公平地对待医务人员时，他们通过实现可信性、示弱性、可靠性和团体性的途径来吸引员工。

为了在医务人员中建立起组织机构正以公平对待他们的信心，领导者应该在所有适当事项中都保持透明。在我们对内在激励因素的讨论中（第 29 章"友谊性理想工作要素：内在激励因素和奖励"），我们强调，薪资和补贴不属于自主努力的最佳激励因素来源。然而，当医务人员感到被不公平地对待时，收入和补贴是无法令人满意的。

最好的组织机构，其质量、财务和薪资数据都是透明的。他们让每个员工都知道该机构管理决策的标准。此透明度也适用于薪资等级、特权、工作与通讯日程、学术晋升和其他因素。像其他人一样，当信息不公开共享时，医务人员经常会空着不填。他们也倾向于做最坏的假设（例如，其他人可能会获得更好的报酬）。一旦信息所有人均可见，攀比则不太可能成为"偷走快乐的贼"〔西奥多·罗斯福（Theodore Roosevelt）〕。因此，透明可以防止信息误传，并会导致信任和理解的相互增长。透明可以使员工恢复信心，该组织机构具有道德准则并将公平地对待所有员工（专栏 21.1）。

公平公正责任制

公平的另一个方面是实行公平公正责任制。这也是支持性工作环境的一个重要属性，需要存在于医疗工作场所，以减轻职业倦怠并提升团队精神。在这样的文化中，人类的局限性被承认并采用一种同情的改进框架，而不是羞辱和责备。例如，公平公正责任制的基础是适当地处理涉及不良患者事件的个人，这些个人在不完善的系统中犯下了可预期的人为错误。建立适当的公平公正责任制，还可以促进心理安全，以及所有不良事件和未遂事件的常规报告。实施公平公正责任制的行动将在第 25 章（"凝聚性行动：建立公平公正责任制"）中介绍。

结论

公平与公正是理想工作环境的重要组成部分。在包括薪资、特权和工作日程决定方式的所有有意义的事情上，医务人员都需要透明。这一理想工作要素还需要公平公正责任制，以便在临床医师经历外伤患者医疗不良事件（无论原因是系统错误或预期的人为错误）时提供支持。增加公平和公正的行动，应纳入领导和组织机构的基础功能建设中，并将在第 23 章（"凝聚性行动：选拔和发展领导者"）、第 25 章（"凝聚性行动：建立公平公正责任制"）和第 26 章（"凝聚性行动：形成避风港"）中进行描述。

专栏 21.1　梅奥诊所的薪资透明

在梅奥诊所，所有医生的薪资都是按照公开透明的方法设定的。薪资基于两个因素：专业和工作年限（与学历、相对价值单位产量、性别和年龄无关）。薪资在 1～5 年内递增；在第 5 年之后，专业薪资和年度调整对每个人来说都是一样的。每个学科的国家基准决定了薪资，而不是工作量 / 吞吐量。在单纯的薪资制度下，与患者的需求不存在经济利益冲突。外科医生不会因为他们建议或不建议手术或昂贵的检查治疗而获得更多或更少的报酬。如果专家嘱以更多检查或昂贵治疗，他们并不会获得更高报酬。团队成员之间无需相互猜测谁挣得多，员工中不存在攀比，不必担心性别不平等，不需要为薪资或加薪而争辩，也无需解释所做贡献的重要性。

每个人都被以始终如一和平等的方式对待。

推荐阅读

de Waal FB, Davis JM. Capuchin cognitive ecology: cooperation based on projected returns. Neuropsychologia. 2003;41(2):221–8.

Hall LW, Scott SD. The second victim of adverse health care events. Nurs Clin North Am. 2012 Sep;47(3):383–93.

Marx D. Patient safety and the "just culture": a primer for health care executives. New York (NY): Columbia University; 2001.

Swensen SJ, Dilling JA, Milliner DS, Zimmerman RS, Maples WJ, Lindsay ME, et al. Quality: the Mayo Clinic approach. Am J Med Qual. 2009 Sep-Oct;24(5):428–40.

Thomas KW. Intrinsic motivation at work: what really drives employee engagement. San Francisco (CA): Berrett-Koehler Publishers; 2009.

22

凝聚性理想工作要素：安全

当你感到安全时，你就会把你的工作做得最好。

——朱莉安娜·马古丽斯

You do your best work when you feel safe.

—Julianna Margulies

◆ ◆ ◆

　　凝聚性行动纲领的第三个理想工作要素是安全。医务人员需要在工作中感到身体和心理共同的安全感。尽管还有很多需要改进的空间，但大多数组织机构往往在人身安全方面比心理安全方面更加注意，所以让我们从最薄弱的环节开始。

心理安全

　　医务人员的心理安全构成了团队精神基石的一部分。心理安全包括一种工作环境，在这种环境中，医务人员可以轻松地畅所欲言，分享自己的观点，而不会由此感到不安、尴尬或担心遭到报复。心理安全的环境也是绝对不可接受破坏和辱骂行为的环境。潜在的和普遍的蔑视行为和无礼行为是不能容忍的。这些行为是团队精神的腐蚀酸。

　　当由于系统错误或预期的人为错误而发生不良事件时，医务人员需要感觉到有避风港。他们必须在这样一个医疗差错或患者预后不佳引发的情绪困扰能够获得支持的环境中工作。在一个心理安全的环境中，医务人员知道，当他们犯了错误或说出自己的想法时，他们不会受到惩罚。

在谷歌（Google）进行的一项为期 2 年的团队绩效调查中，结果显示表现最佳的团队被发现有一个共同特点（Schneider，2017）。这个特点不是有魅力的领导、非凡的智商、免费的餐饮和干洗，也不是价值不菲的资源。这个特点是心理安全：相互尊重和团队文化，让所有人都能轻松地做出贡献。不论性格、性别、信仰或肤色，团队中的每个人都受到尊重。

不幸的是，许多医疗机构远没有提供一个心理安全的环境。在来自 630 家医院 382 834 名医院调查对象的调查数据中，68% 的员工表示："当有些事情看起来不妙时，他们不敢提问。"［医疗保健研究与质量机构（Agency for Healthcare Research and Quality，AHRQ），2018］。如果所有的工作人员都轻松提问并分享他们的见解或观点，他们就可以防止伤害，甚至拯救患者的生命。如果他们的观点是错误的，但对话仍然可以作为一种学习经验，促进专业发展和更深层次的专业知识技能，从而提高医疗照护团队的集体效率和幸福感，并可能使未来的患者受益。

如果组织机构希望消除员工的精神困扰和职业倦怠，并提供最佳患者医疗照护，就需要确保心理安全是其工作文化的一部分（专栏 22.1）。

避风港

为了帮助保持医务人员的幸福感，组织机构还必须以公正的方式处理可预防的伤害——去处理导致医疗照护缺陷的因素，而不是去指责个人。支持性团队文化的主要目标是创建一个避风港，减轻患者死亡和不良事件相关的临床医师挫折情绪。这种文化所涉及的组成和行动将在第 26 章（"凝聚性行动：形成避风港"）中描述。

专栏 22.1　道德困扰和心理安全

重症监护病房（intensive care unit，ICU）的一名患者正在挣扎着维持生命。医生们对她的病情已有深入了解，知道她康复的机会尚可（20%），并认为他们应该在接下来的 72 小时内提供积极医疗照护，看看她是否会好转。然而，他们没有与其他团队成员讨论这个问题。ICU 护士错误地认为医疗照护是徒劳的。她们整天都和患者家属在一起，患者的丈夫和孩子们都很不确定、很焦虑、疑惑继续医疗照护是不是正确的做法。眼看着这种侵入性治疗继续下去，护士们道德上很受困扰。他们无法真诚地让家人消除疑虑，也无法重新执行与此前一致的医疗照护团队信息，因为没有人表现出尊重和常识来让她们参与到计划的制订中来。

如果医生与护士分享有关康复可能性的医疗信息，以及只进行 72 小时积极治疗的计划，这种道德困境很可能就不会发生。护士们本可以向团队中的医生解释他们的担忧和患者家属的焦虑。该团队本可以与患者家属和所有医疗照护团队成员安排一个医疗照护讨论会，共同协作制定一个统一的计划。医生和护士本可以向患者家属传递一致的信息。

在这个例子中，创造心理安全主要是医生的责任，因为其权力-距离指数很高（即，在不同角色的人之间权力分配的尺度）。医生应该为医疗照护团队成员之间开放式的双向交流定下基调，并通过让护士参与治疗计划的讨论来表示尊重和重视护士的专业知识技能。团队沟通的失败延续了家属的焦虑，给护士们带来了道德困境，并使医生们丧失了从护理团队那里获得可改善医疗决策的宝贵见解。

组织机构建立多学科改进团队来解决危害事件的根本原因，可以从投入的时间和资源中获得可观的红利。第一个红利是一个更安全的系统（通常具有较低成本的结构）。第二个红利是，通过识别和消除导致伤害事件的系统变量和流程，团队合作得到改善并增加了同事情谊。

人身安全

美国职业伤害率最高的行业是什么？

制造业？采矿？职业体育？

不是的。

医疗行业!

来自美国劳工统计局的证据显示，医院是最危险的工作场所之一［职业安全与保健管理总署（Occupational Safety and Health Administration，OSHA），2013］。与建筑业、制造业或私营企业相比，医院员工的"离岗天数"比例更高。此外，医务人员遭受职业伤害的比例几乎是专业和商业部门雇员的3倍，大约是私营行业整体比例的2倍（OSHA，2013）。

仅在20年前，情况都并非如此。这些统计数字表明，尽管其他部门的安全状况有所改善，但医疗行业在照顾和保护医务人员方面做得不够。医务人员接触到的职业风险，包括职业倦怠和暴露于人们痛苦之中，他们收到哪些保护措施呢？

人身安全意味着，临床医生可以在良好设计系统内的高能团队中工作，而不必担心自己受到伤害。这包括针刺伤、腰背部劳损和职业性过劳伤害等问题。组织机构有义务为医务人员解决这些人身安全问题。解决安全问题向员工传递了强有力的信息来展示领导的关心。以下3个基本方面有助于增强团队精神：

1）它传达给医务人员的信息是，他们的福祉是组织机构的优先事项。
2）它将领导和临床医生联系在一起，追求一个共同的目标。
3）它教授解决系统问题的行为规范，这也是根除大多数职业倦怠驱动因素所必需的。

工作场所的暴力和虐待

工作场所暴力是所有医务人员身体安全的另一个重要方面。来自患者或其家属的威胁和暴力正在增加。这种虐待可以采取口头辱骂、种族或性别歧视、性骚扰或人身威胁的形式。有行为障碍的患者和使用违禁药物的患者，对医疗照护团队成员采取暴力的可能性更大。然而，虐待和辱骂在整个医疗领域都在广泛发生，并不局限于这样的患者或临床工作领域。

医院领导应该了解工作场所暴力的潜在风险，并为医务人员提供适当的人员配备、物理空间和安全保障，以同时满足所有患者的需求，并确保医疗照护人员的安全。在应对这些挑战时，领导应该采取全面的方法来支持和保护他们的员工。

组织机构的最佳实践应该包括一级预防（降级培训）、追踪和早期发现（晨会和交接的一部分）、适当应对（处理不当行为并对遭受虐待的个人给予支持）和二级预防（制定措施避免复发）。这种联合方法最好通过保安人员、护理领导、医疗团队领导、行为健康团队、患者体验办公室、人力资源和法律团队的协作来实现。

案例研究：美国铝业公司与安全

美国铝业公司（Aluminum Company of America，Alcoa）在保罗·奥尼尔（Paul O'Neill）领导下的变革性故事为提高医疗行业的人身安全提供了一个很好的案例研究。从他进入公司的第一天起，奥尼尔就坚持不懈地关注工人安全，以革新整个企业及其文化。他告诉员工和股东，利润不如工人安全更重要。因此，美国铝业成为世界上最安全的工作场所文化之一（Duhigg，2014）。

最后，奥尼尔证明了他一开始就知道的事情：把员工幸福感和安全作为首要事项，将提高员工敬业度，降低成本，增加利润，并带来更高的质量和生产效率。当保罗·奥尼尔退休14年后出任美国财政部长时，美国铝业的年度净收入和股票价值是他上任前的5倍。确实，做正确的事情对组织机构和员工都有好处。

心理安全和人身安全紧密相连

在某些情况下，医务人员的心理健康和人身健康是紧密相连的。例如，当医务人员的压力水平较高时，患者和医务人员自身的胃口就不太好。对于患者来说，人身损害、医疗和用药差错、跌倒和褥疮的发生率更高。对于临床医生来说，工伤、车祸和职业倦怠的发生率更高。职业倦怠与弥漫性疼痛、失眠、记忆减退和集中注意力的困难、过度疲劳、焦虑、敏感易怒和无故旷工有关。鉴于这些事实，组织机构领导人处理各项影响因素去提高工作场所的心理安全和人身安全水平，是势在必行的。

案例研究：社会污染

斯坦福大学商学研究生院教授杰弗里·普费弗（Jeffrey Pfeffer）创造了"工作场所的社会污染"（social pollution of the workplace）这个术语，定义为工作场所压力大、工作时间长、没有医疗保险、裁员、工作不稳定、有毒文化、没有工作控制、微观管理和工作要求过高。根据普费弗的数据，员工在工作场所经历的社会污染是美国第五大死因（Pfeffer，2018）！他估计，每年 12 万人的死亡以及美国年度医疗卫生保健成本的 5% ~ 8% 可能要归因于公司对待员工的方式。为了改善这些统计数据，普费弗认为，公司应该把重点放在消除会导致工作场所"社会污染"的管理措施上，而不是指望员工去找自己的解决方案。

结论

人身安全和心理安全是医务人员理想工作环境的重要组成部分。医疗机构应定期评估其临床工作环境中两种类型的安全状况，并减轻这些安全状况的损害因素。改善人身安全和心理安全是创建凝聚力的核心，必须纳入领导和组织机构的基础建设。

推荐阅读

Agency for Healthcare Research and Quality (AHRQ). Hospital survey on patient safety culture: 2018 user database report [Internet]. 2018 [cited 2019 Oct 31]. Available from:

https://www.ahrq.gov/sites/default/files/wysiwyg/sops/quality-patient-safety/patients afetyculture/2018hospitalsopsreport.pdf.

Duhigg C. The power of habit: why we do what we do in life and business. New York (NY): Random House; 2014.

Occupational Safety and Health Administration (OSHA), U.S. Department of Labor. Caring for our caregivers: facts about hospital worker safety [Internet]. 2013 [cited 2019 Apr 2]. Available from: https://www.osha.gov/dsg/hospitals/documents/1.2_Factbook_508.pdf.

Occupational Safety and Health Administration (OSHA), U.S. Department of Labor. Worker safety in your hospital [Internet]. 2013 [cited 2019 Apr 2]. Available from: https://www.osha.gov/dsg/hospitals/documents/1.1_Data_highlights_508.pdf.

Pfeffer J. Dying for a paycheck: how modern management harms employee health and company performance and what we can do about it. New York (NY): Harper Collins; 2018.

Savic I. Structural changes of the brain in relation to occupational stress. Cereb Cortex. 2015 Jun;25(6):1554–64.

Schneider M. Google spent 2 years studying 180 teams: the most successful ones shared these 5 traits [Interent]. 2017 [cited 2019 Apr 2]. Available from: https://www.inc.com/michael-schneider/google-thought-they-knew-how-to-create-the-perfect.html.

23

凝聚性行动：选拔和发展领导者

今天：苦恼

科迪莉娅（Cordelia）是一位肿瘤学家。她觉得自己的上级，一位几乎没有临床知识的医院管理人员，表现得像一个"老板"，而不是一个领导或导师。她的上级对她的想法或事业不感兴趣，并感觉自己不受重视。她和她的同事们不了解整个组织发生了什么，也不知道他们团队的努力如何与组织计划相适应。他们只是被告知他们被期望接诊多少患者以及他们需要做些什么，没有任何解释或对话。科迪莉娅对自己的工作没有发言权。她觉得自己被困在了这个组织机构里，已经开始自我放弃，对她的工作只是按时上班，为她的患者尽力而为。

...

选拔和发展领导，是 4 个行动中的第一个行动，旨在创造凝聚力和培养前文刚提出的 3 个理想工作要素。在这一章中，我们将讨论选拔和发展那些具有高情商和团队精神培养行为的领导的重要性。

加拿大鹅

加拿大鹅是令人惊叹的候鸟，在集体领导方面为人类树立了一个很好的榜样。鹅以"V"形队列飞行。当鹅列队飞行时，由于空气动力效率的提高，它们可以节省大量的能量。它们可以 40 英里 / 小时（64 千米 / 小时）的速度飞行，还可以加速到 60 英里 / 小时（97 千米 / 小时）。在迁徙过程中，它们每天在大约 3000 英尺（1 千米）的高度飞行 1000 英里（1609 千米）以上。但它们不能单独做到这一点。团队力量比单个成员的力量之和要大得多。

鹅轮流担任领导者的位置并在疲惫时离开，分担责任，公平分配额外负担和领导工作。没有单独一只鸟知道整条路线。但他们可以全体找到数百英里以外的目的地。加拿大鹅在 V 形队列时，也能更好地相互交流。他们使用肢体语言和至少 10 种不同的声音进行交流。鹅需要整个团队来完成它们的迁徙任务。它们成群结队而行。

最优秀的人类领导者、团队和组织机构都有很多这样的品质。加拿大鹅的文化为人类提供了一个集体轮流领导的理想示范，这种领导方式将在本章中描述。

引领 VUCA 世界

在过去几十年里，领导的基本原则没有太大改变。高效的领导者都有一套基本的核心品质。他们以正直态度行事，以远见卓识引领，激励追随者取得成果，清楚地沟通，并在信任和尊重的基础上建立关系。

尽管领导的核心组成部分没有改变，但他们领导的世界经历了实质性的变化。今天，我们的世界是一个 VUCA 世界（Bennett and Lemoine，2014）：

V = Volatility（易变性）（变化迅速而广泛）

U = Uncertainty（不确定性）（未来无法准确预测）

C = Complexity（复杂性）（问题是多方面的，有复合的原因和解决方案）

A = Ambiguity（模糊性）（最佳方法和效果尚不清楚）

在 VUCA 世界里，领导者必须具有更强的适应性思维能力。事实上，1500 多位首席执行官（CEO）认为，当前工作环境的日益复杂是他们认为最关心的问题（Bennett and Lemoine，2014）。大多数首席执行官们，包括医疗机构的首席执行官，都表示他们的组织机构还没有准备好应对这种复杂性。

领导发展的商业性论据

拥有由证据和最佳实践定义的领导发展计划的组织机构，其表现始终优于那些策略不佳或无策略的组织机构（Jones and Olken，2005；Goodall，2011）。他们已经准备好应对 VUCA 世界的变化。拥有有效的领导发展和选拔计划的组织机构在许多方面优于没有此类计划的组织机构：

- 全体员工流动下降了 18%。
- 高绩效员工的流动下降了 62%。
- 领导评分提升了 2～3 倍。
- 生产效率和财务业绩更加一致。
- 在上一次经济衰退期间，裁员的比例是同侪项目的一半。

拥有领导发展计划最佳实践的组织机构不仅仅是在发展领导，而且通过让团队参与进来并建立员工信任和内在互联，他们也在创造人力资源和社会资源以及高绩效、可持续的组织机构（Swensen et al，2016a）。专栏 23.1 描述了一些领导发展的永恒最佳实践，以应对复杂和快速演变的环境挑战。

领导选拔

要想在 VUCA 世界中茁壮成长，组织机构必须谨慎地选拔他们

专栏 23.1　领导发展的永恒最佳实践策略

- 确保行政领导层在愿景、战略和策略中的承诺和参与，以用于领导层的选拔和发展，进而培养团队精神。
- 保持领导发展和选拔战略与组织机构文化相一致。
- 组合联系商业策略与基于经验的、基于行动学习的关键领导人才计划（即做真实的、优先考虑的工作，而不是案例研究或模仿）。
- 注重领导和团队成员之间的多样性和包容性，为最佳领导力发展和决策提供更广泛的想法、观点和见解。
- 建立一种具有内部辅导专长的辅导文化，促进领导力圆桌会议，并在各级别培养辅导技能，以推动领导力发展（见第 20 章，"凝聚性理想工作要素：职业发展与指导"）。
- 加速整体领导管路的发展以通向各级领导（即集体领导）。

的领导。因为领导在组织机构文化、职业成就感和团队精神中扮演着非常核心的角色，所以领导的选拔至关重要。传统上，医师领导是根据年资、国家级名誉、研究专长或医师技能来选拔的。他们不会因为拥有领导人民的技能、举止和才能而被选拔。这种传统选拔方式正在发生改变，但速度很慢。

　　临床医生领导的选拔需要全员参与。领导选拔过程应包括向新领导汇报的医务人员，此过程必须是透明且有意义的，以确保临床医生参与的最佳结果。如果执业医生参与或共同指导领导选拔这一过程，他们会感觉自己更像是合作伙伴，而不是员工。相反，如果领导是由管理人员严格选拔的（不与临床员工商议），那么临床医生的社会资源将削弱，敬业度也会降低。更糟糕的是，如果没有所领导的员工认可，新任命的领导将陷入不必要的斗争、挣扎或失败。当然，最终是将由医务人员来决定一个处于领导地位的人是否真的会成为他们的领导者。

　　圣母大学（诺特丹大学）（University of Notre Dame）名誉校长、圣十字教会会众、特等功勋十字章获得者西奥多 M. 赫斯伯格（Theodore M. Hesburgh）牧师很好地阐述了这一原则。在他即将宣布卢·霍尔茨（Lou Holtz）（现为大学足球名人堂成员）成为足球队新任主教练的新闻发布会之前，他告诉霍尔茨先生，"我将宣布你成为圣母大学的新任足球教练，但我不会向全世界宣布你是圣母大学足球队的领队。我可以给你这个头衔，但你是否是领队由球员们决定。"

在梅奥诊所（Mayo Clinic），医生领导将由他们有权服务的员工选拔，以建立一个强大而有意义的合作伙伴关系。在现有医生领导按计划换届之前，科室的每个成员都会接受另一个部门的医生的面谈。面谈包括这个问题，"谁会成为你团队的好领导？"结果将会保密，同时汇集在一起，由该部门确定的前 3 ～ 4 名候选人在一个正式的遴选委员会过程中接受面试。该过程由领导换届部门以外的其他部门的医生来领导。无论谁被任命为领导，都是成功的，因为在整个综合实践过程中，这个人已经得到了其将服务的同事的信任与尊重。

领导发展

团队精神战略的一个组成部分是一种建设性的组织机构-临床医生关系，这种关系由有效和一致的领导发展支撑。尽管在推进战略和提供可衡量的投资回报的同时，可以有效增加领导者人才，但对医疗保健领导发展的投资落后于其他商业领域十年或更长时间。一线临床领导的有效性是组织机构成功的最关键因素之一。临床领导的表现不仅影响到每个工作科组的工作量，也影响到那些他们享有领导特权并与他们共同创造理想工作生活成果的人的福祉。

领导梯队（补给线）

对于一个组织机构的长期持久性而言，关注领导梯队（补给线）是至关重要的（图 23.1）。最优秀和最具韧性的组织机构为每个重要的领导职位安排一个继任池。例如，梅奥诊所为整个组织机构的所有关键职位都有一个完善的领导梯队（补给线）（即对于医师领导来说，这涉及 242 位医师领导角色）。每个继任池中的人才都应该根据能力、意愿、种族多样性和性别多样性进行衡量。

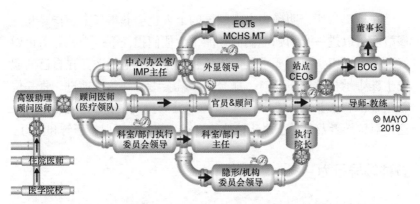

图 23.1 梅奥诊所的领导梯队（补给线）。医师领导梯队补给线的概念代表了初级领导到高级领导在指定领导职位上的发展流程。在补给线沿线的每个职位上，都会对领导的继任池进行评估，评估他们进入下一等级的准备情况、领导行为，以及种族和性别多样性。补给线始于高级助理顾问医师身份（新入职员工）。在3 年的时间里，这些员工要接受数十个小时的沟通、质量改进和专业培训。他们还会接受情商和 360° 评估。他们有机会参与各种领导活动。在补给线的每一个结合点——从新员工到董事长——领导都会接受评估、发展、指导和辅导，目标是让他们为下一个领导职位做好准备。这样做的目的是拥有一支合格的、准备就绪的多元化领导群体。他们有能力使同事参与，为他们所领导的人培养职业成就感，增加社会资本，并产生团队精神。BOG（board of governors），董事会；CEO（chief executive officer），首席执行官；EOT（executive operations team），执行运营团队；IMP（integrated multispecialty program），多学科综合项目；MCHS（Mayo Clinic Health System），梅奥诊所健康系统；MT（management team），管理团队

　　能力评估应包括个人在其当前职位上使用领导行为指数（第 15 章 "自主性行为：评估领导行为"）展现 5 种领导行为的程度。这是未来成功的关键预测因素。这些领导行为是可以教授的，应该用于领导选拔。应持续向一线领导提供反馈（不是每年一次）。一线领导的上级应分享领导发展的建设性和支持性机会。然后，组织机构应提供资源（例如，改进科学指导、执行辅导、会议促动技术、时间管理专题讨论会），通过参与质量改进团队，以及通过执行辅导和其他专门旨在提高临床医生领导展示五种领导行为的能力的计划，来帮助领导团队持续发展。

　　在梅奥诊所，明确为未来领导的个人也会获得任务、指导和发展机会，以进一步增强他们的技能，为他们担任下一个领导角色做好准备。当组织机构要求他们担任领导角色，他们选择在自己的职业生涯中承担这项责任时，那么领导就会沿着补给线前进。每一位新上任的梅奥诊所医生领导都被邀请并鼓励与一位执行教练合作。这是对领导者及其员工团队精神的投资，使补给线保持新鲜和活力。

五种领导行为

　　领导如果要想表现出一种能激发团队精神、减少职业倦怠的关怀态度，就必须发展第15章（"自主性行为：评估领导行为"）中详细描述的5种领导行为：包容、知会、询问、发展和认可。这些领导特质是每个领导者都能够做得到的。它们不是火箭技术。这是常识，不是常态。

　　尽管这些远远不是领导者所要求的全部技能，但它们是领导力中最关键的方面，对培养他们所领导员工的敬业度和职业成就感至关重要。如果一家机构所做的一切，只是为了通过这5种行为来选拔和发展领导，那么医务人员就会知道他们的领导者关心他们，他们就会被赋权去改善和共同创造工作环境，职业倦怠率会下降，患者的预后也会改善。

　　如果你关心某人，你应该知道对他们来说什么才是最重要的。在医疗方面，这意味着要了解你所监管员工的职业抱负。我们询问了数百名医务人员的一线领导（如部门主任、科室主管、护士经理、诊所负责人），他们是否知道激励他们领导的每一位医务人员并为他们提供有意义的工作具体包括哪些方面。面对一个人，他们诚实地回答说他们不知道。我们驳斥他们去反思，在不知道是什么激励他们的情况下，他们是否能够有效地领导员工，将其潜力、敬业度、自主努力最大化。我们驳斥他们去反思，通过询问是什么鼓励和激励了他们……是什么给他们带来了工作中的乐趣，如何使其所领导的个人参与到对话中来。

　　领导者可以利用对每个同事来说重要的信息，共同探讨如何培养和应用这种兴趣，以造福个人、工作科组、组织机构、患者及其家属。

情商

　　情商是一种感知、理解和管理情绪的能力，能够明智地、共情地掌握人际关系。它是个人和职业成功的基础，可以得到学习和提高。当领导者的情商较高时，团队成员的焦虑、压力和职业倦怠程度较低。领导者的情商能提升团队满意度、敬业度、产量、幸福感、有效性，最终提高患者医疗照护和团队精神。

　　情商应该是领导的标准。为所有新入职的医务人员设置评估和提升情商的程序是可行和有效的。在梅奥诊所，所有医生在入职头3年的第一年结束时，都会接受标准化的、以国家为基准的情商评估，然后才会做出永久录用。这些评估为医生提供了一个自我反省、成为更好的团队成员和患者的医疗照护提供者的机会。虽然评估无关于及格与否，但医生们明白，他们必须尊重并对患者和医疗照护团队成员的情绪、需求和心理安慰保持敏感，才能适合梅奥诊所以患者为中心的文化。所有员工都可以获得情商和共情方面的培训辅导。

　　此外，在为期3年的入职期间的第二年结束时，所有医生都要接受一次360°评估。这基本上是一种定性的情商评估。每位医生都会收到来自合作团队成员（即护士、经理、社会工作者、实习人员、管理人员和其他医生）的匿名和保密反馈。这传达的信息是，特别关注是一项团队运动，其目的是优化人际互动以培养团队精神。

谦逊的问询

　　在非正式、标准的工作环境和更正式的环境（如年度总结）中，富有活力的领导者经常表现出对整个专业医疗团队的想法的真正兴趣。表达这种兴趣的一种方式是通过"**谦逊的问询**"，这是在组织文化和领导力方面的国际权威埃德加·沙因（Edgar Schein）创造的一个术语。谦逊的问询指的是一种感兴趣、好奇和示弱的态度。谦逊的问询反映了一种建立协作关系的愿望，并基于这样一种信念，即领导者依赖于其所领导的人们，需要从他们的经验和洞察力中进行学习来发挥作用。

　　谦逊的问询是一种源自意向、自信和谦逊（即要求获得诚实反馈的个性）的观念和技能。谦逊的问询是参与式管理的一部分，使领导就如何改善领导力和工作生活征求同事的意见成为必要。只要有可能，谦逊的问询也应该包括授权临床医生与其他团队成员合作开发并将他们的想法付诸实践。这些活动给科组带来的有益成果，提供了取得成就和获得表彰的机会。让临床医生参与共同创造更好的工作环境是一种使之感到荣幸的认可方式，承认他们是被信任的。它促使他们改变内在激励因素并减少职业倦怠。

通过询问-倾听-赋权（并重复）发展临床领导

　　参与式管理与协作行动计划是领导力发展、行动学习和团队精神的天然契合点。在第 16 章（"自主性行动：清除'石子'"）中详细讨论的询问-倾听-赋权（并重复）改进过程，是领导力发展的一项重要技术。这一过程是领导者展示谦逊的问询、利用人们的热情、赋予他们权力并帮助他们发展的有效方式。它还为谋求领导力的临床医生提供了一个机会，让他们去尝试并提高自己的人员和操作技能，同时做切实的工作，让同事和患者的生活变得更好。

　　我们建议将这一主动学习过程与辅导、指导、分配、评估、评价、反馈和深思熟虑的目标规划一同使用，作为组织机构领导力发展的核心组成部分。

培育社会资本

　　培育社会资本是领导的基本职责。因此，领导力发展必须包括培养这些技能。领导力发展过程本身也应该建立参与者之间的信任和互联。这可以通过多学科、基于团队的活动来实现，这些活动涉及来自不同地理区域和学科的医务人员。

医务人员的信任和互联也可以通过领导力发展来扩大，仅需专注于两个简单方法：5 种领导行为和询问－倾听－赋权（并重复）流程。社会资本有益于组织（即优化传播、学习和生产），有益于个人（即增强韧性和友谊，减少职业倦怠），也有益于患者（即更安全、更可靠的医疗照护）。强大的社会资本是任何组织可持续竞争优势的首要来源。领导应成为社会资本发展的主要力量倍增器。

医生、护士、高级执业人员和其他医务人员往往高度参与到他们的工作中。然而，这种参与并不一定意味着他们致力于自己的组织机构（例如我可以在任何地方做护士）。通过改善临床医师－组织机构合作关系，能够解决这个不一致，并会带来更大的主观意愿和团队合作，更多地参与流程改进，降低职业倦怠率，减少人员流动和改善患者预后。

双头和三头领导

没有合作，任何临床领导都无法成功。双头和三头领导是医疗行业的范例。在这种模式下，医师领导以及其他临床领导，与行政管理者合作形成二联体，或者与行政和护理领导合作组成三联体。这些模式允许临床医师在担任领导角色的同时，保持有意义的临床存在。

临床执业人员（例如，医生、护士、社会工作者、药剂师、技师）与没有临床专业知识和积极实践的个人相比，在与工作领域的他人联系方面处于更高的地位。临床执业领导了解医院和诊所当前的实际工作。在行政管理合作伙伴的支持下，他们也可以更易于与同事们继续一起工作，并将其视为合作伙伴而不是员工。

双头和三头领导使临床领导更有效率，并帮助他们在所领导的人们中保持可信度。梅奥诊所使用"医生－管理者"双头领导模式已有一个多世纪的历史了。

扩展领导能力

未来领导需要的最有价值的能力正在演变，并反映了适应 VUCA 世界的需要（图 23.2）。在医疗领域，领导者现在必须具备的必要技能、能力和属性包括适应能力、自我意识、员工参与度、协作，以及跨越组织机构传统边界的系统思维。

近 90% 的高管认为，对他们来说"极为重要"的是，跨越所有类型的边界进行有效的工作，包括职责和专业知识技能的水平边界，以及地理、人口统计和利益相关方的边界）。然而这些高管中，只有 7% 的人认为他们目前在这方面"非常有效"。这突显出，领导人需要走出舒适区，在内部和外部形成联盟，在与不同的人和不同观点打交道时变得更加自在。

发展集体领导

大多数人在他们职业生涯的某个时候，都享受到了准备特别充分的领导的快乐和红利。大多数人也遭受过错失机会的痛苦，并目睹了当挣扎或失败的领导达不到目标时，随之而来的情感和经济的代价。他们对于投入领导发展拥有第一手经验和确凿证据。有准备的领导会带来成果。打造组织机构的领导能力是一个明显的区别。它发生在整个系统的环境之中，对每个组织机构的文化、策略、流程和人员而言都是独一无二的。

发展组织机构的集体领导与发展个人领导一样重要，甚至可能更加重要。这需要一个策略，去发展所有级别的、正式与非正式的领导，使组织机构中的所有人都能致力于同一使命，朝着同一方向前进。鉴于 VUCA 世界的医疗行业日趋复杂，对于少数高管而言，挑战和要求过高以至于无法独自应对。传统上将个人领导者视为英

今天 →	明天
职业倦怠是临床人员需要解决的一个问题	团队精神是组织机构有效性的领先指标
质量是必需的花费	质量是商业策略
领导是一个职位和头衔	领导是行为和特征属性
勉强的领导	热情的和目标驱动的领导
认知能力：演绎推理、分析解决问题	使用价值观驱动的思维，创造性解决问题
独立领导所需的知识基础和经验	提出正确的问题、提供与接受反馈、处理分歧的能力
通过权威、命令、备忘录、公告和职位头衔来发挥影响	通过沟通、信任、证明、真实和谦逊的仆人型领导来发挥影响
深入实地的医疗知识和联系	对文化的共情理解能力
能够领导面对面的团队	带领模拟和面对面团队的能力
深入的综合管理、胜任力和相应的知识	深度专业技能加上更广泛的思维来处理复杂问题
管理：正确地做事	引导：做正确的事
有责任变革管理	学习和适应：韧性
英雄般的个人努力	合作团队努力
现状	创造力与创新力
个人成就	团队成就
人们被告知该做什么	谦逊的问询，寻求解决
直接报告	使同事和团队成员参与
组织机构里最聪明的人拥有所有答案	提出正确问题并邀请参加的能力
个人领导发展	集体领导发展
人力资源与发展责任经理	自身发展责任领导
固定的职业倦怠心态	基于抱负的团队精神心态

© MAYO
2019

图 23.2　领导品质的改变：今天和明天 [Adapted from and informed by data from Petrie N. Future trends in leadership development：a white paper（Internet）. 2011（cited 2019 Apr 8）. Available from：http：//integralleadershipreview. com/7264-nick-petries-future-trends-in-leadership-development-a-white-paper/.]

雄的观念，正在向集体的、无边界的和相互联系的组织机构领导能力转变。

结论

人们不会离开组织机构。但他们会离开无效的领导。当一个组织及其领导得到信任，组织机构整体绩效的改善与他们负责服务的医务人员整体表现的改善之间，呈现正相关。参与式管理是一种领导的社会方式，它吸引同事各自集结成团队，去面对挑战，然后共同努力去推进与使命一致的目标。

当医疗机构组织规划其系统和架构，以促进集体管理的理念，并聘用和发展那些表现出文明精神、具有社区建设技能、具有社交才能和高情商的临床医生时，它们就能够实现无边界的组织机构领导能力，并为成功做好准备。这种领导方式是与医务人员相匹配的文化，因为它承认他们的专业知识和改善工作环境的愿望，以更好地满足患者的需求。选拔和发展具有团队驱动、心理安全和建立共识技能的领导，是凝聚性行动纲领中基于证据和经过验证的行动，将减轻职业倦怠并促进团队精神（专栏 23.2）。

专栏 23.2　攻略

- 考虑采用双头或三头领导模式，允许临床执业人员与管理人员和护理领导建立适当的合作伙伴关系进行领导。
- 考虑所有组织机构和临床领导的任期限制和角色轮换。
- 考虑让临床人员参与所有影响临床事务的领导选拔。
- 确定所有高管理解并成为促进职业成就感的五种关键领导行为的榜样。
- 通过评估、反馈、培训、分享最佳实践、技能培养活动和辅导来着手发展领导的五种行为。
- 考虑对一线临床人员进行年度员工调查，以评估领导在五种行为方面的表现情况。

明天：成就感

科迪莉娅的医疗机构母公司意识到整个组织机构的员工士气很差，尤其是科迪莉娅所在的部门。他们建立了一种双头领导模式，并用一名临床领导和一名行政管理合作伙伴取代了她的上级主管。科迪莉娅的新领导行为一点也不像老板。她理解科迪莉娅的担忧，对她的想法很感兴趣，并与团队共享科组的所有数据，这样他们就可以一起找出最好的前进道路。她有情商，在上周，就实际安排了一个时间让他们见面，讨论是什么给她带来了工作乐趣。科迪莉娅重新找回了对工作的热情和兴奋，因为她感受到了被尊重并被视为同事。她所在科组的其他人也有同感，该部门的团队精神也在增加。

推荐阅读

Bennett N, Lemoine GJ. What VUCA really means for you. Harv Bus Rev. Jan/Feb 2014. Available from: https://hbr.org/2014/01/what-vuca-really-means-for-you.

Goodall AH. Physician-leaders and hospital performance: is there an association? Soc Sci Med. 2011 Aug;73(4):535–9.

Jones BF, Olken BA. Do leaders matter? National leadership and growth since World War II. Q J Econ. 2005;120(3):835–64.

O'Boyle EHJ, Humphrey RH, Pollack JM, Hawver TH, Story PA. The relation between emotional intelligence and job performance: a meta-analysis. J Organ Behav. 2011; 32(5):788–818.

Petrie N. Future trends in leadership development: a white paper [Internet]. 2011 [cited 2019 Apr 8]. Available from: http://integralleadershipreview.com/7264-nick-petries-future-trends-in-leadership-development-a-white-paper/.

Schein EH. Humble inquiry: the gentle art of asking instead of telling. San Francisco (CA): Berrett-Koehler Publishers, Inc; 2013.

Swensen S, Gorringe G, Caviness JN, Peters D. Leadership by design: intentional organization development by physician leaders. J Manag Dev. 2016a;35(4):549–70.

Swensen S, Kabcenell A, Shanafelt T. Physician-organization collaboration reduces physician burnout and promotes engagement: the Mayo Clinic experience. J Healthc Manag. 2016b Mar-Apr;61(2):105–27.

24

凝聚性行动：提高实践效率

今天：苦恼

萨米尔（Samir）是一名初级保健医生，他过去很喜欢上班。他有时间就会与他的患者交流，每周几次与他的医疗照护团队共进午餐。但是，那些日子已经一去不复返了。电子环境使他的生活变得糟糕。对文书的新要求似乎没完没了，毫无目的可言。行政和文书工作变得不堪重负，再也没有时间与患者或同事沟通，甚至没有时间考虑阅读一本好书。他的一天通常在下午 6:00 结束，家庭晚餐从下午 6:30 开始。现在，他通常晚 15 分钟回家吃晚饭，在孩子们上床睡觉后，他总是要多做几个小时的图表和文书工作。每天晚上他都在想："这样的生活我还能坚持多久？"

◆ ◆ ◆

提高实践效率是四个凝聚性行动中的第二个。在这一章中，我们将提供成功实施该行动的一个路线图，并展示它是如何减轻职业倦怠和培养团队精神的。

提高实践效率的影响

案例研究：弗吉尼亚·梅森研究所（Virginia Mason Institute）

[个人访谈，萨拉·帕特森（Sarah Patterson），健康管理硕士，美国医疗实践管理学院研究员[①]，执行董事]

本章的最佳开启方式是萨拉·帕特森的故事。萨拉在弗吉尼亚·梅森研究所担任医疗主管已有 30 多年。她认为，医务人员的职业倦怠通常是由于领导者未能以足够快的速度发展其思维心态、管理方法和系统，以跟上医疗领域日益复杂的挑战。

弗吉尼亚·梅森研究所长期以来一直以自己是一个不同寻常的工作场所而自豪。弗吉尼亚·梅森研究所成立于近 100 年前，是一家医生合伙开业的诊所，一直保持着重视团队合作和质量的文化。他们有一个基本的信念，即在团队设置下的实践可以让医生协同工作，为患者提供尽可能好的医疗照护。在董事长兼首席执行官加里·卡普兰医师的领导下，弗吉尼亚·梅森研究所的员工在过去 20 年里一直致力于采用一种管理系统。该系统基于持续改进、消除浪费和缺陷、通过给予员工推动工作改进的机会和期望来表现对员工尊重的核心原则。考虑到他们在开始其旅程时没有医疗行业典范，弗吉尼亚·梅森研究所向工业和制造业企业寻求实现其目标的最好方法。

萨拉指出："当我们开始改变心态成为领导时，来自工业界的老师鼓励我们去看看一线正在发生什么。他们让我们只是观察：不要对话，不要向人提问，只是观察。渐渐地，我们能够看到我们组织机构中普遍存在的混乱和浪费。我看到医院的护士多次离开病房寻找补给，并排队从配药科组取患者的药物。我看到医生助理经常被护士和住院医生的呼叫打断。我看到诊所里的医生仓促地查看患者

---

① Fellow of the American College of Medical Practice Executives, F.A.C.M.P.E.

的病历，看看患者在等候的过程中需要做什么预防性检查。我观察到医生就等候预约的时间向患者道歉，然后眼睁睁地看着患者再次等候被带去诊室。"

萨拉回想起她的工业界老师问过这样的问题："你对这些护士、医生和医疗助理必须管理的重复工作（浪费）做了什么？由于流程设计的不足，导致你的员工做这么多浪费的事情。这对你的团队成员是非常不尊重的。解决这个问题是你作为领导的工作。"这从根本上改变了萨拉对她作为行政管理领导的角色以及她应该把时间集中在哪里的看法。今天，弗吉尼亚·梅森的医疗系统已经大大减少了浪费，是一个以患者为中心的组织机构。工作人员和患者的境况明显好转。

创造效率

创造一个高效的实践环境是真正尊重医务人员并与他们共同改善其工作场所。提高执业效率远远不止于减少文书工作或优化电子环境，还包括优化工作流程和消除各种形式的浪费。最佳方法是：

1）观察正在进行的临床工作。

2）评估行政工作以确定它是否从患者角度增加了价值。如果没有，则停止。

3）识别出那些确实增加了价值，但对医务人员而言，需要过多时间和负担的行政工作。

4）通过提供必要的资源和人员配置，精简和优化工作流程、工序、效率、变化和缺陷，减少这项工作的时间和精力消耗。

5）重复这个过程。

在很多组织机构中，患者和医务人员缺乏可持续的管理系统，缺乏持续、有意义的过程改进以提高实践效率（图 24.1）。通常效率低下的流程工序包括预检分诊、排程系统、病房使用与分配、信

$$\text{实践效率} = \frac{\text{临床工作所产生的增值}}{\text{完成所需消耗的时间+精力}}$$

© MAYO
2019

图 24.1　实践效率

息化医嘱输入、转诊、保险预审批、文书归档、药物补充和患者端的信息归档。在有创手术和无创手术的实践中，正在手术和其他手术室的排程和使用、翻台周转时间、人员和团队合作（包括手术室团队的一致性）方面也被发现效率低下。系统地提高这些工序和流程的效率，可以通过消除低效和浪费的挫败感来减少医务人员的倦怠。

　　低效实践是为识别和消除医务人员的挫折感，并为患者创造价值的一个目标丰富的环境（见第16章"自主性行动：清除'石子'"）。以患者为中心，应评估其增值过程与完成这些过程所消耗时间和精力的关系。如果可行，则该比值会增高。如果冠状动脉搭桥手术通过一种精简流程进行，没有缺陷，没有浪费精力，耗时较短，但没有临床可行性，那么实践的效率就是零！如果一名护士花费三个半小时拨打多个电话，为一种昂贵的炎性肠病药物进行保险报销，这种药物可以挽救生命，而且有证据支持，那么其价值很高，但效率（价值除以完成这一任务所消耗的时间和精力）很低。低效率的活动是为患者创造价值、为医务人员创造时间的机会。它们也是减少职业倦怠的机会。

案例研究：回家之前完成工作（一个新颖的想法）

　　阿特里乌斯健康（Atrius Health）医疗组织优先减少其医务人员的倦怠，因为这对其未来至关重要。也许阿特里乌斯健康医疗组织正在进行的最雄心勃勃的工作流程改进项目来重构其内科实践模式。

这项倡议的目标是让所有临床人员**在白天**完成每日工作，为他们自己腾出晚上和周末的时间。

流程重构的目标是：①让所有医务人员在其执照许可的上限工作（例如，更好的团队协作）；②从医生收件箱中删除不必要或多余的工作（例如，删除注释的副本）；③自动执行特定任务的工作流程（例如，重新配药）；④追踪医疗照护差距并采用标准化工作；⑤促进所有执业地点的最佳工作流程。

大量的时间和精力被用来重新设计工作流程，并致力于发展和维持一个幸福和可持续的环境。从历史上看，阿特里乌斯健康医疗组织认为苦苦挣扎的医务人员是脆弱的。因此，他们现在坚持不懈地提高系统效率，使所有医务人员受益，并按照优先顺序排列项目。他们已经成功地发现，当领导层致力于以持续的方式调动和集中资源，以减少职业倦怠的驱动因素并提升团队精神时，就会发生根本性的组织机构变革。

电子技术

在我们探索当前电子世界的黑暗空间之前，我们应该强调，电子环境在很大程度上提高了满意度和生产力。你们中的许多人都记得纸质病历的日子（它通常不是随患者一起到来的）。今天，在患者就诊时就可以在线访问实验室检验结果和检查室影像结果，大大提高了效率。拥有对 PubMed（免费在线搜索引擎，访问美国国家卫生研究院 National Institutes Of Health 的 MEDLINE 生物医学文献数据库）和 UpToDate（一个强大的临床决策支持工具）指尖的数字访问是一件令人赞许的事。移动设备使用得当，可以提供移动性、灵活性、效率和生产力优势，来改善工作与生活相结合，为临床人员和患者提供帮助。

临床人员实际上预计会有一天，通过更自动化的决策支持、人工智能、基于电子辅助的团队医疗照护、患者参与远程医疗以及出色的语音识别转文字输入和转录服务，实践效率将进一步提高。然而，直到那一天，电子环境的效率提高将始于对五种常见错误的认识和避免。

五种错误

领导在评估如何减轻电子环境中人员的辛劳时，会犯五种常见的错误：

（1）混淆效率与工作量。许多管理人员认为，更高的患者量或每个医疗服务提供者产生的相对价值单位是更高效率诊所的衡量标准。然而，这些实际上是一个更高工作量诊所的衡量标准。效率取决于提供这种工作量所需的努力程度。

（2）认为所有文书负担都是由于电子环境所致，却忽略了去识别与流程工序相关的文书负担（例如，排程、登记、住院、医嘱、患者教育、文书归档、收件箱消息分类、开具账单）。

（3）认为电子环境是无处不在、无法避免、不可估量的灾难。做出这一假设的领导者呈现一种受害者心态，错过了那些与电子健康档案（electronic health record，EHR）的功能和使用以及工作流程相关的、将提升医务人员幸福感的可操作特征的机会。

（4）狭隘地仅关注电子健康档案，却未能认识到与电子环境整体相关的不良影响（例如，电子邮件、移动设备、声音通知和警报、死机中断）。

（5）断定电子健康档案工具本身就是与电子健康档案相关效率低下的唯一罪魁祸首。事实上，增加的负担中很大一部分来自监管、付费方和公共报告的要求，以及组织机构的合规部门如何解读这些要求（通常可能是以最保守的方式）。

难以驾驭的电子环境

医生每花 1 小时与患者面对面，就会多花近 2 小时更新电子健康档案和完成文书工作。电子健康档案任务经常从工作时间转移到个人时间。对电子健康档案的时间戳研究表明，医生平均每月在晚上和周末花近 30 小时与电子健康档案交互，以完成图表、查看结果和收件箱信息（DiAngi et al，2017）。社区医院的急诊科医生将数据录入至电子健康档案所花费的时间比任何其他活动实际都要多得多，包括患者直接医疗照护。在急诊科繁忙的 10 小时轮班期间，鼠标总点击量约为 4000 次（Hill et al，2013）。

太多领导所犯的错误，是错误地认为没有解决办法。有许多方法可以减轻行政管理和文书工作的负担，包括美国医师学会（American College of Physicians）的"患者位列文书工作之前（Patients Before Paperwork）"倡议①中描述的那些方法。

电子健康档案的隐藏效果

除了相关的点击和文书负担外，电子健康档案还从根本上改变了临床医生的工作方式。研究表明，即使在检查室，医生近 40% 的接诊时间是用于电子健康档案交互，而不是交流、检查和参与患者对话，而这些已经成为该职业的基石有几个世纪了（Sinsky et al，2016）。制图时间的增加通常也会导致与同事和其他团队成员交流的时间减少，这会导致一种孤立感。所有这些都增加了职业困境的风险。

为了克服这种有害影响，领导必须有意识地努力恢复医务人员与患者和同事之间的联系。在今天的实践环境中，培养合作共治

① 译者注："患者位列文书工作之前"是美国医师学会的一个倡议，旨在通过减少行政管理的复杂性，消除那些有损患者医疗照护、导致医务人员职业倦怠的非必要的任务，挑战非必要的实践负担，来重振医患关系。

和与同事联系的组织机构方法将在第 30 章（"友谊性行动：培养社区和聚餐"）中讨论。恢复与患者的联系可以通过将检查室的干扰和分心减至最少来实现。这包括为文书归档和医嘱录入任务提供帮助，以便医生可以将他们的时间和注意力集中在患者和医疗决策上。

案例研究：放射科

电子健康档案改变工作基本特征的确切方式因学科而异。放射科就是一个例证。

在电子健康档案之前，放射科医生每天早上都会"开庭"，审核阅片，与照护患者的临床人员讨论患者病情。这是一个社区活动：放射科医生授课，团队提供临床背景资料。对前一天的病例进行随访讨论，并审查检查结果。

在影像数字化之后，这一切都改变了。放射科医生最初对数字化图像感到高兴，因为他们在工作日中会有更多的时间。然而不久，他们意识到他们的工作已经永远改变了。他们更加孤独，与同事的联系更少，与患者直接交流专业知识和应用的情况也较少发生。在当今世界，放射科医生读取图像时可能与治疗医生处于不同的州（或大陆）！

今天，放射诊断科医生每天检查数千张 CT 扫描和磁共振图像的最常见方法是坐（没有身体活动）在暗室（没有阳光）里，没有社交活动（孤独），也无法输入该影像学检查是否合理适当（认知失调）。当进行会诊咨询时，则是通过电脑工作站和电话进行的，而不是亲自面对面（没有荷尔蒙①）。这在一定程度上解释了为什么放射科医生在职业倦怠风险最高的五个专科领域中。

那么，我们能做些什么呢？放射科医生当然不能也不应该倒退。

---

① 译者注：oxytocin，是一种叫作"后叶催产素"的荷尔蒙，与人们之间的依恋感、依附感、交流愿望、亲密关系的渴望呈正相关，同时具有止痛和镇静作用。

放射科实践和医生应有意地考虑以下行动：

- 安排规律的短暂步行休息，并享受阳光。
- 有意计划与同事共进午餐或休息。
- 亲自出席临床会议，提前 5 分钟到场与同侪交流。
- 创建一个具有可选式读片工作站的工作环境，可全天从坐姿移动到站姿。
- 创建工作间，让放射科医生能够与同事物理上接近，以培养社区。
- 建立跑步机工作站组合，以便放射科医生可以在慢走时读片（这对放射科医生和患者来说都是有益于健康的，因为它提高了读片的准确性）（Fidler et al，2008）。

合规部门

　　组织机构的合规性部门经常充当电子健康档案相关因素的放大镜。合规部门经常以尽可能最保守的方式解读法规，包括健康保险流通与责任法案（Health Insurance Portability and Accountability Act，HIPAA）相关的法规，以便将组织机构风险降至最低。然而，这种保守的解读往往会给临床人员带来进一步的低效。一个简单的例子是在电子健康档案中执行较短的自动注销间隔，目的是最大限度地降低有人访问带有患者信息的工作站的风险。然而，这些短暂的注销往往导致医生不得不在一次 20 分钟的患者接诊中多次登录回到电子健康档案。如果医院没有执行高效的登录步骤（例如，感应式登录），这些中断可能会占用 2 ～ 3 分钟（即 10% ～ 15%）的接诊时间并将办公室的就诊碎片化。低效的根源不是电子健康档案，而是合规部门对法规的解读过于严格。

　　同样，许多组织机构的合规部门建议，只有医生才能输入医嘱［美国医学会（American Medical Association，AMA）］，即使医疗保险和医疗补助服务中心（Centers for Medicare & Medicaid Services，

CMS）在 2017 年取消了对合格医院（eligible hospital）和关键准入医院[①]（critical access hospital，CAH）的这一要求（AMA）。医疗保险和医疗补助服务中心也没有将信息化的医生医嘱录入作为推进医疗照护信息化绩效的部门任务之一；因此，获得基于绩效的医保报销奖励性支付系统（merit-based incentive payment system for Medicare reimbursement，MIPS）资格的临床医生的报告并不要求医嘱录入。尽管医疗补助电子健康档案激励计划仍然要求对信息化医嘱录入的客观评估，以成功地证实有意义的使用，但该计划规定，"任何有执照的医疗服务提供者（医师），或有资质的医疗助理，或获得资质并履行与有资质的医疗助理相同职责的医务人员，都可以根据每个州、地方和专业指南在医疗记录中录入医嘱"（CMS，2018）。

让许多医疗机构的合规性部门重新评估其自动注销间隔，并更新其关于信息化医嘱输入的内部政策规定，是简单且无成本的干预措施，有可能极大地减轻与电子环境相关的行政管理负担。

改善电子健康档案的低效

尽管与电子健康档案相关的文书工作效率低下是普遍存在的问题，但可以采取组织机构行动来减轻电子健康档案对人力绩效的影响。电子健康档案相关工作应遵循为患者创造价值、对医务人员影响最小化的原则。最佳做法是任命一名执业医生和护士，单独负责精简和减少电子健康档案中的文书工作。担任这一角色的临床人员应该是适当的决策机构成员。

---

① 关键准入医院是医疗保险和医疗补助服务中心（CMS）授予符合条件的医院的一个名称。美国国会通过 1997 年的平衡预算法案（公法 105—33）创建了关键准入医院（CAH）名称，以应对 19 世纪 80 年代和 90 年代初期关闭的 400 多家农村医院。关键准入医院的确定，旨在通过在保留基本服务来减少医院的财务脆弱性并改善获得医疗保健的机会。

选择指标

提高实践效率的第一步是选择评估效率的指标。最佳措施可能因设置（例如诊所、医院住院部、与手术室）、职业和专科而有所不同。电子健康档案的示例包括医生记录和与收件箱交互的时间、点击次数（即每天或完成常见任务所需的次数）、下班后的工作、不同团队成员与电子健康档案交互的比例以及手术室周转时间。一旦确定了指标，就可以将其应用于评估基线状态。这种评估通常会揭示相似部门之间的不统一性，这可以让领导者从一开始就将注意力集中在事情运行得不太理想的领域。这些指标还可以作为一个框架，去促进导致效率低下因素的根因分析，以及评估改进工作的有效性或生态事件的影响（例如，搬迁到新设施、实施新的电子健康档案系统），或两者兼而有之。

识别低效

负责精简和减少电子健康档案文书工作的临床人员应坚持不懈地关注以下问题：

1）必须执行此工序吗？
- 这是患者安全问题吗？
- 这是法规的要求吗？这些规定被正确解读了吗？如果不是，现在就取消该工序！

2）如果必须执行该工序，请使其尽可能高效。
- 我们能减少完成这项任务所需的点击次数吗？

3）从本质上讲，这项工作是否可以由医生、高级执业人员或护士以外的其他人执行？这是一个机会，让所有医务人员都达到他们的执照上限，并以最佳方式将全面医疗照护团队整合到患者医疗照护中。让医疗照护团队的每个成员都在他们的执照和能力的顶端实践，并分配真正必要的文书工作。

- 谁是完成这项任务的最佳团队成员？
- 这个人应该持有什么学位：医学博士（doctor of medicine，M.D.）、整骨医学博士（doctor of osteopathic medicine，D.O.）、注册护士（registered nurse，R.N.）、执业护士（nurse practitioner，N.P.）、助理医师（physician assistant，P.A.）或医学助理（medical assistant，M.A.）？或者，这个人可能是一名医疗助理或训练有素的抄写员？

抄写员

在每一个经过信息化的业务部门中，生产力的提高都反映在劳动力的减少上。这种情况在医疗保健领域尚未出现。医疗机构实际上不得不增加他们的劳动力以适应当前的电子健康档案技术。只有在医疗保健领域，我们才能找到一种 5 世纪使用的方法（抄写员）来解决我们 21 世纪技术创造的问题。

尽管如此，抄写员已经在许多实践环境中显示出在多个层面上的意义。初级医疗保健和急诊医疗实践提供了一个商业案例，为忙碌的医务人员雇佣抄写员，以便在文书工作方面给予帮助。研究实际上表明，抄写员增加了患者满意度，增加了医务人员满意度，并提高了效率，所有这些都是不增加费用或是受益的（Taylor et al，2019）。现在有许多门诊实践，初级医疗保健医生在工作日从不触碰计算机进行临床工作。

当成本被工作量的提高所抵消时，招募抄写员的做法在经济上才是有意义的。在门诊环境中，典型的经验法则是，1 名医生每天需要额外看 2 名患者，以弥补增加 1 名抄写员所需支付的工资。虚拟抄写员（例如，通过监听设备或谷歌眼镜）每天额外访问一次到一次半，通常是不增加费用的，并可以提供更大的灵活性，并简化招聘 / 任用。在许多初级医疗保健环境中，拥有抄写员的医生表示，尽管他们每天多看 2 名患者，但他们的工作时间要少得多并且再次喜爱上了医学。许多实践发现，让训练有素的医疗助理执行文档协助，可以让手写人员承担其他职责（例如，医嘱录入），从而增强基于团队的医疗照护。

梅奥诊所的理念是，只有在正式评估了工作环境的最佳效率之后，才能增加额外的人力资源至科组。原则是"未经检验的流程，就没有新的资源。"这已经很好地服务了患者和医务人员数十年。这一理念使非营利性组织良好管理其公众责任成为可能。一句额外的原则可以延长管理的时间："不应该在未经过检查或改进的实践中增加额外的工作。"基本上，这意味着我们不应该要求专业人员在一个我们没有优化过的系统中更努力地工作，以便其能够适应额外的工作。实践效率的这两个原则在每一个以患者为中心的机会中履行了改善医务人员幸福感的承诺。因此，梅奥诊所在科组中使用抄写员，检查并优化了流程，确定抄写员是正确的增量资源，并制定了策略将抄写员无缝衔接地应用到工作流程中。

案例研究：科罗拉多大学家庭医学系

重新设计临床护理模式，使一些工作由医疗照护团队中的合作伙伴执行，然后确定这些合作伙伴所需的人员配备水平，这是减少职业倦怠的一种策略。这正是科罗拉多大学（University of Colorado）的家庭医学医疗照护团队所做的。他们称这一过程为 APEX，代表动态流程优化（Ambulatory Process Excellence）。

这些团队首先确定了患者交互（即资料采集、用药调整、患者教育和访问文档记录）中涉及的结构化流程。医疗照护团队决定，如果描述和安排得当，这些重要任务可以由一名训练有素的医疗助理保质保量地完成。APEX 开发的新医疗照护模式需要雇佣更多的医疗助理，并有效地利用新的训练与沟通系统。医疗助理与医生的比例从 1∶1 增加到 2.5∶1，但增加的助理是由每天增加的患者就诊次数来付费的。这一进步使得医生和护士花更多的时间与患者在一起，从而能够创造最大的价值。

APEX 实施 6 个月后，职业倦怠率从 53% 下降到 13%！ APEX

还提高了患者接受适当预防保健措施（如乳腺X光检查、结肠镜检查、疫苗接种）的比率，并缩短了患者候诊时间。

创造性思维能够在患者和职业倦怠方面有所作为。

案例研究：山间医疗保健（Intermountain Healthcare）团队方法

山间医疗保健公司已经建立了一支名为超级用户支持计划（Super User Support Program）的专业团队，以帮助临床医生进行电子环境互动。支持人员检查所有山间医疗保健公司的医院和诊所的电子健康档案使用情况，以确定在晚上和周末记录给定情况时，点击鼠标次数最多或花费时间最多的医生。然后，他们对那些医生提供额外的支持。他们提供个人辅导和提供电子健康档案技能训练，目的是改善医生的工作生活。它起效了！一直以来，电子健康档案消耗的时间确实减少了，参与医生的挫折感也减少了。超级用户支持计划专注于4个因素：

1）运行效率。一位中耳炎患者需要点击多少次鼠标才能记录患者的要求？范围是35～65次鼠标点击。辅导结束后，每个人都达到了35次点击。此评估能够被超越，并可扩展至各专业的常见病，节省的时间就会累积起来。

2）工作流程。最好的做法是在每个患者就诊后立即记录并完成医嘱录入，而不是在当天晚些时候批量工作。以这种方式优化工作流程可提升医疗照护团队的效率，并有益于质量控制。

3）消除多任务处理。医务人员需要明白，多任务处理带来的效率提升是不存在的。多任务处理实际上会降低质量和产量。医生应该接受辅导，教他们如何在门诊和日常工作流程中对任务进行排序，以便他们可以最大限度地专注于一项任务。

4）消除干扰。在这里，观察是一个强大的工具，可以帮助识别页面、电话和其他任务是如何导致中断以及如何减少中断（例如，保持非紧急消息、电话和页面，待办并每天设置好时间来处理它们）。

"亲爱的，你被解雇了吗？"

一名山间医疗保健团队成员讲述了一位医生的妻子故事，她注意到丈夫有空享用晚餐以及晚上和周末家庭活动的时间发生了很大变化（他是超级用户支持计划的一员）。她问他："亲爱的，你被解雇了吗？"因为他现在更多地在家，她以为工作中发生了什么不好的事情！然而，他只是得到了一个组织的支持，这个组织关心他，并将提高他的效率作为组织的优先事项。

效率的提高减少了工作量、工作时间和认知失调。他们为患者和同事找回了时间，增加了工作的意义和目标，促进了工作与生活相结合。干得漂亮，电子健康档案消耗的时间减少了，周六晚上与电子健康档案的工作安排也就从日程表上消除了。

结论

提高实践效率可以培养支持团队精神所需的凝聚力和工作要素。电子健康档案并不是导致实践效率低下的唯一原因。必须全面识别，并坚持不懈地减少行政负担、低价值工作、低效率的其他来源。这包括确定效率指标，应用其评估当前状态，确定机会领域，然后像激光一样专注于改进这些领域。通常，这涉及取消一些任务、重新分配其他人交给医疗照护团队中最合适的成员，然后精简任务。可能需要增加某些类别的工作人员，以提供足够的团队来处理重新分配的工作。如果我们想要表现出对人的尊重，电子环境和其他低效的来源就必须被驯服。许多组织机构已经为临床医生带来了可衡量的变化。你的组织机构也可以（专栏24.1）！

专栏 24.1　攻略

- 确定一组致力于提高电子健康档案效率的临床超级用户和技术专业人员。
  - 支持他们的时间。
  - 通过调查或监督，识别在电子环境中挣扎的临床人员。
  - 本着支持的精神，与临床医生接洽，并与他们合作，以改进他们的电子工作。
- 使用电子健康档案时间戳数据来识别工作后处理文档时间最多的专科和诊所。创建一个特别工作组，评估如何通过更改工作流程、重新设计医疗照护团队或文档工作助理来减少这一时间。勇于对抄写员或医疗助理的试点研究制定标准和方法，以协助文档工作。评估其影响与适应性，并在适当的情况下扩展至整个科组。
- 每年支持 1 ～ 3 个大型的系统级实践效率改进项目（这些项目是基于科组清除"石子"工作的补充）。这些项目中的大多数应该确定超越一线科组的共同主题，是从以科组为基础的、消除"石子"讨论组（见第 16 章，"自主性行动：清除'石子'"）升级而来的问题。
- 确定可以节省临床医生时间的基础性技术投资（例如，一键登录、每间房间配备打印机、更宽的屏幕），并对这些资源的投资进行优先排序。
- 使执行领导与合规部门紧密联系，并要求他们与超级用户合作，以确定法规的解读方式对医生来说是沉重的负担。潜在目标：
  - 自动注销时间。
  - 关于谁可以输入电子医嘱的内部政策（由适当的医务人员审核和签署）。

明天：成就感

萨米尔现在经常回家与家人共进晚餐，他又开始读书了。他的诊所实施了一项关怀措施，重新设计力求优化工作流程，并增加了抄写员。尽管他每天多看几个患者，但在患者就诊期间，他能够一心一意关注患者，而且仍然比以前提前 1 小时结束当天工作。更令人惊讶的是，他几乎从不需要从家里登录去完成他的记录。他再次爱上去做一名医生。

推荐阅读

American Medical Association. Computerized provider order entry (CPOE) myth [Internet]. 2019 [cited 2019 Jul 8]. Available from: https://www.ama-assn.org/practice-management/medicare/computerized-provider-order-entry-cpoe-myth.

Arndt BG, Beasley JW, Watkinson MD, Temte JL, Tuan WJ, Sinsky CA, et al. Tethered to the EHR: primary care physician workload assessment using EHR event log data and time-motion observations. Ann Fam Med. 2017 Sep;15(5):419–26.

Centers for Medicare & Medicaid Services. Medicaid eligible professionals: promoting interoperability program modified. Stage 2 objectives and measures [Internet]. 2018 [cited 2018 Jul 8]. Available from: https://www.cms.gov/Regulations-and-Guidance/Legislation/EHRIncentivePrograms/Downloads/TableofContents_EP_Medicaid_ModifiedStage2_2018.pdf.

DiAngi YT, Lee TC, Sinsky CA, Bohman BD, Sharp CD. Novel metrics for improving professional fulfillment. Ann Intern Med. 2017 Nov 21;167(10):740–1.

Fidler JL, MacCarty RL, Swensen SJ, Huprich JE, Thompson WG, Hoskin TL, et al. Feasibility of using a walking workstation during CT image interpretation. J Am Coll Radiol. 2008 Nov;5(11):1130–6.

Gidwani R, Nguyen C, Kofoed A, Carragee C, Rydel T, Nelligan I, et al. Impact of scribes on physician satisfaction, patient satisfaction, and charting efficiency: a randomized controlled trial. Ann Fam Med. 2017 Sep;15(5):427–33.

Hill RG Jr, Sears LM, Melanson SW. 4000 clicks: a productivity analysis of electronic medical records in a community hospital ED. Am J Emerg Med. 2013 Nov;31(11):1591–4.

Shanafelt TD, Dyrbye LN, Sinsky C, Hasan O, Satele D, Sloan J, et al. Relationship between clerical burden and characteristics of the electronic environment with physician burnout and professional satisfaction. Mayo Clin Proc. 2016 Jul;91(7):836–48.

Sinsky C, Colligan L, Li L, Prgomet M, Reynolds S, Goeders L, et al. Allocation of physician time in ambulatory practice: a time and motion study in 4 specialties. Ann Intern Med. 2016 Dec 6;165(11):753–60.

Taylor KA, McQuilkin D, Hughes RG. Medical scribe impact on patient and provider experience. Mil Med. 2019 Feb 27 (Epub ahead of print).

25

凝聚性行动：建立公平公正责任制

今天：苦恼

萨曼莎（Samantha）是一名称职、尽责、勤奋工作的重症监护病房（intensive care unit，ICU）护士。她总是遵循指南和规章，从未在工作中发生失误。她为她的患者和团队付出了额外的努力。她一直是一名模范的医务人员。

然而大约 1 年前的一天，她卷入了一名婴儿氯化钙用药过量的事件。婴儿死了，萨曼莎悲痛欲绝。

按照所有标准和角度来看，死亡都与用药医嘱和标签有关。这是一个系统问题的结果，未能保护患者免于临床人员易犯错误的影响，因为他们是人。在萨曼莎受雇的系统中，任何称职的护士都可能参与了这一事件。当促成这一事件的因素排列成一线时，她只是恰好正在工作。在一种公平公正责任制的文化中，受影响的家庭和医务人员会得到安慰，导致事件发生的相关流程和系统也会得到修复。

然而，萨曼莎被孤立起来，被当作是这位患者死亡的罪魁祸首。她既没有得到安慰，也没有因为她的悲痛得到专业支持。随之而来的是医疗差错诉讼。萨曼莎不被支持。

她考虑了自己的选项。她考虑过换医院。她考虑离开护士行业。

相反，她开始考虑自杀。这似乎是唯一的选择。

❖❖❖

建立公平公正责任制是四项凝聚性行动中的第三项。在这一章中，我们将介绍如何将公平和公正的原则灌输到工作文化中。这和职业倦怠有什么关系？关系无处不在。如果没有公平公正责任制，医疗机构就不能培养团队精神。

系统和流程缺陷

系统和流程缺陷已被证明是导致绝大多数不良事件和严重安全事件的原因（Swensen et al，2010）。为了放心地报告未遂事件和不良事件，医务人员需要在一个没有敌意的工作环境中，他们信任领导和报告系统的诚实正直。他们必须相信，这个系统的设计旨在引领医疗照护系统的改善。公平公正责任制培育了这样的环境。

许多医务人员注重细节、强迫性和完美主义。他们非常认真地对待自己的责任和患者对他们的信任。当他们犯错误时，他们经常反思事件并自我批评。研究表明，医务人员在犯了或认为自己犯了医疗差错后，职业倦怠和自杀的风险会增加（Shanafelt，2011；Hall and Scott，2012）。因此，支持公平公正责任制的程序和实践，包括在人为错误后对医务人员的安慰，对于降低不良事件对相关医务人员造成负面影响（即二次痛苦）的可能性非常重要。

案例研究：核查与制衡不足

几年前，一组医务人员卷入了一起可预防的幼儿死亡事件（安全用药实践研究所（Institute for Safe Medication Practices，ISMP；2009）。这名儿童服用了过量的通常用于治疗血液病的救命药物。参与其中的医务人员都是称职、尽责、勤奋工作的人。他们遵循现有的安全和规范的医疗方案。没有人偷工减料。没有人有工作缺陷。不幸的是，这些医疗方案是有缺陷的，多年来没有进行过核查。没有足够的核查与制衡保护这名患者免于常人的缺陷而受伤害。

为首的医务人员被判有罪、被处罚、吊销执照，并被监禁。虽然这个案例听起来可能很极端，但我们经常听到类似的患者死亡和医疗差错的故事。在某些情况下，过错很难判定。然而，在这个案例中，由于系统的故障导致孩子死了。然而，法律系统让个人独自承担责任并使他的生活在羞耻和责备的文化中被打乱，而不是靠医疗系统为这种不利结果承担责任。

如果为了有意义地改善医疗保健的质量和可靠性以及临床人员的幸福感，就必须解决系统问题，并为类似上述情况的医务人员提供帮助。

安慰医务人员

公平公正责任制原则的核心是安慰那些因系统故障或可预期的人为因素差错而导致的患者不良事件的医务人员。在一个具有公平公正责任制文化的组织机构中，领导认识到风险或鲁莽行为和人为因素差错，与有缺陷的系统和流程之间的区别（Marx，2001）。

当医务人员经历痛苦的患者医疗不良事件时，应公平对待医务人员。如果涉及不良事件的医务人员是遵循程序并胜任岗位的（但发生了可预期的人为因素差错）或原因是系统故障，则应安慰该人员，并解决系统缺陷和流程缺陷。这些情况下的个人不应因不良结果而受到责备。这是公平公正责任制的核心（图25.1）。如果涉及风险或鲁莽行为，则应有不同的结果，包括辅导和纠正行动。

想要减少职业倦怠和提升团队精神的组织机构必须将公平公正责任制作为组织机构的首要任务。这些品质会影响不良事件中涉及的个人及其同事，他们会观察相关医务人员是如何被对待的。如果遵循公平公正责任制原则，医务人员应该可以放心地报告所有未遂事件和不良事件。这样的报告使该组织机构能够从这些事件中吸取教训，以提高质量与患者安全。

带有敌意的工作环境

如果没有公平公正责任制，工作环境可能会变得带有敌意——

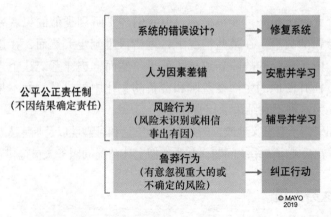

图25.1　公平公正责任制［Data from Leonard MW，Frankel A. The path to safe and reliable healthcare. Patient Educ Couns. 2010；80（3）：288-92 and Marx D. Patient safety and the "just culture"：a primer for health care executives. Report of the medical event reporting system-transfusion medicine prepared by David Marx，JD，for Columbia University under a grant provided by the National Heart，Lung，and Blood Institute. 2001. Available from https：//www.chpso.org/sites/main/files/file-attachments/marx_primer.pdf.］

这种情况对患者而言是不安全的，对医疗服务团队成员而言是有害的。带有敌意的工作环境导致：

- 没有心理安全的团队。
- 社会孤立。
- 道德困境。
- 同情疲劳。
- 认知失调。
- 不平等。
- 医疗差错诉讼。

　　在手术室和其他临床医疗照护领域的不当行为仍然太普遍（例如，言语威胁、意图恐吓而侵犯个人空间、身体攻击）。在对包括美国和加拿大在内的7个国家的外科人员进行的一项大型调查中，

44.5% 的受访者在前一年曾在手术室中至少接触过一次辱骂事件（Villafranca et al，2017）。

然而，虐待团队成员只是最显著的问题。大多数心理不安全的环境不是由公开的敌意、恐吓或辱骂行为造成的。它们更多的时候是微妙的居高临下、讽刺、羞辱、羞耻和其他轻蔑行为的结果。单位和上级领导在道德上有责任义务查明这种带有敌意的工作环境，并采取适当行动加以解决，包括在必要时解雇拒绝改变其行为的工作人员。这种行为会创造一个恶性循环，伤害患者和临床人员（图25.2）。员工调查可以包括关于相互尊重、安全状况和团队精神的问题，以协助确定那些正在与糟糕的团队合作和心理安全作斗争的科组。

处理破坏性的行为

破坏性或不尊重的行为是严重的，而且对于领导者而言，这是一件需要采取专门行动立即解决的关键问题。有证据表明，职业倦怠会增加个人做出无礼行为的可能性，而破坏性行为可能是导致其他人倦怠的原因之一。

处理破坏性行为的第一步是确保那些被指责违反规范的行为人

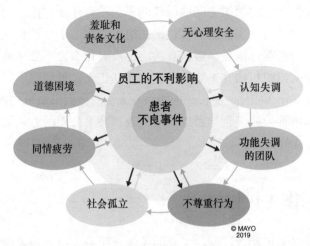

图 25.2　在一个没有公平公正责任制的世界里，不良事件的恶性循环

有一个公平公正的程序。这一程序应该认识到，一件事通常具有两面性，应该去收集尽可能完整和准确的信息。应该对存在违反规范的行为人采取前后一致、有原则的方法来处理，并以纠正错误行为为目标。这一程序还应包括真实的上诉程序，特别是当针对个人的投诉是匿名时。

在调查的最初阶段，责任人必须确认破坏者不需要帮助（例如，滥用药物、倦怠、抑郁），并努力了解破坏者对所指控的事件或行为的看法。这种破坏性的行为可能是有人寻求帮助的信号。即使他们被劝告该行为是不被容忍的，他们将为自己不可接受的行为负责，破坏者也应该得到他们所需的帮助。

第二步（假设行为确实逾矩）是（绝对清晰地）设定对该人未来行为的预期，并设定若不达标的后果。分级绩效管理计划（包括纠正行动）应表明，如果个人不能或不会达到行为预期，后果是停职或最终被解雇。

医务人员必须有信心，相信这一过程旨在寻求真相，并且在采取的纠正行动中是前后一致与适当的。缺乏对这些特征的关注会造成心理上不安全的工作环境，并导致医务人员对其组织机构的诚信失去信心。没有什么比眼睁睁地看着同事或伙伴被不公平对待更迅速地破坏医务人员和他们组织之间的信任的了。没有什么比让一两个不愿遵守这些标准的人离开更能传达出该组织机构对于维护相互尊重和职业行为的最高标准是严肃认真的。也没有什么比不公平地对待某人更能说明组织机构在乎感觉高于真相和正义。就像刑事司法系统一样，没有什么能比此更快地摧毁医务人员对他们组织机构的信心。

团队精神依赖于领导者以前后一致、公平公正的方式处理不尊重和破坏性的行为。

协作工作（讨论组）

领导对公正和责任制的文化的关注为医务人员和患者带来了真

正的红利。在梅奥诊所，200 多个临床科组和 10 000 多名员工协作参与了讨论组，以提升患者安全、公平公正责任制、职场士气、交接和团队合作。该过程涉及以团队为基础的协作，以确定应由团队解决的常见痛点问题。以这种方式参与的临床科组成功地改善了领导力、患者安全和团队合作措施。具体地说，职场士气绝对得分提高了 17%，团队合作得分提高了 12%，对交接的满意度提高了11%。在看到这些结果后，上级领导支持全面推广到 800 多个科组团队，涉及 6.1 万名员工。

良性循环

支持医务人员的良性循环以公平公正责任制原则为核心。随着文化转型工作成为现实，患者不良事件将会减少，继发的沮丧也会减少，医疗差错诉讼也会减少。这些优化的工作环境也减少了员工流动率，增进了友谊，建立了团队合作，提高了效率，最终形成了团队精神。职业成就感会带来更多的参与，并引入工作意义、实践效率和友情的良性循环。工作环境变得对临床人员更加友好，组织机构的人员流动率降低，患者体验、安全和预后得到优化。

结论

在工作文化中逐步注入公平公正责任制原则，可以增强凝聚力，从而培养对抗职业倦怠和创造团队精神所必需的工作要素。这些行动都是基于证据和经过证实的。处理人为错误和系统缺陷后果，对于医务人员个体来说，情绪风险很高。对于处理这类事件的组织机构来说，风险也很高。事实上，他们在员工中的诚信度和可靠性也岌岌可危。医务人员必须感到他们及其同事得到了支持，并受到公平和前后一致的对待。当公平公正责任制文化不理想时，医务人员就会感到社会孤立和压力，患者伤害事件会增加，职业倦怠风险也会增加。

为了获得最佳的团队精神，医疗领导还必须积极寻求识别和消除带有敌意的工作环境和不尊重的临床人员。这要求以匿名或保密的方法在年度调查中报告不当行为，并对相互尊重、团队合作和安全氛围进行系统评估。然而，对于那些被指责违反规范的行为人来说，必须具有一个公平公正的程序，认识到每件事都有两面性。该程序应包括上诉手段，并纳入行为准则，包括必要时进行解雇（专栏25.1）

明天：成就感

在婴儿死后，萨曼莎得到了其团队成员的安慰。她得到了一段时间的休假，并得到了一位心理学家的支持。两位高管，首席护理官和首席执行官安排了与她的简短会面，表达了他们的共情并使她确信，并向她保证组织机构致力于解决工作环境中导致此次事件的因素。她得到了诉讼所需的资源和支持。

一个多学科团队进行了彻底的根本原因分析。他们回顾了重症

专栏 25.1　攻略

- 在年度员工调查中纳入心理安全和团队合作氛围的评估。
- 审查工作科组的结果，以确定在心理安全和公平公正责任制存在哪些问题的地方。
  ○ 与团队成员会面，了解改进机会，并根据需要加以解决。
- 确定组织机构政策、警讯事件报告系统和根本原因分析流程是否前后一致并符合公平公正责任制，而不是羞耻和责备。
- 解决问题。
- 创建一个流程方法，为违反规范和不当行为的保密或匿名报告提供途径。
- 制定一个公平公正的程序，让被指责违反规范的行为人参与进来。这一过程应该认识到事件的两面性。确保有前后一致和原则性的方法来处理那些违反规范的行为人。

监护病房中所有涉及用药管理的系统、流程、行为和技术。他们发现了7个以前未被识别的流程缺陷。这支队伍很震惊，因为医务人员一直在这种系统会出现故障的高风险环境下工作。系统变更不仅在萨曼莎的科组，而且在整个组织的类似科组，都得到了迅速部署。

萨曼莎感觉被认可，因为组织机构认识到系统因素导致了错误。更重要的是，该组织机构表明，他们将更专注于预防未来的患者伤害，而不是为之前的事件寻找替罪羊。

萨曼莎依旧很伤心。但她的团队和领导都支持她。她短暂地想到了自杀，但她的注意力很快就转移回到重新照护患者以及为将来的患者改进系统上。她知道她想继续照护患者，她的同事们也知道他们不想失去她。由于她工作在高度团队精神的文化中，所以萨曼莎从创伤中恢复过来，重新加入了团队。

推荐阅读

Hall LW, Scott SD. The second victim of adverse health care events. Nurs Clin North Am. 2012 Sep;47(3):383–93.

Institute for Safe Medication Practices (ISMP). An injustice has been done: jail time given to pharmacist who made an error [Internet]. 2009 [cited 2019 Nov 4]. Available from: https://www.ismp.org/resources/injustice-has-been-done-jail-time-given-pharmacist-who-made-error.

Marx D. Patient safety and the "just culture": a primer for health care executives [Internet]. 2001 [cited 2019 Apr 11]. Available from: https://nursing2015.files.wordpress.com/2010/02/mers.pdf.

Shanafelt TD, Balch CM, Dyrbye L, Bechamps G, Russell T, Satele D, et al. Special report: suicidal ideation among American surgeons. Arch Surg. 2011 Jan;146(1):54–62.

Swensen SJ, Dilling JA, Harper CM Jr, Noseworthy JH. The Mayo Clinic value creation system. Am J Med Qual. 2012 Jan-Feb;27(1):58–65.

Swensen SJ, Meyer GS, Nelson EC, Hunt GC Jr, Pryor DB, Weissberg JI, et al. Cottage industry to postindustrial care: the revolution in health care delivery. N Engl J Med. 2010 Feb 4;362(5):e12.

Villafranca A, Young AE, Hamlin C, Arora R, Jacobsohn E. Abusive behavior in the operating room: prevalence and predictors. Anesthesiology Annual Meeting; 2017 Oct 21-25; Boston, MA.

26

凝聚性行动：形成避风港

今天：苦恼

萨姆（Sam）是一位备受尊敬的产科医生，他一丝不苟地遵守医疗方案。上个月，他的一名 23 岁的女性患者，发生了出血性脑卒中。她曾由于分娩后出现进展的深静脉血栓而接受抗凝治疗。萨姆和他的团队一丝不苟地遵循了抗凝医疗方案，但患者的凝血因子水平过低导致了卒中。目前还不清楚她是否会完全康复。萨姆正在这一悲剧性的不良事件中挣扎。他不断地在脑海中反复思考这个案例，想知道自己是否应该或本可以做一些不一样的事情。他想知道，如果他自己调整抗凝治疗而不是使用标准治疗方案，这一事件是否会发生。他不知道该跟谁谈这件事。他担心的是一场诉讼。他睡眠障碍，工作中注意力不集中，不知道自己是不是失去了优势。

◆◆◆

形成避风港是最后的凝聚性行动。避风港创建了一个保密的、方便可及的避难所，为医务人员提供情感支持，以应对因医疗差错而造成的职业困境，其后果包括继发性痛苦、同情疲劳、抑郁和自杀风险。

在这一章中，我们提出了一项创建避风港的计划，以减轻职业困境的负面后果，从而防止自我批评、孤立和职业倦怠的恶性循环。

职业困境的后果

耻辱和障碍使医务人员更难以就多种类型的职业困境相关的情感和心理问题而寻求帮助。许多州 / 准州的医疗执照申请都包含着有关医生心理健康的问题（Polfliet，2008）。精神健康问题或药物使用问题的存在可能会导致医务人员回避或推迟治疗（Schroeder et al，2009）。女医生的障碍更高。女性医务人员报告说，她们对寻求咨询和治疗的耻辱感到非常焦虑。这对披露和治疗都产生了负面影响（Gold et al，2016）。

同情疲劳

医务人员暴露在特别的压力源之下。他们的许多患者都在以有限的治疗选择与疾病作斗争。其他患者的健康状况具有相当大的情感和生存维度。最优秀的医务人员对他们的患者表示同情和关心，并帮助支持他们及其家人。

医务人员还面临死亡和人们的痛苦，以及患者或他们的亲人有时不切实际的要求和期望。他们希望得到比当前医学知识和治疗方法更好的医疗照护选择，这是可以理解的。加班、通宵呼叫、夜班和周末轮班也是许多医务人员工作生活的特点，可能会引起身心耗竭。总体而言，这些挑战导致了同情疲劳。

同情疲劳是由服务于那些处在困境中的患者和家属的压力而造成的（即经常暴露在人类苦难、患者不良事件以及可预期与非预期死亡中）。对临终患者进行医疗照护，以及关于患者是否希望放弃人工的生命维持治疗或开始临终关怀的讨论和共享决策相关的情感劳动，是同情疲劳的主要驱动因素。同情疲劳会导致冷漠、社会孤立、工作中失去意义和目标以及职业倦怠。

医疗保健中同情疲劳率最高的是护理人员（Sinclair et al，2017；Zhang et al，2018）。护士通常在患者痛苦的前排就坐，首当其冲。在医院环境下，护士与每位患者和家人在一起的时间通常比医疗照护团队的其他成员长得多。

可预防的伤害

医疗机构有义务披露和支持作为可预防伤害（即影响患者、家属和其他亲人的任何损害事件）受害者的患者和家属。他们也有责任支持那些由这些损害事件引发的继发困扰的临床人员。为了将有害的情绪后果降至最低，组织机构必须表明其致力于以公正的方式处理可预防的伤害——即解决导致医疗照护缺陷的因素，而不是简单地指责提供医疗照护服务的个人（见第 25 章"凝聚性行动：建立公平公正责任制"）。

继发困扰

临床不良事件或医疗差错中，大多数可预防伤害的发生也会给涉事的医务人员造成继发困扰。医务人员有帮助他人的意愿，通常追求治愈与减轻痛苦的医学生涯。他们认真对待患者给予的责任与信任，并受到不良事件的严重影响。

医务人员在意识到自己犯下重大医疗差错后的 3 个月内，其患抑郁症的风险增加至 3 倍（Shanafelt et al，2011）。许多人感受到的症状与创伤后应激障碍或职业倦怠一致。职业倦怠会增加将来发生错误的风险。这种情况导致一些人（Barnes et al，2019）认为，在这种情形下受到伤害的第三个人是没有得到支持和治愈的医务人员的下一个患者。因此，创造心理安全和支持性环境是医务人员及其患者幸福感和生存的基础，也是在可预防的伤害发生时，打破有害事件链条的基础。

自杀

医生自杀的可能性大大高于普通人群。与工作相关的压力、同情疲劳、认知失调、道德困扰、医疗差错和职业倦怠都会导致自杀风险。对医务人员的研究还表明，在重大医疗差错后的 3 个月内，自杀风险翻了一番。如果提起医疗差错诉讼这一非常公开的事件，自杀风险就会进一步增加（Shanafelt et al，2011）。

医疗机构通常知道他们的人员何时卷入不良事件（例如，当一个差错导致患者死亡时）或在医疗差错诉讼中被告。不幸的是，尽管知道这一点，但大多数组织机构在这些时候没有以与伤害风险相当的方式做出反应。

避风港策略

为医务人员创造一个避风港对他们的幸福感至关重要。避风港是一个避难所，它允许医务人员分享因临床不良事件所导致的个人情绪经历，并从训练有素的同辈和同事那里获得成体系的情感支持，而不是责备。这些行动和资源可以减轻可预防的患者伤害和不良事件对医务人员的负面影响。最佳的避风港策略包括以下组成部分：

- 积极向上的团队文化。
- 心理和情绪安全的工作环境。
- 一个随叫随到的机构支持团队。
- 同侪支持计划。
- 保密、信息保护的咨询服务。
- 加强对在医疗差错诉讼中被告的医务人员的支持。
- 多学科团队解决患者伤害事件的根本原因。

支持性团队文化

组织机构有义务培养支持性的工作环境。今天的医务人员是以团队形式工作的。当危机发生时，他们可能会首先向团队成员伸手求助或吐露心声。因为团队成员认识受到影响的个人，并且在创伤性事件之前就与其存在关系，他们更有可能成为支持的来源。

支持性团队文化的主要目标是减轻医务人员在可预期不良影响和意外或痛苦死亡事件中的情绪创伤。支持性团队文化的一些特征包括心理和情绪安全、尊重团队动态、真实性、彼此之间易受伤害的能力，以及友情。为团队成员提供定期的时间和空间来讨论其工作中的情感挑战，使其减轻心中的焦虑，并创造一个安全的环境以分担其体会到的压力。

在工作环境中，缺乏情绪安全和相互尊重会导致职业倦怠，并具有威胁工作环境的特点，会导致不良事件和患者安全缺乏。这种冷漠的工作环境与支持性团队文化相互矛盾的。

心理和情绪安全的工作环境

对同事的共情和同情是支持性团队的重要和关键组成部分，也是成功的避风港。组织机构应该培养这些品质，以帮助创造一个心理安全和支持性工作环境。当医生和护士对患者和同事有同情和共情时，其职业倦怠的风险就会降低，职业满意度、生活质量和幸福感就会提高（Boissy et al，2016；Thirioux et al，2016；Salvarani et al，2019）。富有共情和同情的医疗照护也能改善患者的预后及其家属的体验。全系统努力培养的这些品质可以培养本组织的集体技能，扭转医务人员在培训期间和职业生涯中经常出现的共情衰退情况。

随叫随到的机构支持团队

即使优化了对遭遇困境的医务人员的团队支持，有时整个团队也会处于压力之下。这可能发生在工作负荷很大的时候，或者在患者去世后，这对科组的影响特别大。当出现这种压力时，应该有随叫随到的机构团队为科组提供支持。目的是为整个受到压力的科组提供社会、心理和情绪上的支持。

案例研究：薰衣草代码（淡紫色代码）

克利夫兰诊所的牧师和护士开始了一个项目，以支持患者医疗不良事件或压力事件涉及的医务人员。他们称这个项目为薰衣草代码（Poncet et al，2007；Advisory Board，2013；Cleveland Clinic，2016）。薰衣草代码旨在当工作场所发生压力事件后，增加组织机构对医务人员的善意行动。它在有压力情绪的时候，为科组的所有成员提供全面、快速的反应。

科组中任何认识到医疗照护团队压力的人都可以为该科组呼叫薰衣草代码。当薰衣草代码被呼叫时，一组支持人员会拜访压力较大的科组，并提供各种工具来减轻压力，包括轻柔按摩、录制的音乐、歌唱、自主艺术、日记、讲故事、引导式意象、冥想、运动和呼吸练习、指压按摩和整体辅导。

他们向科组提供薰衣草代码工具包，包括薰衣草精油、巧克力、写有安慰词的卡片和资源推荐信息。薰衣草代码团队与该机构的健康中心和员工援助计划合作，协调对该科组成员的长期支持。薰衣草代码提供的支持是对团队的切实证明，表明组织机构关心他们，知道他们暴露在特别的职业压力之下，并将在那里支持和帮助他们。

同侪支持计划

同侪支持计划是一种低成本、低门槛的方法，用于支持医务人员应对不良事件、职业倦怠、其他个人或职业挑战。成功的同侪支持计划方便可及，可能会接触到一些不直接寻求心理健康咨询的医务人员。同侪支持，使用辅导框架，是一种既定的方法，能够为不同的挑战提供支持，并在需要时成为将处理问题的人们与心理健康人员联系起来的桥梁。

19年来，梅奥诊所通过其员工服务办公室为医生、科研人员和高管提供同侪支持（Shanafelt et al，2017）。提供的支持不仅仅是针对临床不良事件的同侪咨询，还可以用于任何个人或专业问题。为那些遭遇困境的人提供的同侪支持资源，被有意地组合在同一物理空间中。在该空间中，提供财务规划资源（例如，退休、税务服务、子女的大学储蓄）以提高对资源的认识，规范办公室的使用，减少同侪支持计划的羞耻感，并为寻求帮助的人降低门槛。大约75%的员工使用财务咨询服务，每年有5%～7%的员工使用同侪支持资源。

该办公室还主导了针对医生的系统、全面的年度体检，涵盖了一系列旨在促进个人情绪健康（例如，自我照护、人际关系、工作与生活相结合）以及职业健康（例如，职业发展方向、晋升过程）的主题。

案例研究：布里格姆妇女医院专业与同侪支持中心

[个人访谈，乔·夏皮罗（Jo Shapiro），医学博士，美国外科医师协会会员和帕梅拉·加尔维兹（Pamela Galowitz）]

布里格姆妇女医院（Brigham and Women's Hospital）的领导认识到，只有临床人员的福祉获得支持，他们才能实现自己的使命。为了协助提供这样的支持，他们在2008年成立了专业和同侪支持中心（Center for Professionalism and Peer Support）。该中心的重点是加强和支持一种信任的文化，表现在个人、团队、机构、患者及其家人的相互尊重。有三个核心计划被用以支持临床人员的幸福感：

1）同侪支持。
2）披露辅导。
3）专业和团队合作。

同侪支持计划的重点是支持处在情绪压力状态的同事，比如在医疗差错之后。团队认识到，尽管医务人员致力于改善患者的生活，但在某些时候，他们可能会卷入伤害患者的事件中。该团队培训了数十名与心理健康工作无关的临床人员，去向不良事件和其他急性压力后的同事伸出援手，比如在医疗差错诉讼中被告、照料医疗损害的受害者、经历患者攻击，或者处理同事疾病。该计划是基于一种信念，即任何医务人员都不应该独自经历这些事件。

披露辅导计划试图通过提供及时的披露辅导，帮助医务人员做好准备，以便在发生不良事件后与患者和家属进行谈话。与患者和家属的此类谈话事关重大，而且容易情绪激动，大多数临床人员之前很少或几乎没有进行此类谈话的经验。辅导帮助医生为这些对话做好准备，并以公开透明和富有同情的态度与患者和家属沟通。

专业精神和团队合作计划的前提是尊重、专业的行为会培养信任，而恶劣的工作环境会同时对临床人员的健康和患者的预后产生负面影响。布里格姆妇女医院的行为期望在行为准则中有明确规定，并得到教育和培训的支持。所有医生都被要求参加便利的、基于模拟的小组培训，这些培训说明了专业挑战以及避免和解决这些挑战的方法。单独的研讨会有助于临床人员培养提供困难反馈和促进冲突解决的技能。

保密的信息保护咨询服务

一项员工援助计划，提供渠道免费获得咨询师和治疗师服务，可以成为医务人员基于工作的避风港。该中心应特别设计用于识别和协助医务人员解决与临床医疗照护所致工作压力相关的个人情绪困境，而不仅仅是普通的员工援助计划。互动必须严格保密，信息必须受到保护（即不能在医疗差错诉讼中被发现）。为每个州提供此类保护所需的步骤各不相同，必须有意而谨慎地加以构建。在一些州，这需要负责同侪支持和咨询服务，作为质量改进工作的一部分。

加强对医疗差错诉讼中被告医务人员的支持

支持医疗差错诉讼中被告医务人员，是一种高度专业化的同侪支持形式。这种情况通常需要持续 1～3 年的支持。参与医疗差错诉讼的临床医生应该指派一名**导航员**，接受过如何支持指定人员的专门培训的同事。导航员通常是专业人士，他们自己也卷入过医疗差错诉讼。一旦接到诉讼通知，医务人员应该匹配导航员。导航员应该说明预期的情况，包括这是一个漫长的过程；描述通常经历的情绪；让医务人员知道其会一直在那里支持他们。

在诉讼中被告的医务人员应该定期与他们的导航员会面。组织机构应该为此提供受保护的时间，作为医疗差错进程的一部分，就像他们花时间准备与案件相关的证词。由于每位医务人员情绪反应峰值或危机的时间不同，导航员也应该在被需要时，随叫随到来提供支持。

多学科团队解决患者伤害事件根本原因

组织机构应创建多学科改进团队，以检查所有不良事件，识别并解决根本原因。投入的时间和资源将在医疗照护质量和组织机构文化方面产生有意义的回报。首要红利是一个更安全的系统。识别和消除根本原因所涉及的多学科进程增强了友谊和无界管理。与跨学科的同事（如医生、护士、药剂师、其他团队成员）共同合作以防止未来伤害的行动是治疗性的，其本身就是一种凝聚性干预。

案例研究：绿洲（OASIS）

[个人访谈，希瑟·法莉（Heather Farley），医学博士，医疗保健科学研究生[1]，美国急诊医师学会会员[2]，首席健康官；瓦妮萨·唐宁（Vanessa Downing），博士，内容开发与训练主任，医务人员福利中心，学习、领导与发展研究所，克里斯蒂娜医疗保健系统]

2015 年，克里斯蒂娜医疗保健系统（Christiana Care Health System）的 4 名同事决定将他们长期以来对职业倦怠、同情疲劳、替代性创伤和韧性减弱的个人担忧转化为有意义的、切实的行动。前一年，小组的两名成员成功地为患者医疗不良事件涉及的医务人员启动了一项同侪支持计划。随着新项目的基础工作开始，团队沉

---

[1]　The Master of Health Care Delivery Science，M.H.C.D.S.

[2]　Fellow of the American College of Emergency Physicians，F.A.C.E.P.

浸在关于这些问题对医务人员体验工作意义的能力产生威胁并削弱组织目标的程度的数据和证据中。患者医疗照护经历导致的情绪创伤需要一种基于系统的共情反应，这一想法在组织机构中获得了令人惊讶的吸引力，并表明人们对解决充满创伤的环境中的职业风险越来越感兴趣。

根据员工敬业度调查结果和通过与一线领导讨论科组准备的决定，初步干预对象将选择重症医学科。该团队确定其科组领军人物去指导委员会任职，并让他们参与干预措施的设计和交付，以满足所需。"绿洲"（OASIS）被选为该项目的名称［获得鼓舞员工人心并强化的机会（qpportunity to achieve staff inspiration and strength）］。对员工进行了基线调查，以衡量同情疲劳、替代性创伤、职业倦怠和感知韧性。

干预措施的主要内容包括每月提供 8 次体验式压缩课程训练。干预持续 5 ~ 10 分钟，在位于该科组的会议室进行。干预使用口语化、具体的语言，并依赖于鼓励公开分享的互动游戏、小测验和非正式对话。内容面向所有班次和所有工作人员（如护士、技术员、文书人员、专科医师、住院医师、高级执业人员、呼吸治疗师）。在 8 个月的时间里，这些内容被呈现给了 330 多名参与者。

除了这些技能培养课程外，该团队还采取了一些策略，以提高对同事困境的识别能力，在不良事件发生后提供同侪支持，培养友情和社会关系，并创建业务工作组对挫折感的根源进行识别和补救。最后，在重症监护病房内开设了一间"绿洲"房间，其中包括由科组领军人物设计的专用空间，目的是提供休息空间，让员工可以恢复和调整。

干预后的数据分析显示，人员流动率和每月计划外休息日大幅下降。从后续调查中也注意到替代性创伤、职业倦怠和抑郁人数显著减少。

结果受到医疗保健系统领导者的热烈欢迎，并承诺支持项目的扩展。在撰写本文时，"绿洲"项目正在整个系统的多个患者医疗照护科组中展开。

结论

为经历职业压力的医务人员创建避风港，这是医疗保健服务所固有的，有助于创造团队精神所需的凝聚性。避风港和支持性的团队文化应该减轻职业压力的负面影响，并为患者医疗不良事件涉及的医务人员创建一个避难所。当组织机构识别并减少患者伤害事件根本原因的时候，他们也必须支持涉及此事件的医务人员。这样做可以防止职业困境、职业倦怠、同情疲劳、可预防的伤害、继发困扰、抑郁和自杀念头的恶性循环。为团队创建安全的空间，以定期讨论患者医疗照护和不良事件，并增强团队成员相互支持的能力，这是使此类讨论正常化和制造示弱性的重要途径。

形成避风港需要多管齐下，包括提供支持性的团队文化，心理和情绪安全的工作环境，随叫随到的机构支持小组，强有力的同侪支持，保密的、信息保护的咨询，医疗差错诉讼期间提供支持和资源；以及解决患者伤害事件的根本原因。减少可预防的患者伤害，在事件发生时协助临床不良事件涉及的医务人员，以及支持陷入困境的医务人员——形成一个避风港——可以减轻职业倦怠的驱动因素，促进幸福感（专栏 26.1）。

专栏 26.1　攻略

- 培养一种支持性团队文化：团队成员是职业创伤事件之后的首个支持来源。
- 为团队成员提供空间和规律时间来讨论其工作中的情绪挑战。该行动使示弱正常化，并为他们创造一个安全的环境，让他们分享所经历的未来压力。
- 建立一个强大且适当资源的同侪支持计划，并通过热线电话或网络链接，以连接苦苦挣扎的临床人员。
- 考虑建立一个薰衣草代码响应团队，来支持经受压力的科组。
- 为处理职业压力的医务人员提供保密的、信息保护的专业咨询。
- 建立导航员计划以支持医疗差错诉讼被告的医务人员。
- 组建多学科团队来评估和解决患者伤害事件的根本原因。

明天：成就感

在他的患者发生出血性卒中的不良事件后，萨姆会见了同侪支持计划中的一名同事。这名同事为他提供了支持，并将他与医院保密临床人员支持计划中的一名心理学工作人员联系起来。这些谈话很有帮助。萨姆随后会见了患者和家属，表达了他的关心和同情。他们对他提供的照顾和他的好意表示感谢，并对她的症状正在改善感到高兴。萨姆同情疲劳和职业倦怠的症状正在改善。他现在正全身心地投入到自己的业务中，帮助治愈和减轻其他患者的痛苦。

推荐阅读

Advisory Board. When Cleveland Clinic staff are troubled, they file 'code lavender' [Internet]. 2013 [cited 2019 Apr 12]. Available from: https://www.advisory.com/Daily-Briefing/2013/12/03/When-Cleveland-Clinic-staff-are-troubled-they-file-Code-Lavender.

Barnes R, Blyth CC, de Klerk N, Lee WH, Borland ML, Richmond P, et al. Geographical disparities in emergency department presentations for acute respiratory infections and risk factors for presenting: a population-based cohort study of Western Australian children. BMJ Open. 2019 Feb 24;9(2):e025360.

Boissy A, Windover AK, Bokar D, Karafa M, Neuendorf K, Frankel RM, et al. Communication skills training for physicians improves patient satisfaction. J Gen Intern Med. 2016 Jul;31(7):755–61.

Cleveland Clinic. Code lavender: offering emotional support through holistic rapid response [Internet]. 2016 [cited 2019 Apr 12]. Available from: https://consultqd.clevelandclinic.org/code-lavender-offering-emotional-support-holistic-rapid-response/.

Gold KJ, Andrew LB, Goldman EB, Schwenk TL. "I would never want to have a mental health diagnosis on my record." A survey of female physicians on mental health diagnosis, treatment, and reporting. Gen Hosp Psychiatry. 2016 Nov-Dec;43:51–7.

Hawton K, Agerbo E, Simkin S, Platt B, Mellanby RJ. Risk of suicide in medical and related occupational groups: a national study based on Danish case population-based registers. J Affect Disord. 2011 Nov;134(1-3):320–6.

Office for National Statistics. Suicide by occupation, England: 2011 to 2015 [Internet]. 2017 [cited 2019 Apr 11]. Available from: https://www.ons.gov.uk/peoplepopulation-andcommunity/birthsdeathsandmarriages/deaths/articles/suicidebyoccupation/england2011to2015.

Polfliet SJ. A national analysis of medical licensure applications. J Am Acad Psychiatry Law. 2008;36(3):369–74.

Poncet MC, Toullic P, Papazian L, Kentish-Barnes N, Timsit JF, Pochard F, et al. Burnout syndrome in critical care nursing staff. Am J Respir Crit Care Med. 2007 Apr 1;175(7):698–704.

Salvarani V, Rampoldi G, Ardenghi S, Bani M, Blasi P, Ausili D, et al. Protecting emergency room nurses from burnout: the role of dispositional mindfulness, emotion regulation and empathy. J Nurs Manag. 2019 May;27(4):765–74.

Schernhammer ES, Colditz GA. Suicide rates among physicians: a quantitative and gender assessment (meta-analysis). Am J Psychiatry. 2004 Dec;161(12):2295–302.

Schroeder R, Brazeau CM, Zackin F, Rovi S, Dickey J, Johnson MS, et al. Do state medical board applications violate the Americans with disabilities act? Acad Med. 2009 Jun;84(6):776–81.

Shanafelt TD, Balch CM, Dyrbye L, Bechamps G, Russell T, Satele D, et al. Special report: suicidal ideation among American surgeons. Arch Surg. 2011 Jan;146(1):54–62.

Shanafelt TD, Lightner DJ, Conley CR, Petrou SP, Richardson JW, Schroeder PJ, et al. An organization model to assist individual physicians, scientists, and senior health care administrators with personal and professional needs. Mayo Clin Proc. 2017 Nov;92(11):1688–96.

Shapiro J, Galowitz P. Peer support for clinicians: a programmatic approach. Acad Med. 2016 Sep;91(9):1200–4.

Sinclair S, Raffin-Bouchal S, Venturato L, Mijovic-Kondejewski J, Smith-MacDonald L. Compassion fatigue: a meta-narrative review of the healthcare literature. Int J Nurs Stud. 2017 Apr;69:9–24.

Thirioux B, Birault F, Jaafari N. Empathy is a protective factor of burnout in physicians: new neuro-phenomenological hypotheses regarding empathy and sympathy in care relationship. Front Psychol. 2016;7:763.

Zhang YY, Han WL, Qin W, Yin HX, Zhang CF, Kong C, et al. Extent of compassion satisfaction, compassion fatigue and burnout in nursing: a meta-analysis. J Nurs Manag. 2018 Oct;26(7):810–9.

27

友谊性行动纲领：引言

独自一人，我们能做的很少；团结一心，我们能成就很多。

——海伦·凯勒

Alone we can do so little; together we can do so much.

—Helen Keller

❖ ❖ ❖

同事友谊是组织机构蓬勃发展所需要的，是忠诚、社会资本、相互尊重、团队合作和无界管理。在这一部分中，我们将探讨同事友谊中固有的社会联系，以及它与医务人员在工作中发现的意义和目的、内在激励因素和个人关系之间密不可分的联系。友谊性行动纲领旨在减轻或消除导致职业倦怠的已知特定驱动因素，并培养具有支持性的领导者和系统以促进相互关联的理想工作要素。

通过友谊性行动处理的职业倦怠首要驱动因素：

工作中的孤立、孤独以及社会支持的缺乏。

通过友谊性行动培养的理想工作要素：

1）工作社区和友谊（第 28 章）。
2）内在激励因素和奖励（第 29 章）。

友谊性行动：

1）培养社区和聚餐（第30章）。
2）优化奖励、认可和欣赏（第31章）。
3）促进无界管理（第32章）。
4）培育幸福感（第34章）①。

我们首先提出2个密切相关的理想工作要素，紧接着是4个一致的友谊性行动。

---

① 译者注：根据本书所述创建理想医院的12项行动，友谊性行动纲领应包括"培育幸福感"。

28

友谊性理想工作要素:
工作社区和友谊

我们只有团结才会强大,如果分裂便不堪一击。

——J.K. 罗琳

We are only as strong as we are united, as weak as we are divided.

—J.K. Rowling

• • •

工作社区和友谊是两个友谊性理想工作要素中的第一要素,它们是通过改善医务人员社会支持的行动而培养的。当医务人员成为同事支持性社区的一员时,他们就会茁壮成长(Swensen et al, 2016)。相互团结,相互支持,以帮助患者得到最佳服务的行动,才是工作社区和友谊的全部意义所在。

一起工作

在经济大萧条期间,梅奥诊所的患者就诊量减少了40%,每年不到5万人次。大约四分之一的就诊患者无力支付其医疗费用。然而,无论他们是否具备支付能力,所有患者都得到了诊疗服务。当然,这些事情的转变给梅奥诊所造成了严重的产能过剩,没有足够的钱支付工资和账单。许多组织机构用"减少人数"以满足工资总额。但在梅奥诊所，领导们决定将每个人的工资都减薪至"最低限度"由于每个人都受到了平等对待，没有人感到被孤立。而且，每个人都深知他们需要团结一致才能渡过难关。所有人都同舟共济，首席管理员哈里·哈威克（Harry Harwick）回想起这段黑暗的时光，称其为"梅奥诊所历史上统一的最具影响力的事件"。

因为人是社会生物，工作社区和友谊可以战胜职业倦怠，培养团队精神，并使人们能够克服看似不可逾越的挑战。研究表明，当医务人员与同事在一个旨在为分享经验和相互支持提供机会的心理安全环境中相处，他们的职业倦怠可以得到缓解（见第26章，"凝聚性行动：形成避风港"）（West et al, 2014; Kim et al, 2018）。同事提供了其他人无法提供的特有的社区支持，因为同事更了解自己的工作和职业特有的挑战。例如，护士团队最能理解和支持一名初级护士处理当她所照顾的年轻患者去世时的情绪负担。药剂师可能是下级同事处理系统问题导致用药差错压力时最好的支持来源。

创建一种相互尊重和社会支持的文化，是形成工作社区和同事情谊的基础。医疗机构有责任创造这样一种文化，并认识到工作社区是防范职业风险必要的系统安全措施，例如情绪负担、面对他人痛苦、患者死亡以及苛刻而难以预测的工作量波动。那些不注意社区建设和保持的组织机构对医务人员的安排是失败的。组织机构应培养由相互关心和照顾的人组成的社交团队，其拥有的医务人员具有以下特点：

↑职业满意度。

↑承诺度与忠诚度。

↑敬业度。

↑生产力。

↓疲劳度。

↓职业倦怠。

团队合作

团队合作是工作社区和友谊的一个重要方面。团队成员必须重视彼此，且视其为独立的人，而不仅仅是基于同事的角色。他们必须表现出相互尊重、坦诚、欣赏、忠诚和认可彼此的才华。团队合作产生的归属感是职业成就感的重要组成部分，有助于为医护人员提供对职业倦怠的免疫。具有多学科团队合作且评级高的诊所，实现了更高的患者体验评分、更高的护士保留率和更低的运行成本（Swensen et al，2013）。

在梅奥诊所，对每个工作科组的团队合作激励因素进行动态评估，坚持不懈地关注改进，已经为组织机构带来数十年的益处。回报包括卓越且持续改进的质量、高昂的士气、较低的人员流动率、高度的专业性和跨学科的协作。患者的益处包括更少的疼痛和焦虑、更低的血压、更短的住院时间、更低的再住院率以及更快的手术伤口愈合（Hsu et al，2012；Doyle et al，2013）。

组织机构和患者并不是唯一的从团队合作和友谊中受益的人。团队合作创造了一种能让同事有机会安全地示弱、真实，并表达对彼此同情的一种环境。那些提供同情（或观察同事们待以同情）的医务人员也会从中受益。对同事待以同情的例子包括：在工作量大的时候帮助同事、关照彼此，对处于压力下的同事给予鼓励，在遭遇患者不良预后之后给予其安慰，当令人高兴的事发生时一起庆祝。

任务分担

研究表明，团队人员配备不足和团队成员的流动增加了医疗照护团队所有成员职业倦怠的风险（Helfrich et al，2017；Kim et al，2018）。团队合作的一个要素——任务分担，当它是协作的、公平的、基于团队的，而且是多学科的，可以帮助减少人员流动，稳定人员配备，减轻职业倦怠。在这个过程中，必须考虑到团队中每个人的福祉。应深思熟虑地进行任务分担和委派，适当重新设计工作流程和实践效率，并考虑总体工作量和专业能力以及医疗照护小组成员的训练。医疗照护团队碰头会是促进和优化任务分担和团队合作的最佳实践之一。

案例研究：医疗机构的两种不同类型

我们的一位医生朋友讲述了一个患者的故事，该患者也是一名专业的音乐家，在一家世界级的东海岸医疗中心接受治疗。我们的朋友在那里工作。后来，患者来到梅奥诊所，就其复杂病情的处理征求第二意见。这两个组织机构都一直位居美国前五大医疗中心之列。我们的朋友观察到，东海岸医疗中心的家庭医疗中心非常重视优化和奖励个人表现和专业知识。医生的工资是根据个人工作量和较高的教学职称所支付的。

在梅奥诊所，同一部门的所有医生，无论他们的教学职称和工作量如何，其薪资都是一样的。其重点是支持在高度整合的团队中工作的同事。每个部门都应该将自己视为整体的一个组成部分发挥作用。门诊患者经常要看 7～8 位不同的专家，并在 2～3 天的时间内进行数十项检查、化验和拍片。一位协调医生组织跨学科协作，所有专家相互交谈。这种一体化的诊疗水平是空前的。奖励是以团队为基础的。有复杂疾病的患者通常在梅奥诊所的门诊就诊几天相较于去世界上大多数杰出的医疗中心 1～2 周，其在梅奥诊所会得到更完整和更协调的诊断。

回到第一家医疗中心后，患者向医生总结了自己的经历："你们有一些世界级的独奏者，甚至还有几位四重奏者。梅奥诊所有一个管弦乐队。"

结论

重要的理想工作要素：工作社区和友谊，可以通过第 30 章到第 32 章中描述的行动来培养。工作社区和友谊是有弹性的、高能团队的重要特征。两者都是可以培养的。最成功的组织关注这些特点，并制订计划和领导行为来培养它们。

推荐阅读

Barsade SG, O'Neill OA. What's love got to do with it? A longitudinal study of the culture of companionate love and employee and client outcomes in a long-term care setting. Admin Sci Q. 2014;59(4):551–98.

Cosley BJ, McCoy SK, Saslow LR, Epel ES. Is compassion for others stress buffering? Consequences of compassion and social support for physiological reactivity to stress. J Exp Soc Psychol. 2010;46(5):816–23.

Doyle C, Lennox L, Bell D. A systematic review of evidence on the links between patient experience and clinical safety and effectiveness. BMJ Open. 2013 Jan 3;3(1):e001570.

Edwards ST, Helfrich CD, Grembowski D, Hulen E, Clinton WL, Wood GB, et al. Task delegation and burnout trade-offs among primary care providers and nurses in Veterans Affairs Patient Aligned Care Teams (VA PACTs). J Am Board Fam Med. 2018 Jan-Feb;31(1):83–93.

Egbert LD, Battit GE, Welch CE, Bartlett MK. Reduction of postoperative pain by encouragement and instruction of patients: a study of doctor-patient rapport. N Engl J Med. 1964 Apr 16;270:825–7.

Emanuel L, Ferris FD, von Gunten CF, von Roenn JH. Combating compassion fatigue and burnout in cancer care [Internet]. Excerpted and adapted from: Emanuel LL, Ferris FD, von Gunten CF, Von Roenn J, eds. EPEC-O: education in palliative and end-of-life are for oncology (module 15: cancer doctors and burnout). 2011 [cited 2018 Nov 20]. Available from: https://www.medscape.com/viewarticle/742941.

Hamrick WS. Kindness and the good society: connections of the heart. Albany (NY): SUNY Press; 2002.

Helfrich CD, Simonetti JA, Clinton WL, Wood GB, Taylor L, Schectman G, et al. The association of team-specific workload and staffing with odds of burnout among VA primary care team members. J Gen Intern Med. 2017 Jul;32(7):760–6.

Hsu I, Saha S, Korthuis PT, Sharp V, Cohn J, Moore RD, et al. Providing support to patients in emotional encounters: a new perspective on missed empathic opportunities. Patient Educ Couns. 2012 Sep;88(3):436–42.

Kelley JM, Kraft-Todd G, Schapira L, Kossowsky J, Riess H. The influence of the patient-clinician relationship on healthcare outcomes: a systematic review and meta-analysis of randomized controlled trials. PLoS One. 2014;9(4):e94207.

Kim LY, Rose DE, Soban LM, Stockdale SE, Meredith LS, Edwards ST, et al. Primary care tasks associated with provider burnout: findings from a veterans health administration survey. J Gen Intern Med. 2018 Jan;33(1):50–6.

Rakel DP, Hoeft TJ, Barrett BP, Chewning BA, Craig BM, Niu M. Practitioner empathy and the duration of the common cold. Fam Med. 2009 Jul-Aug;41(7):494–501.

Shanafelt TD. Enhancing meaning in work: a prescription for preventing physician burnout and promoting patient-centered care. JAMA. 2009 Sep 23;302(12):1338–40.

Sinsky C, Colligan L, Li L, Prgomet M, Reynolds S, Goeders L, et al. Allocation of physician time in ambulatory practice: a time and motion study in 4 specialties. Ann Intern Med. 2016 Dec 6;165(11):753–60.

Swensen S, Gorringe G, Caviness J, Peters D. Leadership by design: intentional organization development of physician leaders. J Manag Dev. 2016;35(4):549–70.

Swensen SJ, Dilling JA, McCarty PM, Bolton JW, Harper CM Jr. The business case for health-care quality improvement. J Patient Saf. 2013 Mar;9(1):44–52.

West CP, Dyrbye LN, Rabatin JT, Call TG, Davidson JH, Multari A, et al. Intervention to promote physician well-being, job satisfaction, and professionalism: a randomized clinical trial. JAMA Intern Med. 2014 Apr;174(4):527–33.

Zolnierek KB, Dimatteo MR. Physician communication and patient adherence to treatment: a meta-analysis. Med Care. 2009 Aug;47(8):826–34.

29

友谊性理想工作要素：内在激励因素和奖励

我们靠所得来谋生，但我们靠给予来创造生活。

——温斯顿·丘吉尔

We make a living by what we get，but we make a life by what we give.
—Winston Churchill

◆◆◆

友谊培养的第二个主要理想工作要素是内在激励因素和奖励。从本质上讲，大多数医务人员都以利他主义价值观作为自身激励因素，其应该得到内在的——而不是表面的或外在的——奖励和表彰。鼓励内在激励因素和奖励的环境和文化有助于减轻职业倦怠，培养团队精神。实现这一要素的具体行动在第 31 章（"友谊性行动：优化奖励、认可和欣赏"）中有详细介绍。

梦想与激情

在 19 世纪末，塞缪尔·兰利（Samuel Langley）带领了一个团队打算建造第一架飞机。他的资源包括最优秀的科学家、全职员工、来自美国作战部 5 万美元惊人的预算，以及来自史密斯索尼安学会额外的 2 万美元。塞缪尔·兰利拥有了赢得比赛所需的一切，且想成为第一名。但他没有赢，奥维尔（Orville）和威尔伯（Wilbur）做到了。

1903 年 12 月 17 日，在北卡罗来纳州基蒂霍克的狂风中，莱特兄弟是飞行的第一人。兄弟俩开了一家小自行车修理店，他们没有预算，没有工作人员，没有科学家——除了梦想和满满的愿望，什么都没有。

塞缪尔·兰利为了名望、金钱和荣誉去试图建造一架飞机，这不是一个使命感。而奥维尔和威尔伯有一个使命感，他们在追逐梦想，受到鼓舞，想要有所作为。莱特兄弟受到内在激励因素和奖励的驱使，而塞缪尔·兰利则受到外在动机和奖励的驱使。

梦想与激情并不总是带来名望或成功，但它们始终是自主努力和最大化自身激励因素的关键。

内在激励因素 vs. 外在激励因素和奖励

内在激励因素源自行动本身，而不是外在奖励。做某事是为了它自身的缘故，或者因为它与其价值观一致——比如想要帮助他人、为一个事业做贡献，或者与一个社区建立联系——这都是根深蒂固的内在需求，具有巨大的激励因素驱动。奖励是内在的。

相反，外部激励因素是通过金钱、奖章、福利待遇、奖品和奖金等外部激励来发挥作用的。这些奖励与内在激励因素的比如做好一项工作或帮助有需要的人所带来的满足感截然不同。后者可能会伴随着一种外在奖励，但它并不以其作为激励因素。注重外部奖励的制度往往会造成离间分裂，煽动同事间的竞争，而不是协作。

除了少数例外，研究一贯表明，内在驱动才是人类最好的以及最大的有效激励因素（Pink，2009）。最近对 500 多家组织机构的 20 万名工作人员进行的一项调查中提出的问题："激励你在组织机构中追求卓越、全力以赴的因素是什么？"（Drzymalski et al，2014）。前七大激励因素是：

1）友谊：20%；

2）好好工作的内在愿望：17%；

3）感到受到鼓励和表彰：13%；

4）产生实际影响：10%；

5）专业成长：8%；

6）满足患者需求：8%；

7）金钱和收益：7%。

超过 90% 的员工列出了前六项奖励中的一项，这些奖励都是内在激励因素。金钱和收益（外部激励因素）排在最后，只有 7% 的人提到了这一点。

卓越

临床人员和医学中心都把追求卓越作为共同的目标。要让医务人员实现这一目标，必须在这些源自提供最好的、以患者为中心的医疗照护（Grant，2008；Grant and Hoffman，2011）的工作中找到意义和目标，医生、护士、高级执业人员（APP）和药剂师通常都是努力进取、技艺高超的个人，他们必须展现出自己的才能、承诺、韧性和奉献精神，才能成功入选完成专业培训。除了少数例外，每个人都非常关心患者的预后（即安全、质量和体验）、效率和浪费的资源。

虽然这些价值通常与其组织机构的优先事项一致，但大多数医务人员最初只对组织机构层面的流程、系统和优先事项感觉无关紧要。因此，领导和管理人员有责任确保医务人员理解他们关心的工作方面是如何与组织机构的优先事项保持一致的。这种有目标的沟通模式促进了共同的使命感、协作和追求卓越。医学中心可以采取各种措施吸引医务人员参与到系统改进中，以支持最佳的患者医疗照护。例如，使用数据确定需要改进的领域，让该领域的医务人员参与其中以获得其关于改进的想法，通过领导力和相关资源为其改进工作提供显著的支持，确认和培养临床领军人物以帮助吸引同侪，以及传播团队努力和贡献的价值（详见第 31 章，"友谊性行动：优化奖励、认可和欣赏"）。

这些改善组织机构系统和卓越的积极举措，有助于培养医务人员的敬业精神和团队精神。

金钱

问题：金钱能买到幸福吗？

回答：根据两位诺贝尔奖获得者的研究，如果你的年收入超过 7.5 万美元，就会觉得金钱不会买到幸福（Kahneman and Deaton，2010）。一旦收入足以满足基本需求（例如，安全的住所、食物），额外的收入与更多的幸福感并没有实质性的联系——尽管大多数人可能认为是有联系的。一项针对 4000 名百万富翁的调查显示，87% 的人认为更多的钱会让他们更幸福。特别是，在这一群体中，只有那些净资产水平非常高（超过 1000 万美元）的人实际上更幸福，而且他们只是有限的幸福（Donnelly et al，2018）。令人惊讶的是，那些拥有极高净资产的人幸福感略有轻微增加，这与其能用自己的钱帮助他人有关，也与金钱使其更好地掌控时间有关。研究人员还发现，那些自己创造财富（而不是继承财富）的百万富翁更幸福，可能是因为这是其劳动带来了的内在的回报。

尽管一些临床人员认为赚更多的钱会减少职业倦怠，但事实似乎并非如此。事实上，通过对那些职业倦怠得分较高，而对工作与生活相结合满意度较低的医学专业的分析发现，其包含了一些薪酬最高的专科（如整形外科）以及一些薪酬最低的专科（如家庭医学）（Shanafelt et al，2015）。尤其是，在这两个方面都做得很好的包括一些薪酬最低的专业（例如儿科）。因此，不同科室的收入不一致，似乎不是导致职业倦怠的主要原因。然而，钱越多幸福感越多的错误看法，可能是医生过度劳累的部分原因，也是绩效考核支付报酬的薪酬模式加剧职业倦怠的原因。

令人讽刺的是，有证据表明，一旦出现职业倦怠，如果让医生工作更少时间赚更多的钱（称为部分辞职），可能有助于提高满意度（Shanafelt et al，2016）。这种情况表明，我们的临床实践模式已经崩塌，以至于敬业的、具有内在激励因素的临床人员经常利用外在奖励利益以减少其全职工作，避免职业倦怠（Shanafelt et al，2016）。

案例研究：洗手液

最近两项关于手卫生的研究进一步说明了内在和外在奖励激发医务人员的能力（Grant and Hofmann，2011）。

在第一项研究中，整个医院的自动洗手液机上均贴有标识。各标志的信息相同，只有一个词不同。

第一个标志上写着：

"手卫生可为你预防感染。"

第二个标志上写着：

"手卫生为患者预防感染。"

更改信息中的一个词会导致行为上的重大改变。当医务人员被提醒使用洗手液会对患者有帮助时，他们更有可能去使用洗手液。利他主义的内在激励因素比个人利益的暗示更有力量。

这并不是说外在激励不起作用：至少在短期内是可以的。美国一家大型学术医学中心洗手液的基线使用率不足50%。为了在预定的监管认证来访前及时达到90%以上的水平，该组织机构决定为洗手液的使用提供经济激励。如果该组织机构实现了目标，所有临床人员都将获得奖金。该措施起效了，几个月内，接触患者前后的洗手液使用率均超过90%。

贴标识的成本会更低（从长远来看，也会更节俭）。

出于利他主义的原因，付钱让医务人员做他们通常会做的事情，也可能产生深远的、意料之外的负面后果。它传递了一个信息，即需要金钱或其他激励举措来鼓励个人为患者提供高质量医疗照护。使用外部激励因素来执行基本的患者安全实践，如手卫生，在本质上是有缺陷的，并且将职业核心价值转变为一种经济交易的方式是既贬低又危险的。医疗保健领导人应该以内心为目标，而非银行账户。

职业倦怠和薪酬模式

如何支付医务人员的薪酬也影响到他们与工作的关系及其职业倦怠的风险。虽然大多数护士是按小时计酬的（除非他们是管理层），但医生的薪酬模式有很多种。大多数系统可大致分为三大类：工资、工资＋奖金，以及单纯工作量（表 29.1）。

在一项全国性的研究中，我们中的一人（Shanafelt et al，2014）报告说，在支付固定工资的医生中，职业倦怠的风险最低。那些给予基本工资和基于工作量计算奖金的医生，其职业倦怠的风险增加，而在纯粹基于工作量的薪酬模式中，职业倦怠的风险最高。与之类似，在对 7500 多名美国外科医生进行的全国性研究中发现，在对所有其他个人和专业因素进行调整校准后，纯粹基于工作量的薪酬模式会使职业倦怠风险增加约 35%（Shanafelt et al，2009）。

这些观察结果可能在一定程度上是由于激励已经超时间工作的医务人员过度工作造成的。激励过度工作也会放大工作与生活相结合的问题。严重侧重于以工作量为基础的薪酬模式改变了医务人员与其工作之间的关系。例如，许多在这种模式下工作的医生将他们的薪酬结构称为"杀什么就吃什么"，这是一种粗鲁和不专业的方式来看待对他人健康和福祉的照护。

在一些基于工作量的薪酬模式中，医务人员会根据他们所建议的医疗服务获得更高的个人薪酬（他们会因"创收"而获得回报），这会带来潜在的经济利益冲突，还会增加职业倦怠。骨科医生在决定是否推荐脊柱手术时，应该仅仅根据是否符合患者的最佳利益来做出决定，而不是取决于如果他们建议做手术，其个人薪酬是否会增加。一个肿瘤学家建议是否继续化疗救治，不应该因为有经济利

表 29.1 薪酬模式结果

	模式		
	工资	工资＋奖金	工作量
预期结果	内在激励因素 关注价值而不是患者的经济利益冲突 促成合作而不是竞争 强调协作而不是独立 注重对整体使命的贡献，包括教育、管理、研究和质量改进 降低职业倦怠 团队优先于个体	促成价值及缓解与患者的经济利益冲突 降低组织机构的薪资经济风险 促成合作而不是竞争，协作而不是独立 更大的职业倦怠风险 同时关注质量和工作量	外在激励因素 关注工作量 薪资支付公平 组织机构的工资经济风险最小化 优先工作量而不是质量和患者满意度 高职业倦怠风险 潜在威胁团队合作
潜在的非预期结果	RVU 业绩不佳可能是"回报" 如果模式缺乏管理，则存在支付不公平的风险 如果需求或业绩不当，则工资可能成为组织机构的经济风险 如果工资结构不合理或需求不足，则工资可能成为组织机构的经济风险	患者体验激励可能导致诊断检验、手术和药物过度医疗 如果模式缺乏管理，则存在支付不公平的风险 如果未能妥善安排或合理要求，则工资可能成为组织机构的经济风险	加剧过劳和增加倦怠的风险 交易性的医疗照护 患者与组织机构设定价值之间存在经济利益冲突 为了工作量而以牺牲患者体验和质量的成本为代价 认知失调 促成竞争而不是合作 强调独立而不是协作 个体优先于团队
保障措施与缓解策略	领导就绩效进行沟通以确保执行的公平／公正 同侪的压力 文化 公开透明 尽可能降低工作量的临界值	领导基于内在奖励进行沟通 文化 公开透明 平衡质量措施 最大化奖励的上限 平衡措施以促进自我照护和个人韧性	平衡质量管理措施 最大化奖励的上限 平衡措施以促进自我照护和个人韧性

益而建议采用更多的治疗或从中选择一种治疗。虽然这些原则导致了"自我转诊法"，防止医生从他们已有或推荐的一些医疗检测和影像检查中获利，但更普遍的利益冲突，如上面的例子，通常是通过许多医疗机构基于工作量的薪酬模式广泛传播的。

基于工作量的薪酬模式，注重的是外在激励因素，也可能导致个人将其工作视为交易，而不是利他主义的使命。他们还强调数量，而不是质量和结果。

工资＋奖金是一种混合模式，将基本工资与工作量奖金相结合。这些方法的目的通常是减轻单纯基于工作量模式的负面结果，同时确保公平并鼓励工作量/机会。这种模式是找到了一个令人满意的中间点，还是沦为"两边不讨好"，取决于其具体贯彻情况。越来越多的保障措施被引入以平衡工作量比质量重要的心态。这通常是通过将质量、患者满意度和自我医疗照护措施（例如休假天数最少）以及相对价值单位（relative value unit，RVU）（一名医生治疗一位患者所需的工作量）综合纳入公式来确定医务人员将获得的奖金。

这种混合模式的另一个创新是基于团队的质量和工作量指标，而不是个人指标。这促进了团队合作而不是竞争（例如，挑选特定类型的患者来实现 RVU 的激励目标），并通过促进团队努力和责任制来提高质量。

案例研究：生产模式和合作

一家优秀的学术医疗中心中，一个手术科室使用了工资＋奖金的计划，激励是以 RVU 为基础计算的。薪酬模式对部门士气产生了深远的负面影响。收入最大化的愿望如此强烈，以至于一些医生会精挑细选地选择某些高 RVU 的患者（即手术快速，RVU 赋分较高）。病例更复杂，时间更紧凑，但 RVU 相似，是最不受欢迎的，以至于没有人想收拾它们。该模式还导致该学术部门内的个人从社区中建立自己的转诊简仓（无论他们亚专业领域的专业水平如何），而不是以一个专家团队发挥作用，应用和分享该专业的集体职责和专业知识，这本应是社区转诊到该学术中心的前提。

该系统还导致全体教职员工在分配给其的手术室时间段内过度安排其可执行的手术量，以便他们可以最大限度地提高个人的 RVU（例如，他们将在本仅可执行 7 ～ 8 台手术的上午时间段安排 10 台手术）。这导致上午的工作一直延续到下午，这样分配手术室下午时间段的同事（通常是低年资同事）几乎总是迟到至少 1 小时开台。这一延迟导致医生（和患者）经常延迟择期手术。这种情况在团队成员之间造成了巨大的摩擦和人际冲突。随着时间的推移，薪酬不平等也加剧了。

不出所料，低年资教职员工的流动率很高。此外，在过去的几年里，工作人员均丧失了执行一个复杂但报销比例相对较低的手术所需的外科技能。这本应是该中心担任三级转诊中心目的地所必需的。没有人想要收拾这些患者，他们的日程上排满了高 RVU 的病例。该部门最终不得不从另一家机构招聘一名外科医生，将这项技能带回该机构。此外，为了吸引能够胜任的人员，防止同样的事情再次发生，他们不得不给予这个人一个不同于其他所有人的单独的、定制的薪酬计划（造成潜在的更多的不公平）。

最终，在这种情况下，工资＋RVU 激励的混合薪酬系统，其非预期结果造成了一种无法满足患者的需求、对同事的不礼貌行为、不公平、社会孤立、缺乏团队合作、士气低落、职业倦怠和人员流动的环境，这对患者、医生和组织机构都是一种伤害。

财务压力

基于工作量的薪酬模式给医务人员带来了财务压力。医学毕业生的平均债务接近 20 万美元。还清债务的压力会增加医学生的压力并对医患关系产生负面影响。在最近一次与医生、护士、高级执业人员和管理人员的聚会上，我们其中的一人参加了聚会。一位医生说："当我终于还清了教育贷款债务时，我松了一口气。在我职业生涯的那一刻之前，患者的额头上都有一个数字，前面有一个美元符号。"这样的财务压力会导致医学生认知失调。

许多需要延长培训的医生和医务人员也陷入了一种弥补失去时间（延迟满足）的心态的折磨。医生通常在大学毕业后要接受7～11年的培训，在此期间，他们通常工作时间非常长，工资非常低。大多数人看着与其一起毕业的朋友，即使是那些继续攻读其他专业学位的人，在医学生完成住院医师或专科医师培训之前，他们开始就已经享受到了开启职业生涯的经济收益和安全感。当这些医生在30岁出头时最终开始执业时，他们通常会买一套房子、一辆新车，以及完成许多他们和他们的家人在过去10年里没有做过的事情。他们这样做通常是相信他们可以通过基于工作量的薪酬来增加收入。然而，这些选择进一步增加了经济压力，鼓励了加班工作。护士和其他医务人员也可能受到这种态度的影响，导致他们承担额外加班。对于生活在生活成本极高地区（如纽约市、旧金山、西雅图、洛杉矶、波士顿、芝加哥）的年轻医生来说，这些财务压力和超负荷工作的激励因素可能会更大，这可能会增加这些地区的组织机构采用基于工作量的薪酬模式的风险。

动态目标收入

在目标收入理论中，员工设定一个目标收入以支持他们渴望的生活方式和积累的债务负担。即使医生最初设定了一个现实的目标，这个数字也会因为付款人报销和付款人组合的不断变化而持续重置。现在每天大约有1万名美国人年满65岁，这一趋势将持续10年，导致付款人组合在医疗保险支付中所占比例更大。在大多数情况下，这意味着更低的报销水平。对于医生和医疗中心来说，要想保持平衡，他们需要提高工作量。这通常意味着相同经济回报下需更多工作（增加工作量）。这种情况可能会导致恶性循环，导致更高工作负荷产生职业倦怠、工作与生活相结合的问题以及认知失调。

目标收入理论和有偿服务保险与生产模式不匹配。同时，它们是该国家过度使用医疗服务众多根本原因之一。更多的 RVU 产生的经济回报可能会导致过度编码（即，相对于实际指示，按照更加复杂的手术或治疗进行支付编码）。纯粹基于工作量的薪酬模式也引入了认知失调和道德困扰的风险，因为该系统正在鼓励医务人员去做自己或所爱的人不会选择的行为（例如，重视数量和过度编码高于质量）。

患者体验指标

即使是患者体验指标，在被误用时也会造成医务人员的认知失调。从表面上看，为更好的患者体验提供经济激励似乎是一个很好的想法。然而，至少有 2 个非预期的后果：

1）确保"患者开心地离开"可能会让护士（和其他人）在患者不尊重、辱骂或无礼（道德压力会导致职业倦怠）时不敢发声。
2）确保"患者开心地离开"可能会鼓励医生为治疗病毒感染时开抗生素，为疼痛开阿片类药物，而不是花时间解释什么对患者最有利（道德压力会导致职业倦怠）。

例如，儿科急救医疗应用研究网络（Pediatric Emergency Care Applied Research Network，PECARN）的临床预测规则是确定由父母带到急诊室的低强度头部创伤儿童是否会从头部 CT 检查中受益的最佳实践。如果使用得当，PECARN 临床预测规则和临床判断，将 100% 识别出需要神经外科医生接诊的患者，这些患者将由神外科医生进行诊治。PECARN 临床预测规则为患者和社区节省了资金和时间。它还可以减少放射线暴露和患者未来的相关风险。

然而，PECARN 临床预测规则需要急诊科医生耗时执行。如果家属认为需要头部 CT 扫描，并期待得到建议，急诊科医生将需要花时间解释为什么 CT 扫描不符合患者的最佳利益。（同样的道理也适用于解释为什么病毒感染不需要抗生素，某些类型的疼痛不需要麻醉药。）交谈所花费的时间会降低工作效率，可能会导致患者满意度得分降低，并可能会降低患者就诊的管理规章复杂性（不进行 CT 扫描）——所有这些都会降低基于工作量的薪酬系统中的薪酬。

确保"患者开心地离开"最简单的方法是开具头部 CT 检查。在我们的许多医疗系统中，做正确的事情并不是一件容易的事情，医务人员做最符合患者利益的事情时，报酬往往较低。而在以工作量为基础的薪酬体系中，他们实际上可能有经济激励去开具不必要的检查或手术，这不仅会给开单医师造成认知失调，而且还会给注意到常规使用不合理检查的医疗团队的其他成员带来道德困扰。

我们认为，患者体验指标最好用于向医务人员提供反馈，使他们能够提供更好的医疗照护。指标的使用应该与有针对性的培训相结合（例如，沟通技巧、为患者就诊制定一个有效的规则以解决主要问题、情绪培训）。可以使用各种非财务的方法来取得进展（例如，保密分享医务人员的分数与当地和全国同事的分数的对比信息），并向表现最好的人给予奖励。如果在薪酬公式中使用这些技巧，它们应该是与专业性相关的多个变量之一，并且应该是针对团队而不是个人的结果。最好使用鼓励协作而不是竞争的激励措施。

最佳模式是什么？

归根结底，薪酬模式没有对错之分。然而，重要的是要认识到，每种薪酬模式都有可预期和非预期的后果，所使用的模式可能会影响患者和医务人员的福祉，并改变医务人员看待其工作的方式。组织机构必须考虑所用模式的所有后果，并应用适当的保障措施和缓解策略（表 29.1）。

工作量模式可能会激励过度工作，增加职业倦怠率，促成竞争而不是合作，强调独立而不是合作，以及优先个人而不是团队合作。

工资模式存在这样的风险，即一些人（例如，那些没有内在激励因素的人）可能会利用这一系统（例如，由于懒惰、在个人问题上花费太多工作时间、工作效率低于同事）。对于这些模式，保障措施和缓解策略包括监督人员负责维护公平公正，或者公开透明地将团队中每个人的工作量传达给所有成员。

混合模式能够乐于居中，或者合并另外两种模式的不足之处。

关键是认识到每种模式的可预期结果和潜在的非预期结果，制定适当的保障措施和缓解策略，以预防不良后果，并不断评估该模式的运作方式以及是否需要调整。

两位保洁人员

我们将以两位来自不同医疗机构的保洁人员的故事来结束这一章，他们强调内在回报的重要性。在大多数组织中，保洁人员的工作职责描述非常局限。他们的任务包括更换脏床单、清洁厕所和给门把手消毒。然而，通过组织机构对文化、价值观一致性、领导力发展、同事情谊和团队精神的正确关注，保洁人员们可以在他们的工作中找到真正的意义和目标。

明尼苏达州罗切斯特市，梅奥诊所的一名保洁人员被随机选中接受采访，以拍摄一部关于患者安全的纪录片。主任问她为这个组织机构做了什么。她说："我的工作是拯救生命。"当被要求详细描述这一点时，保洁人员告诉采访者，保持医院的清洁和安全是患者医疗照护中不可或缺的一部分。她分享说，她和她的团队制定了一份核对清单，列出了每个房间的所有重要表面，在他们更换和整理打扫房间时需要进行清洁消毒。她报告说，他们已经对其工作进行了研究，发现他们对医院获得性感染产生了可衡量的影响。没有人要求他们去做这些改进。这不在他们的工作职责范围内。然而，由于保洁人员将其工作视为拯救生命而不是打扫房间，患者得到了更好的医疗照护。

另一位保洁人员是犹他州奥格登市山间医疗保健的一名员工，

看到一名患者在其病房里哭泣，她没有继续打扫，而是开始与患者交谈。这位卧床不起的患者说，她的父亲刚刚因肺炎住进了同一家医院，但她一直无法与他取得联系。保洁人员亲自找到了患者父亲的位置，走进了他的房间。然后，她帮他给女儿打了电话，他们通话了大约 10 分钟。在谈话结束时，保洁人员偶然听到患者对她父亲说："我爱你。"保洁人员说父亲的脸像圣诞树一样闪闪发光。大约 30 分钟后，床头页面显示"蓝色警报"，后面是这位父亲的房号。父亲去世了，但他心中充满了爱，他的女儿在他临终前和他说了几句话，这让他感到安慰。

如果保洁人员们认为其工作是严格遵守其工作范围中所列出的职责，或者他们的薪酬模式只是基于他们每天打扫的房间数量，这两个故事都不会有这样的结局。在这两个案例中，保洁人员都为雇主工作，这些雇主的组织机构的价值观旨在将员工与其工作的潜在意义和目的联系起来，赋予他们权力，并鼓励自主努力。这种类型的医疗照护团队使患者受益。

结论

内在激励因素和奖励是医务人员理想工作环境的重要组成部分。促进和发展内在激励因素的行为和行动应该嵌入领导行为和组织结构中，这些组织机构渴望与其利他主义使命和价值观的一致的奉献文化。为了实现其战略目标，医疗机构必须培养具有内在激励因素、相互奉献并致力于组织使命感的医务人员团队。领导的主要职责是将员工与其工作的意义和目的联系起来，帮助他们从将工作视为外在奖励转变为将工作视为一种职业，并最终作为一种具有内在激励因素的使命感。当医疗保健工作成为一种使命时，就像这两位保洁人员一样，工作环境得到了优化，患者成为主要受益者。

推荐阅读

Donnelly GE, Zheng T, Haisley E, Norton MI. The amount and source of millionaires' wealth (moderately) predict their happiness. Pers Soc Psychol Bull. 2018 May;44(5):684–99.

Drzymalski J, Gladstone E, Troyani L, Niu D. The 7 key trends impacting today's workplace: results from the 2014 TINYpulse employee engagement and organizational culture report [Internet]. 2014 [cited 2018 Dec 4]. Available from: https://www.tinypulse.com/2014-employee-engagement-organizational-culture-report.

Grant AM. The significance of task significance: job performance effects, relational mechanisms, and boundary conditions. J Appl Psychol. 2008 Jan;93(1):108–24.

Grant AM, Hofmann DA. It's not all about me: motivating hand hygiene among health care professionals by focusing on patients. Psychol Sci. 2011 Dec;22(12):1494–9.

Kahneman D, Deaton A. High income improves evaluation of life but not emotional well-being. Proc Natl Acad Sci U S A. 2010 Sep 21;107(38):16489–93.

Pink DH. Drive: the surprising truth about what motivates us. New York (NY): Riverhead Books; 2009.

Shanafelt TD, Balch CM, Bechamps GJ, Russell T, Dyrbye L, Satele D, et al. Burnout and career satisfaction among American surgeons. Ann Surg. 2009 Sep;250(3):463–71.

Shanafelt TD, Gradishar WJ, Kosty M, Satele D, Chew H, Horn L, et al. Burnout and career satisfaction among U.S. oncologists. J Clin Oncol. 2014 Mar 1;32(7):678–86.

Shanafelt TD, Hasan O, Dyrbye LN, Sinsky C, Satele D, Sloan J, et al. Changes in burnout and satisfaction with work-life balance in physicians and the general U.S. working population between 2011 and 2014. Mayo Clin Proc. 2015 Dec;90(12):1600–13.

Shanafelt TD, Mungo M, Schmitgen J, Storz KA, Reeves D, Hayes SN, et al. Longitudinal study evaluating the association between physician burnout and changes in professional work effort. Mayo Clin Proc. 2016 Apr;91(4):422–31.

30

友谊性行动：培养社区和聚餐

今天：苦恼

乔治（George）是一个被孤立的家庭医生，没有寻找到工作的意义。最近，他遇到了一些具有挑战性的事件，却没有机会与同事讨论或表达他的焦虑和担忧。尽管他每天都在诊所与一个敬业的护士和高级执业人员团队一同工作，但他依然感到孤独。每天的日程安排都很繁重，他每天早上都害怕去上班。

$$\bullet\bullet\bullet$$

培养社区和聚餐（一起分享、共餐的行为）是 3 项友谊性行动中的第一项，经证实其能够实现八大理想工作要素中的 2 个：工作社区和友谊，以及内在激励因素和奖励。在这一章中，我们将解释建立社区和支持定期聚餐的价值，并描述如何成功地实施这些基于证据的行动，以对抗职业倦怠，并培养团队精神。

健康与幸福

健康不良最重要的决定因素是什么？高血压？吸烟？肥胖？不是的，而是缺乏社会联系（Holt-Lunstad et al，2017）。社会联系将早逝的风险降低一半（Holt-Lunstad et al，2010）！因此，世界卫生组织现在将社会支持确定为健康的决定因素。同事友谊是社会联系的一种表现，它可以减少孤立，并有助于使医务人员避免职业倦怠。

不同的策略可以建立社区和团队关系。领导人应考虑以下几点：

- 积极开展员工会议。
  - 考虑与会者最新的个人消息。
  - 考虑与会者分享"一件好事"。
- 每月安排一次院外团队活动。
- 在给某人写电子邮件之前，考虑走下大厅，或走上楼，以一次简短的面对面交流来代替。

幸福

人们不再像曾经那样幸福了。研究表明，在过去的几十年里，美国人的幸福感一直在下降。为什么会这样呢？社会学家报告说，幸福感的下降在很大程度上是由社会联系减少和对机构失去信心造成的。聚餐可以帮助解决这两个问题（Smith et al，2015；Blanchflower and Oswald，2017）。

聚餐

合作共治和与同侪的社会联系是医务人员参与度、满意度和幸福感的关键组成部分。然而，医疗保健中越来越多的临床和管理需求，可能会使创建这些联系变得更具挑战性。一起聚餐是建立社区和提升团队表现的一种方式，如果组织机构给予促进，还可以增强医务人员对组织机构的信心和积极性。纵观人类历史，各种文化的人们都具有共同进餐的仪式。不管是朋友、同事还是家人，与他人聚餐都有其特别之处。

　　员工聚餐相对容易实现。可以策略性使用空间，如员工午餐室或外科休息室，社区和社会联系每天都可以发生。当提供食物的时候（例如，庆祝一个科组的里程碑），更多的社交活动将会发生。

　　虽然这些类型的聚会有助于建立员工之间非正式的社会联系，但更具合适的场所可能会显著增加这些活动的影响。有目的的聚餐可以被用来鼓励医务人员探索其在医疗行业生活中的优点和挑战，并相互支持。这种方法是有依据的，并将促进其敬业精神，减少职业倦怠。聚餐群组旨在通过鼓励医疗照护人员聚在一起免费就餐，并就他们的职业经历进行共同讨论，来培养重要的人际关系。它们在梅奥诊所的两个随机对照试验中被证明是有效的（West et al，2014）。

梅奥诊所经验

1 小时保护时间

　　梅奥诊所已经进行了几项关于聚餐和群组讨论的随机试验（West et al，2014；Luthar et al，2017）。在第一项研究中，调查群组招募了 75 名医生，并在 9 个月内每 2 周购买其 1 小时的门诊时间（West et al，2014）。随机选择一半的医生让其任选方式来使用这 1 小时。每周有一天会为他们提供一次免费午餐，他们可以取来在其办公室里吃。另一半的医生是随机与 7 名其他参与者以及 1 名主持人进行会面。他们一起吃午饭，然后在每次会议就其从医经历有关的特定话题进行讨论。在基线时和定期（大约每三个月）对参与者以电子方式进行调查，以评估职业倦怠和工作意义的变化。

　　在 9 个月结束时，相对于 450 名没有接受 1 小时保护时间的同事，这两组参与者的职业倦怠得分都有所改善。然而，与同事会面的那组职业倦怠得分改善更高。此外，只有在与同事会面的群组中，工作的意义和目的才有所改善。在可以任选使用这 1 小时的那组中（大多数人忙于行政工作），一旦干预结束，他们不再收到保护的时间，其职业倦怠立即回到基线水平。值得注意的是，在干预结束后，那些随机与同事见面的人获益（即减少职业倦怠和提高工作意义）持续了 1 年。

聚餐干预

第二个随机对照试验以第一个试验的结果为基础。医生可以与 6 ～ 7 名同事报名一个群组参加聚餐的干预措施。其中一半的人被随机分配到开始每 2 周一次聚餐（即早餐、午餐或晚餐），为期 6 个月。每位参与者的餐费最高可达 20 美元。第二组被随机安排在 6 个月后开始会面。

每组被选为主持人的医生收到一份包含 5 个问题的清单带去聚餐，并邀请参与者选择他们最感兴趣的问题进行讨论。在聚餐的前 15 分钟，他们被要求聚在一起允许每位参与者分享其对这个问题的看法或经验，然后用剩下的时间继续讨论，转移到其他话题，或者只是单纯享受彼此的陪伴。

当 ·半的群组被随机安排推迟聚餐开始时，另一半群组被随机安排立即开始他们的晚餐聚会。在前 6 个月，他们完成了评估（两组都得到了补偿），但没有见面。6 个月后，推迟开始的群组开始聚会。这项试验的结果与第一项研究的结果相似：与那些直到 6 个月后才开始聚会的医生相比，在 6 个月的时间点上，与同事会面的医生职业倦怠率降低，工作的意义和目的也有所改善。

梅奥诊所的聚餐群组

梅奥诊所的数千名医务人员如今已经参与其中。医务人员被邀请起来成立并注册他们的群组。一旦注册，这些自行选择的临床医务人员团队就会友好地聚集在一起聚餐，并从预定的、与他们的生活、工作、职业或关系相关的主题（见下文）中进行讨论。梅奥诊所支付餐费，每人不超过 20 美元。

通过支持聚餐群组构建并提供餐食，该组织机构和上级领导所传达的信息是："我们关心你们。我们知道您和您的同事面临着特别的挑战，也知道只有您了解您工作的所有要求。我们希望为你们创造空间去相互支持，我们将提供资金来鼓励。"

聚餐群组的后勤组织工作

在梅奥诊所，由 6～8 名临床医生组成的群组在其选择的餐厅聚餐（即早餐、午餐或晚餐）。一些群组轮流在其家中聚餐。餐饮费用的指导方针与组织文化以及餐饮政策保持一致。尽管据了解，参与者可能无法参加每一次会议，然而群组被要求承诺每月至少开一次会（每月 1～2 次群组聚餐较合适），为期 6 个月。6 个月后，该群组可以再次注册。如果他们愿意，可以继续会面，分成多个群组，吸引新的参与者（因为群组规模是有上限的，以保持亲密关系），或者休息一下。

每个组指定该组的协调员 / 组长，来进行群组注册。组长协调会面的日期和地点，并将此信息传达给群组成员。理想情况下，提前几个月、以固定方式（例如，每个月的第二个星期四）做好日程安排，以便于群组成员的计划。

组长在每次会议前都会收到一份讨论问题清单，以指导讨论。群组在每次会议上选择一个问题进行讨论。安排提供的这些问题，是为了帮助团队探索在非正式日常互动中不经常讨论的职业生活 / 工作的各个方面，并避免会议变为抱怨会议。每次聚会的前 15 分钟或更长时间专门用于讨论，让每个群组成员都有机会就这个问题发表观点，每个群组内的讨论都是保密的。

群组可以由一个或多个专业的成员组成；但是，选择的人员结构会改变会议的重点及其结果。单一职业群组（例如，全都是护士、医生、高级医疗服务提供者）通常会以更大的示弱来促成更深层次的对话。单一职业群组的成员往往更愿意放松警惕，分享一些特别挑战。我们有医生和护士与我们分享，他们在相同职业的同事群组中讨论的许多内容与其在多学科环境中轻松的分享是不同的。

我们还发现，多学科群组中的医生通常会承担"团队领导者"的角色，并且在这种情况下，他们不太愿意分享其个人困难。同样，护士与我们分享了其在工作中的与个人缺点、不足的相关的挑战，他们愿意与同行讨论，但不愿与在场的医生讨论。在多学科群组中，深入讨论也是困难的，因为挑战可能只针对一个职业（例如，医生的长时间工作和呼叫排程与许多其他学科的时间表和轮班工作相比；无论她们是否同意，护士都必须执行医嘱给护士带来的道德压力；高级执业人员的角色模棱两可）。

由于这些问题，多学科聚餐群组的焦点更多地集中在团队建设和成员之间的相互了解上（即有限地示弱和分享困扰）。这些区别并不是绝对的，而是受群体的具体人员构成、个人在该行业工作的时间长短、彼此之间相互认识时间的长短以及参与者中的情商、自我意识和舒适度的影响。

聚餐群组领导者指南

以下指南旨在帮助聚餐群组领导人确保营造一个能使群组成员能够在理性与感性上均建立联系的环境并在休闲、非正式的环境中探索其职业的优点和挑战：

- 要求群组成员之间的谈话保密，以鼓励开放和坦诚。
- 确保所有群组成员都有机会分享他们的经验。

    不要让任何一个群组成员独占时间。若一名成员尝试要掌控，您可能会说：

    ○ "让我们听听那些还没有机会分享的那些人意见。"

    ○ "其他人有什么观点或个人经验可以分享吗？"

- 如果您察觉到某个群组成员正在经历相当大的困扰，请私下表达您的关心，并帮助将其与您中心的、为同行提供支持或咨询服务的医务人员联系起来。

- 如果会议是在公共场所（例如，餐厅），请提醒群组成员他们在公共环境中要注意周围的人。

参与者的基本规则

参与者应了解团队的关键基本规则，包括：

- 群组成员之间的谈话是保密的。
- 他们在那里倾听和分享自己的个人经历，而不是给群组的其他人提供建议。
- 他们的目标是倾听并提供支持。
  - "感谢您分享您的经验。"
  - "我钦佩您做出改变的勇气。"

讨论问题的主题

建议讨论的主题旨在促进共享、发现、联系和自我意识。群组成员可能希望确定和讨论对其他对他们有意义主题。主题通常围绕以下列出的主题。

您的职业

- 您为什么进入医学、护理等领域？
- 赋予您当前工作最大意义的是什么？
- 想一想过去 2 周内有意义的患者接诊，是什么使它对您有意义？
- 本周您最感激和赞赏的是什么？
- 当您感到超负荷时，您如何最好地应对压力？
- 在您个人或职业生涯感到吃力的情况之后，是什么帮助您重整旗鼓？
- 通过去年的职业挑战，您从其中获得的个人成长是什么？
- 在您的临床实践中，是什么带给您快乐？

- 您是如何保持成为一名医生、护士等的初心？
- 在您这周工作中，您需要做什么来促进自身发展？
- 尽管面临挑战，是什么让您觉得这一切都值得？
- 想一想在工作中给予您支持的同事或伙伴，您最赞赏那个人的什么？
- 谁是您的榜样？您钦佩那个人什么？
- 您向谁寻求辅导或支持？
- 想想影响您职业生涯的一位重要导师。他们如何影响您？
- 想一想您犯医疗差错的时刻。描述它如何影响您？最终您是如何前行的？

职业成长

- 您需要什么来保持新鲜感并体验职业成长？您如何能满足这个需求？
- 分享一节您的患者教会您的课。
- 这周您学到了什么？
- 想想您在过去1年犯的一个错误。您从中学到了什么？
- 过去几周内，您尝试过哪些具有挑战性或困难的新事物？
- 当事情变得艰难时，您如何继续前行？
- 您希望在职业生涯结束前，完成哪些您尚未完成的工作？
- 如果金钱不是问题，并且您可以自由的把您花在职业上所做的努力，去做对您来说最有成就感的事情，您会做什么？
- 生活中什么对您最重要？您能想出一个您正在做（或想开始做的）具体例子来表明您是在按照与这个价值观一致的方式生活吗？
- 您是否曾经发生职业倦怠？您怎么知道？
- 想想您职业生涯中发生职业倦怠的时候，您是怎么恢复的？
- 在您的职业生涯中，您如何防止职业倦怠的发生或再次发生？
- 您会分享什么有关您的职业经历给低年资的同事？您会分享给低年资的同事吗？

管理日常事务

- 您在工作中会做些什么让您周围的人度过美好的一天？
- 您发现了哪些技术、策略或方法能有助于让您度过美好的一天？
- 什么可以帮助您在与患者在一起的时候保持现状？
- 您在工作日时，做了什么自我照料，以维持您的精力和专注力？

工作与生活相结合

- 您目前在工作与生活相结合方面面临哪些挑战？有什么方法帮助您有效满足了您个人和职业的优先事项？
- 您如何防止工作过量渗透入家庭生活中的？哪些对您最有帮助？
- 什么业余爱好或消遣方式带给您快乐？您如何抽出时间来做这些事？
- 您能分享一节您孩子教过您的课吗？
- 您作为医务人员，您的工作对您的家庭上有什么影响？

关系

- 您与患者联系的最佳方式是什么？
- 与同事联系的最佳方式是什么？
- 您如何在工作的情感要求下保持对他人的同情心？
- 在如此繁忙的日程安排下，您是如何与朋友保持联系的？
- 您如何从工作中抽出时间与您的配偶或伴侣相处？
- 您如何确保时间例行与您的孩子在一起或与其保持联系？

自我照顾

- 您如何平衡您的职业与生活中的其他重要因素？
- 想想您曾经做过的让您现在很后悔的权衡取舍，哪些是您希望没有牺牲的？
- 想想您曾经做过的让您现在心存感激的权衡取舍，您牺牲了什么？又得到了什么？

- 什么对您管理压力最有帮助？
- 宽恕在您的生活中扮演什么角色？
- 您是否能像对待同事一样体贴善待自己？
- 您如何知道何时需要从工作中抽身而退，进行休整？
- 您在工作中最大的压力源是什么？您如何减轻或管理这个压力源？
- 您如何从工作中患者暴露的悲伤和痛苦中恢复过来的？
- 当糟糕的事情发生时，什么帮助您应对？
- 您如何有策略地利用假期和休假时间来自我恢复？

结果

这些聚会产生了许多精彩的成果。通过倾听其他人经历过的挑战，参与者了解到他们在挣扎中并不孤单。他们深入了解同事们是如何应对与其所面临的类似的挑战。这可以为他们面对挑战提供新的思路和方法。这些聚会还提醒参与者，他们对工作的热爱之处。他们提醒自己，他们有幸与一批杰出的同事一起工作，并让他们培养下一批同事，当他们医务人员在一起时，她们可以坦诚的面对工作中最困难的部分。这个团队经常成为一个社区，分享其遇到的困难与敏感问题，并支持其成员。

梅奥诊所经验再现

在第二次随机试验证明了聚餐群组的有效性之后，梅奥诊所理事会有了足够的证据。在他们之前，有两项随机试验证明了一项干预措施可以减少职业倦怠并提高参与度，平均每位参与者每年的成本约为200美元（大多数人参加了大约2/3的聚会）。理事会迅速采取行动。在2016年11月，他们批准聚餐群组作为梅奥诊所的标准服务。创建了一个网站以方便小组注册。

　　持怀疑态度的人说，没有人会报名，因为每个人都太忙了，不想从与家人相处或个人活动的时间中再腾出更多的时间。在最初的18 个月里，在明尼苏达州罗切斯特市梅奥诊所校区的大约 2400 名符合要求的医务人员中，有 50% 的人加入了一个群组。亚利桑那州和佛罗里达州有 30%～40% 的人参加。目前正在努力探索将这些群体扩大到其他医务人员。

　　我们发现，这种形式也促进参与。那些从来不会单独参与的医务人员，也能被他们尊敬的、希望与之相处的同事邀请加入一个群组。同事们相互吸引进入社区，实现了很高的参与度。

催产素

　　催产素是建立信任的激素。当人们面对面在一起——开会、社交、握手或共餐时，它的水平就会升高。网络研讨会、电子邮件和电话会议可能是完成工作的有效方式；然而，面对面的会议对于建立同事友谊和团队纽带，以及提高催产素水平是必要的。虽然催产素的半衰期只有几分钟，但如果你不打破它的话，通过面对面的互动建立起来的信任可以永远持续下去。

结论

　　人们对社区和友谊有一种社会需求。在当今的医疗环境中，高功能团队对于提供高质量的医疗服务至关重要。由于这项工作要求高、压力大、风险高，因此社区式的、相互尊重的互动在医疗保健中尤为重要。领导者应该有意识地采取行动，去帮助建立团队和培养社区。培养社区和聚餐，是三项友谊性行动中的第一项，它为同事们建立了一个比日常联系更深层次的联系和支持的空间。当您的组织机构支持聚餐时，其投资回报很高：更高的职业成就感，更大社区感，减少职业倦怠，促进团队精神（专栏 30.1）。

专栏 30.1　攻略

- 建立聚餐计划。
  - 为个人提供报名加入团队的能力。
  - 帮助为群组提供基本架构、问题和指南，以促进作为医务人员经验的重要方面讨论。
  - 如果可能，支付餐费以证明组织机构的承诺。
- 每月安排一次科组外的团队活动。
- 积极启动员工会议。
  - 考虑与会者个人最新的消息。
  - 考虑与会者分享"一件好事"。
- 在写电子邮件之前，考虑走下大厅，或走上楼，以一次简短的面对面交流来代替。

明天：成就感

乔治最近和 6 位支持他的同事一同参加了一个每个月都会见面的群组早餐会。这个聚会为他提供了一个安全的地方，让他们谈谈作为一名家庭医生，在生活中的优点和挑战。听到同事们的工作意义，也让他想起了自己对于医学所热爱的一些事情。他不敢相信其医疗机构机构会为其早餐付费。乔治不再社会孤立和愤世嫉俗。虽然挑战仍然很多，但他现在见到的是光明，而不是黑暗。

推荐阅读

Bartolini S, Bilancini E, Pugno M. Did the decline in social connections depress Americans' happiness? Soc Indic Res. 2013;110(3):1033–59.

Blanchflower DG, Oswald A. Unhappiness and pain in modern America: a review essay, and further evidence, on Carol Graham's happiness for all? NBER working paper No. 24087 [Internet]. 2017 [cited 2019 Apr 16]. Available from: https://www.nber.org/papers/w24087.

Holt-Lunstad J, Robles TF, Sbarra DA. Advancing social connection as a public health priority in the United States. Am Psychol. 2017 Sep;72(6):517–30.

Holt-Lunstad J, Smith TB, Layton JB. Social relationships and mortality risk: a meta-analytic review. PLoS Med. 2010 Jul 27;7(7):e1000316.

Kirsch P, Esslinger C, Chen Q, Mier D, Lis S, Siddhanti S, et al. Oxytocin modulates neural circuitry for social cognition and fear in humans. J Neurosci. 2005 Dec 7;25(49):11489–93.

Kniffin KM, Wansink B, Devine CM, Sobal J. Eating together at the firehouse: how workplace commensality relates to the performance of firefighters. Hum Perform. 2015 Aug 8;28(4):281–306.

Luthar SS, Curlee A, Tye SJ, Engelman JC, Stonnington CM. Fostering resilience among mothers under stress: "authentic connections groups" for medical professionals. Womens Health Issues. 2017 May-Jun;27(3):382–90.

Smith TW, Son J, Schapiro B, National Opinion Research Center (NORC) at the University of Chicago. General social survey final report: trends in psychological well-being, 1972-2014 [Internet]. 2015 [cited 2019 Apr 16]. Available from: http://www.norc.org/PDFs/GSS%20Reports/GSS_PsyWellBeing15_final_formatted.pdf.

West CP, Dyrbye LN, Rabatin JT, Call TG, Davidson JH, Multari A, et al. Intervention to promote physician well-being, job satisfaction, and professionalism: a randomized clinical trial. JAMA Intern Med. 2014 Apr;174(4):527–33.

West CP, Dyrbye LN, Satele D, Shanafelt TD. A randomized controlled trial evaluation the effect of COMPASS (Colleagues Meeting to Promote and Sustain Satisfaction) small group sessions on physician well-being, meaning, and job satisfaction [abstract]. J Gen Intern Med. 2015;30:S89.

31

友谊性行动：优化奖励、认可和欣赏

今天：苦恼

维多利亚感觉自己不被欣赏。她是一名在学术医学中心执业的医师，一直都在为医学生、家人和患者加班。她将行医视为一种使命，这种时间的投入尽管是无偿的，但对她来说是有意义的。最近，她的管理人员给她施加压力，要求看诊更多的患者，变得更"高效"。医院把她当成收入中心，她开始觉得自己在为一个没有灵魂的组织机构工作。维多利亚仍然关心她的患者，但不再太关心组织机构的成功。大多数时候，她上班感觉只是在努力获得一张薪水支票。

◆ ◆ ◆

友谊性行动纲领三个行动中，构成第二个的行动是优化奖励、表彰和欣赏。这些行动主要集中在通过尊重、培养内在激励因素和承认来提高职业幸福感；这是团队精神拼图的基础部分。

内在和外在激励因素

领导通过鼓励承诺、提供表彰，给予员工成长、责任、挑战性工作和发展的机会，直接影响其自主努力。医务人员希望他们的工作受到欣赏，成为高绩效团队的一员，并在工作中体验到目标感。所有这些内在激励因素（例如，由内部奖励驱动）都能够通过协调的领导、一致的价值观（见第 18 章，"自主性行动：创建价值观共识"）和重视决策中合作关系的组织机构方法（见第 29 章"友谊性理想工作要素：内在激励因素和奖励"）来持续传递。

主要基于外部激励因素（例如，由金钱和名望等外部奖励驱动）的奖励、表彰和欣赏体系可以帮助一个组织机构实现某些目标，但也可能导致意想不到的后果，包括认知失调、道德困扰、以自我为中心（而不是协作）、工作量的有害性增长、过度的检验和手术，以及工作与生活的病态结合。

梅奥诊所已经齐心协力地设计了专注于内在激励因素的表彰体系。所有梅奥诊所的领导都是通过发送给所有员工的年度调查，评估其认可和欣赏的工作实践，包括领导行为指数。

领导展现对员工的欣赏，不只是一句简单的谢谢。诸如支持职业发展和继续教育之路的巨大福利、关怀精神基金、价值观委员会计划、卡里斯奖和职业发展援助计划等项目，只是梅奥诊所展现对员工真正关心和承诺的一些方式。例如，设立卡里斯奖（Karis 源于希腊语，意为关怀）是为了正式表彰梅奥诊所的许多医务人员，他们在为患者、来访者和同事服务时，以非凡的方式践行了该组织机构的价值观。该奖项是梅奥诊所表彰计划的一部分。表彰计划中的所有方法中，没有一个是用钱来奖励的。它们是投资于人的方式，帮助他们在职业上成长，并真诚地感谢他们。

案例研究：内在激励因素和一个 75 美分的别针

在 21 世纪初，当梅奥诊所建立其质量学院时，人们讨论了如何培训领导和员工学习质量持续改进原则的问题。应该要求员工和领导接受基本培训才能获得认可，还是应该通过将工作与患者完美医疗照护的意义和目的相衔接来鼓励这种学习？

决定使用后一种方法，并让上级领导向同事为其所期望的行为示范。其逻辑是，"做好你的工作，改进你的工作"这样的内在动机，足以催化一场潜在的社会和文化运动。在职业发展和工作环境改善的内在动机之外，该计划确实有一个有形的奖励：一枚 75 美分的别针将被佩戴在医务人员的工牌上。

这个策略奏效了！

第一枚工牌别针是由首席执行官和首席行政官获得和佩戴的。经过 6 年的培训、榜样和鼓励医务人员获得质量改进基本原则的认证，超过 42 000 名医务人员（64 000 人中）获得了铜、银、金或钻石级别质量改进研究员的认证。他们利用业余时间去研究和完成改进项目，因为他们相信工作的目的——为他们的患者创造一个更安全、更高质量的医疗服务系统，以及为他们自己创造一个更具有专业成就感的工作环境。

他们这么做不是为了别针。

外在奖励的附带损害

研究表明，制药公司的礼物会影响医生的处方开具方式（Wood et al，2017）。礼物是外在奖励的一种形式。研究结果表明，除了儿科医生，向医生送礼物会导致医生开出更昂贵的药品，给每位患者开更多的处方，以及更高比例地开具名牌药品。大制药公司给医生的礼物更大，这些结果发生的就越多，从而对患者和社会——以及医生本身产生负面影响。

献血

每天都有无数的人献血。捐献的动机是一种真诚的愿望，希望以血液作为礼物去帮助有需要的人，而无需知道他是谁。研究表明，当向献血者提供经济奖励以鼓励他们献血时，不幸的事情就会发生（Mellstrom and Johannesson，2008）。他们会停止献血。经济报酬将让有需要的匿名患者的利他主义（和内在激励因素）变成了一种经济交易（和外在激励因素）。捐献便失去了其意义和目的。

保健因素和激励因素

另一种看待内在和外在激励因素问题的方法，是通过区分激励因素和保健因素的双因素理论（Herzberg，1964）。薪资、奖金、头衔、资历、工作保障、政策、管理实践、工作条件和假期都被认为是保健因素。保健因素不会激励人们，但如果缺少它们或执行不公平（例如，不公平的工资），它们则会导致不满。保健因素不会激发团队精神。本质上，它们是外在的，因为它们不是工作的一部分。对于那些把工作视为一种职业或生涯，而不是一种使命的人来说，他们往往更重要。

与保健因素不同，内在激励因素是工作中固有的，对个人来说很重要，可以提高成就感。这些内在激励因素对于那些把工作作为一种使命召唤的人来说很重要。他们赋予其团队精神。

激励因素：前行之路

任何可能的时候，组织机构和领导都应该抓住机会去利用内在激励因素。领导必须慎重考虑并确定对其组织机构内医务人员的最佳奖励、认可和欣赏。以下五个步骤的方法可能会对决策过程有所帮助：

1）检查您的奖励、认可和欣赏计划。
2）系统地评估一致性：
  - 计划是否与患者的最大利益保持一致？
  - 计划是否与组织机构的既定愿景保持一致？
  - 计划是否与医务人员的福祉保持一致？
3）为您的机构和环境选择最好的奖励、认可和欣赏计划。
4）使用领导行为指数的"认可"部分（即，我的领导真诚地表达欣赏和感谢吗？）评估在员工获得认可和欣赏方面的领导表现。

5）如果当前的方法不是理想的长期解决方案，则确定时机、策略和时间线，将外在激励模型转变成内在激励模型。

薪资体系：挑战

医务人员使用多种薪酬体系获得劳动报酬。许多医务人员，如护士、理疗师和技术人员，通常根据工作的小时数领取小时工资。其他专业人员，如药剂师、执业护士和高级执业人员，一般都有固定的工资。

医生的薪酬结构存在更大的差异。医生通常以 3 种方式中的一种来获得薪酬：①与工作量或工时无关的工资；②工资加奖金；③薪资完全基于产出［例如，相对价值单位（RVU）产生或额外加班］的工作量体系。正如第 29 章（"友谊性理想工作要素：内在激励因素和奖励"；表 29.1）所述，每种体系都有优缺点。

基于工作量薪酬模式的意外后果

许多薪酬计划的意外后果往往是职业倦怠的根源。对医务人员的多项研究发现，收到工资薪酬的员工职业倦怠最低，而仅根据工作量获得薪酬的员工职业倦怠最高（见第 29 章"友谊性理想工作要素：内在激励因素和奖励"）。这样的模式将医生的利他主义激励因素转化为一笔简单的经济交易，并对已经加班工作的个人采取物质激励，去"为了追逐胡萝卜而牺牲自己"。

薪酬体系的人力成本

组织机构必须考虑各种薪酬体系的人力成本，将其作为解决职业倦怠的整体方法的一部分。工作量模式薪酬体系的后果包括可能增加职业倦怠、部分辞职（即兼职工作）、人员流动、患者满意度降低以及医疗照护质量下降的压力因素。压力源包括：

- 竞争加剧；
- 协调减少；
- 聚焦个人而不是团队；
- 与患者相处的时间减少；
- 检查和手术过多；
- 认知失调；
- 减少与同事相处的时间；
- 减少与家人／朋友相处的时间；
- 工作与生活相结合的问题；
- 医疗照护团队其他成员的道德困境。

因此，基于工作量模式的薪酬被三振出局：

1）它们会伤害患者（例如，过度检验和治疗，如生命末期的化疗或未改善生活质量的脊柱手术）。

2）它们与大多数医疗机构的既定使命不符（例如，为患者提供最佳医疗照护）。

3）它们对医务人员的幸福感和团队产生负面影响（例如，道德困境、认知失调、可能与最有利于患者相矛盾的经济激励以及激励过度工作）。

关心医务人员职业倦怠和医疗照护质量的组织机构在使用基于工作量的薪酬模式时应该小心和谨慎。

薪酬体系：前行之路

领导有意识地为其组织机构中的医务人员确定最佳薪酬模式，这一点非常重要。考虑修改医生薪酬体系，使之与组织机构的价值观和使命保持一致，并建立一个培养医务人员幸福感与福祉的体系。

然后，制定策略以减轻您所选择薪酬模型的意外后果。

以下 7 个步骤的方法可能会对决策过程有所帮助：

1）重新审视您当前的薪酬计划。

2）系统地评估一致性：

- 模型是否与患者的最大利益保持一致？
- 模型是否与组织机构的既定愿景和使命保持一致？
- 模型是否与组织机构的运行计划保持一致（例如，当您真正需要价值时，您是否会使用物质来激励工作量）？
- 模型是否与医务人员福祉的最佳利益保持一致？

3）为您的机构和特别环境选择最佳的薪酬模式。

4）如果选择的计划不是理想的长期解决方案，则确定时机、策略和时间线，将外在激励模型转变成内在激励模型。

5）您选择的补偿模式：

- 考虑患者的意外后果。
- 考虑医疗服务的意外后果。
- 考虑对医务人员福祉的意外后果。

6）建立适当的保障措施和平衡措施以减少对患者、个人使命感和医务人员福祉的负面影响。

7）创造继续专业教育机会，通过他们的奖励、认可、内容和形式（见下一部分）促进福祉。

正如第 29 章（"友谊性理想工作要素：内在激励因素和奖励"）所述，人们的薪酬方式没有对错之分，但需要包括保障措施和缓解策略，以防止有害的、可预见的和意外的后果。

案例研究：约瑟夫·卡基奥内（Joseph Cacchione），医学博士，阿森松医疗集团执行副总裁；巴莱·叶希亚（Baligh Yehia），医学博士，阿森松医疗集团首席医疗官

阿森松医疗集团，在第 17 章（自主性行动：引入可控性和灵活

性 ")中有过描述,历史上对其医师采用以工作量为基础、以 RVU 为驱动的薪酬模式。随着医疗保健朝着更注重质量结果和患者照护的方向发展,阿森松决定寻找新的医师薪酬方式——不仅是为了确保提供更高质量的医疗服务,也是为了帮助所有那些经常感觉自己像在跑步机上的医生恢复满意度。

2017 年,领导开始努力改变阿森松模式,以支付医师比工作量更多的薪酬。医生还将在医疗集团和更大的社区中,提供巨大产出和成为好市民而获得酬劳。增强模型使医师根据他们的总体贡献和表现获得薪酬。

正如这样的过渡所期望的那样,改变需要管理手段的多重变化,包括关键相关人员的社交和投入。这些相关人员大多是医师。对于医师来说,重要的是去了解为什么要做出这些改变,以及他们如何帮助组织机构实现四重目标:提供卓越的健康产出、为服务对象提供卓越体验、为提供者提供卓越体验、可担负的成本。

从根本上说,阿森松认为,摆脱纯粹由 RVU 驱动的薪酬模式,是使组织机构及其医疗服务人员的价值观与患者需求保持一致的最佳方式。领导表现出了解决潜在争议问题的勇气,与临床医生就"为什么"进行了诚实和坦率的对话为开始,以一种公开透明的方式完成。此外,承诺一项经过深思熟虑的实施计划,以便进行过渡,而不是突然改变。最后,在新的薪酬计划中嵌入了一个综合绩效评估工具,并要求领导接受关于实施方面的培训。这一新的工具需要改变管理理念,以促进领导理解绩效检查的影响,并帮助在职医师理解薪酬的新模式。

继续专业教育

为继续专业发展提供机会(即为继续医学教育提供时间和资金支持)是一个有效内在激励策略的例子。专业教育在一个组织机构减少职业倦怠的策略中扮演一个重要角色。对于在快速变化的环境中工作的医务人员来说，继续教育项目是关于人才发展和组织培养的最有价值的来源。为继续专业教育提供时间和支持，表明了一个组织机构对临床医生专业发展的承诺，也是他们对质量承诺的一个真实例子。这样的项目还能增加人才留用，提高机构对新人才的吸引力（即"我们希望你与时俱进，培养更强的专业技能，以便于能够为患者提供更好的医疗照护。"）出于所有这些原因，为参加继续教育项目提供时间和支持，应该是职业薪酬的一个组成部分。

精心设计的继续教育项目是有价值的（即改善日常工作质量）、有效的（即提供部分工作日时间或参与时间），对医务人员保持最先进的知识和能力非常重要。许多项目都旨在使临床人员与其工作场所建立紧密联系。继续教育项目还可以纳入有助于推进组织机构团队精神之旅（专栏 31.1）。构建这样的体验，以便临床人员可以花时间一起互动和吃饭，并将努力取得聚餐成果，从而扩大成效。

专栏 31.1　促进临床人员福祉和团队精神的继续医学教育主题

- 领导力发展
- 变革管理
- 流程改进
- 团队合作和团队运行
- 情商
- 沟通技能
- 职业精神
- 辅导
- 导师
- 自我照护
- 自我意识
- 工作与生活相结合
- 自我同情
- 文化素养

例如，一个关于如何发展和使用辅导技能的单日课程。将帮助团队成员：

- 发展认真思考的训练技能，包括提问、倾听和去理解。这种医疗照护技术可帮助患者、培训中的医务人员和同事们自我发现前进的最佳路径。
- 通过高互动的培训，与同事保持联系。
- 与同事建立有助于维持组织文化的关系网。

继续教育和保持认证项目也有在其他领域提供强化培训的潜力，促进组织机构团队精神之旅，如领导力发展、团队合作、情商、沟通技能和流程改进方法。这些类型的项目具有整合组织机构努力以改善质量、患者满意度和聚餐的潜力。通过培养多学科的学习，他们可以打破简仓，促进无界管理。

因此，对于精心设计和协调的继续专业教育的投入，可以成为优化奖励、认可和欣赏的强大力量，以培养团队精神。

由患者设计

如果患者设计医务人员的薪酬体系，他们就会排除以工作量为基础的薪酬模式。他们会选择一种不会给其利益带来潜在经济冲突的薪酬模式。他们会想要一个专注于价值和质量的体系。患者会提出一种工资制度，其中医生的报酬或增或减不会根据他们实际的医疗照护量，也不会因为他们花少量时间在患者身上或看了太多患者而变得职业倦怠、精疲力竭和愤世嫉俗而给予其奖励。如果有任何浮动薪酬，它将基于提供高质量医疗照护的团队绩效。

结论

第二个友谊性行动是优化奖励、认可和欣赏。它连接并激发了内在激励因素，并影响了社区和聚餐。接受基于内在激励因素的薪酬和确认体系，是培养团队精神的基础之一。考虑患者希望体系奖励什么（专栏 31.2）。

明天：成就感

维多利亚重新燃起了对医学的热情。她的领导经常对其愿意为病人和学生付出更多的努力而表达真诚地欣赏。新的工资体系仅针

专栏 31.2   攻略

- 检查您的薪酬和认可方案。
  - 确定从外在激励因素转变为内在激励因素的机会。
  - 三个问题：
    - 体系是否与患者的最佳利益保持一致？
    - 体系是否与组织机构的既定愿景保持一致？
    - 体系是否与医务人员福祉的最佳利益保持一致？
- 考虑您的薪酬和认可体系的意外福祉结果。
  - 改变体系或讨论方式，去管理对幸福感的负面影响或建立适当的保障措施和平衡措施以减少不良结果。
- 创造继续职业教育机会，促进职业发展以及作为对质量承诺的一个真实例子。这样的项目应该：
  - 有价值的（即改善日常工作质量）。
  - 高效的（即提供部分工作日时间或参与时间）。
  - 使医务人员易于保持最先进的知识和能力。
  - 包括促进组织机构团队精神之旅的主题（例如，领导力发展、团队合作、情商、沟通技能和过程改进方法）。
- 养成感谢的习惯。
  - 每天给个别人手写一封感谢信。
  - 每次会议开始时都要真诚地公开认可个别人。

对其团队与上级领导共同创造的 3 种以患者为中心的高质量成果提供风险薪酬。这些领域的激励阈值是所有团队成员共同努力实现的团队目标。再一次，维多利亚感觉自己是一个有着使命感的医生。她的心是温暖的，她的钱包也有了其真正所需的所有。

推荐阅读

Hackman JR, Oldham GR. Motivation through the design of work: test of a theory. Organ Behav Hum Perform. 1976;16(2):250–79.

Herzberg F. The motivation-hygiene concept and problems of manpower. Pers Adm. 1964;27(1):3–7.

McMahon GT. The leadership case for investing in continuing professional development. Acad Med. 2017 Aug;92(8):1075–7.

Mellstrom C, Johannesson M. Crowding out in blood donation: was Titmuss right? J Eur Econ Assoc. 2008;6(4):845–63.

Shanafelt TD, Balch CM, Bechamps GJ, Russell T, Dyrbye L, Satele D, et al. Burnout and career satisfaction among American surgeons. Ann Surg. 2009 Sep;250(3):463–71.

Swensen SJ. Esprit de corps and quality: making the case for eradicating burnout. J Healthc Manag. 2018 Jan/Feb;63(1):7–11.

Swensen SJ, Duncan JR, Gibson R, Muething SE, LeBuhn R, Rexford J, et al. An appeal for safe and appropriate imaging of children. J Patient Saf. 2014 Sep;10(3):121–4.

Wood SF, Podrasky J, McMonagle MA, Raveendran J, Bysshe T, Hogenmiller A, et al. Influence of pharmaceutical marketing on Medicare prescriptions in the District of Columbia. PLoS One. 2017;12(10):e0186060.

32

友谊性行动：促进无界管理

今天：苦恼

阿曼达（Amanda）是一位才华横溢的护士，她疲惫不堪，挫败低落。她在一个医生和护士泾渭分明的组织机构工作。她感到自己高要求的工作生活似乎受制于人。即使没有她的专业知识、观点和意见，也可以做出决策。她觉得自己不是团队的一员，她正在积极寻找另一份工作。

• • •

无界管理是最后的友谊性行动。这一行动主要集中在通过培养促进无界协作的领导行为和组织机构流程，来改善职业幸福感。无界管理意味着角色、级别、部门、专业、头衔、医院和诊所之间的沟通和互动障碍可以忽略不计。无界管理可以培养更大的社会资本（信任和互联），并促进团队精神。

潘多

地球上最古老（也是最大）的生物是什么？
一棵叫潘多（Pando）的树！
潘多是犹他州鱼湖国家森林公园中的一棵 8 万岁的颤杨。然而，潘多（拉丁语，意为"我蔓延"）实际上是由单一的、相同的根系上生长的数万棵树组成的综合社区——持续生长，没有边界。

作为一个物种，颤杨既有韧性又有适应能力。它的自然生长范围是北美所有树木中最宽广的。它生活的海拔高度从海平线到林木线，是森林火灾后最早出现的树种之一，这是其相同根系的结果。它的树皮有一层薄薄的叶绿素，可以进行全年的光合作用（即使在其他落叶树木休眠的冬天也是如此）。

组织要想蓬勃发展，就需要像潘多一样。以患者为中心的机构需要一个连接其人民的单一根系，其单位和科室之间或诊所和医院之间不存在适得其反的界限。医疗照护团队的成员必须齐心协力，共同创造最佳的医疗照护流程和最优的患者体验。团队中没有谁能单独做到为特定患者制定理想医疗照护策略需要的所有事务，但他们一起便能够做到。

这一章是关于共同创造和无界管理的相互关系，以及它们如何构建基础设施以增进团队精神。

共创价值与消除边界

在医疗保健领域，边界无处不在——不同职业、专业学科、角色、团队、种族、性别、级别和头衔之间都有边界。不同类型的组织机构（例如，医院、诊所、疗养院）之间有边界。新旧思维方式之间也有边界。为了实现最高效的组织机构和最佳的患者医疗照护，需要消除边界以允许医务人员和行政管理人员的不同团队共创价值。共同创造就是为了患者利益而一起工作、一起规划、一起梦想。要实现无界管理，我们从医疗保健改进研究所名誉主席兼高级研究员（M.P.P.①）唐纳德·M·伯威克医学博士那里学到的，询问医务人

---

① M.P.P., president emeritus and senior fellow of the Institute for Healthcare Improvement

员的最佳问题是："如何帮助患者？"

一个无界的幸福联盟

跨组织机构边界工作，是负责减轻医务人员职业倦怠的首席健康官（chief wellness officer，CWO）工作的关键成功要素之一。分析组织机构群组、科室、部门和办公室的工作范围，将使首席健康官能够组建一个具有惊人变革潜力的合作者联盟。一旦消除了边界，联盟成员将找到他们能够一起工作的共同点领域，以实现最高质量的患者医疗照护和预后，减少职业倦怠，并创造团队精神。以下是潜在联盟成员的简要名单，以及他们与该组织共享利益类型的例子。

首席质量官

共同点：质量是系统地消除医疗照护过程中不必要的浪费、变异和缺陷。医疗照护流程和工作流程中不必要的浪费、变化和缺陷也是员工的主要挫折，会导致患者不良事件和职业倦怠。

主管、领导和组织机构发展

共同点：三重干预措施所提供的很多机会，是与领导力发展专家合作，并利用成熟的领导力发展经验来实现变革［例如，领导行为指数、识别和清除障碍、询问—倾听—赋权（并重复）］。

首席人力资源官

共同点：努力提高员工满意度和提高士气，为首席人力资源官提供机会，去丰富专业发展和减少员工流动。

科室和部门的主席和负责人

共同点：招聘和留住最佳员工，发展专业人才，最大限度地发挥团队成员的潜力，是科室和部门的主席和负责人的共同目标，也有利于减少职业倦怠。

患者体验官

共同点：改善患者预后、质量和体验是增进团队精神的结果，也是每个患者体验官的核心利益。

首席执行官和首席护理官

共同点：首席执行官和首席护理官在努力加强专业精神和相互尊重、培养社区、促进满意度、提升士气、提供专业发展机会、降低流失率和最大限度地发挥团队成员的潜力方面有着共同的利益。

首席财务官

共同点：对于首席财务官来说，解决医务人员的职业倦怠有经济利益（商业案例）。

因此，归根结底，在首席健康官（CWO）看来，解决缓解职业倦怠这一艰巨挑战所需的人员不足、预算微薄，如今已成为组织机构内围绕培养无界管理、共同愿景和协作的社会活动。全职员工福利将惠及医疗专业人员，更重要的是，还可惠及他们所服务的患者。

医疗照护团队日常碰头会

每天，在科组层面上，医疗照护团队围在白板前的碰头会是一种简单而有效的参与式管理策略，可以促进工作科组层面的无界管理。会议是10～15分钟的简短会议，为多学科团队提供了召集集合并检查目标、行动项目、安全风险、问题和解决方案的平台——所有这些都记录在会议记录板上。

以下步骤描述了我们推荐的发起医疗照护团队日常碰头会的流程：

1）在一天的工作开始前的固定时间，为整个各方团队安排医疗照护团队日常碰头会。在交班开始时召开碰头会，让团队中的每个人达成一致意见。这节省了一整天的时间，因为每个人都拥有团队有效并高效发挥作用所需的信息。

2）将团队聚集在一块碰头会的白板周围。碰头会白板的布局设计应与组织机构目标以及本科组的要求和任务保持一致。包括一个议事日程。显示工作科组指标、图表、最新创意清单和行动计划。白板上的信息应该引导碰头会的谈话。

3）以讨论患者安全为开始。应该鼓励团队中的每个成员在这种心理安全的环境下（即开放性和非对抗性），在风险、患者医疗照护迹近错失、安全事件、设备故障、患者关切和快速反应方面轮流进行交流。这是整个团队共享学习的机会。会议还允许团队讨论对现有患者或当天要去联络患者的医疗照护工作。讨论可以包括关键决策点、每个患者将需要什么（例如，护士教育时间）、谁将执行各项任务，以及何时完成任务。在碰头会中，每个团队成员都可以为当天事务进行计划。这一过程对整个团队来说效率要高得多，因为它通过解决员工、患者和家属的预期问题，减少了日间的麻烦。

4）检查人力和供应，确保合理的人力和设备，满足全面所需，以提供安全和高质量的医疗照护。

5）检查操作、行动计划、方法和项目改进的进度。应邀请医务人员分享改进意见。碰头会鼓励同事们对当前状态公开透明，从而强化目标，并将最佳计划、资源和时间框架落实到位以实现目标。

6）通过邀请分享其他想法来聚拢人心，承认并感谢团队成员的贡献。

7）在碰头会中包含积极正面事件。考虑在每次碰头会的开始或结束时，邀请团队成员分享在过去24小时在科组内发生的一些积极的事情。

医疗照护团队日常碰头会的作用

对团队中的问题和想法发声和可视化，证实了每个团队成员

（无论角色、等级或头衔）的重要性，并产生了同事友谊、进步、及时的项目执行和持续改进。假设所有其他团队成员不知道每个人正在做的每一件事时，困难便会发生。医疗照护团队日常碰头会则有助于防止这些困难。碰头会将成员聚集在一起，在分享想法的基础上，发挥解决问题并开发高效的工作流程和计划（即，去共同创造）的潜力。如果执行得当，医疗照护团队日常碰头会将增加社会联系，增强积极性，促进工作社区和同事友谊，建立信任和尊重，促进可控性和灵活性，培养工作意义和目标。它们打破了阻碍多学科团队蓬勃发展的边界。

医疗照护团队日常碰头会可以帮助消除工作简仓（即不共享信息）带来的后果，例如重复、竞争或浪费精力；基于不完整的信息做出决策；以及在不了解人员、设备或其他障碍的情况下操作。

分层升级碰头会

分层升级碰头会使用结构化升级流程，来改善医疗照护团队日常碰头会，并促进无界管理。它们减轻或消除了大多数组织机构中出现的水平边界（例如，团队中的角色和专科之间）和垂直边界〔例如，组织层次结构中的角色和规程之间（所有通向行政人员的途径）〕。

分层升级碰头会这样开展工作：

1）与床旁一线团队一同聚集在碰头会白板周围，召开医疗照护团队日常碰头会，作为开始。

2）将医疗照护团队成员自身无法解决的重要信息或问题报告（即传递）到下一层级。对于无法解决或需要更高级别了解的相关事件和问题，将根据涉及不同管理级别的设定升级协议，通过其他层级上报。

3）将最关键的信息和需要立即采取系统级别行动的事项上报给最高级的管理人员。

在传统的层级组织中，领导通常会在事件发生几周或几个月后从后续汇总报告中收到有关该事件的信息。分层升级会议可让所有领导实时了解关键事件，并使领导能够将组织机构与最重要事务的保持一致。

碰头会旨在让临床医生在工作中跨越、模糊或消除边界：

- 床旁一线医疗照护团队的人际边界（例如，医生、护士、社会工作者）。
- 所有层级的角色、等级和头衔边界。
- 床旁一线团队与其报告的领导之间的边界（包括首席执行官、首席医疗官、首席护理官）。
- 跨科室、医院和诊所的水平边界，就像科组一样相互学习，相互传播最佳实践和安全解决方案。

分层升级碰头会的作用

分层升级碰头会利用共同创造来打破边界。一年中的每一天，碰头会的过程都将床旁一线团队与最高管理人员联系在一起。分层升级碰头会对解决紧急（和棘手）安全、实践和通路问题的关键行动计划及时性产生了重要影响。临床人员的发声打破了从床边一线到最高管理层的边界，碰头会的过程产生了一种信任、尊重和合作的文化。它增强了对职业倦怠的免疫力。医务人员知道，领导正在倾听他们的意见，授权他们主动解决问题，并将那些超出其影响作用范围的问题升级上报。

做得很好，分层升级碰头会的过程回答了公司的一个古老问题："管理层在乎吗？"是的！

分层升级碰头会还有一个重要的次要作用。它允许来自整个系统的领导人建立一种共享文化，并在相互影响的问题上进行合作。当领导分享成功和不成功的实践时，系统范围的一致性、透明度和绩效都会提高。在一个领域制定的最佳实践可以迅速复制到其他领域，改善结果并减少质量和成本方面不恰当的差异。

案例研究：分层升级日常碰头会

山间医疗保健领导层建立了分层升级碰头会，作为一种新的工作方式，旨在培育一个拥有高社会资本的学习型组织。

领导者很早就认识到，问题和想法需要升级到当地一线管理人员之上，如果必要，还需要升级到高管层面。因此，医疗系统实施了分层升级日常碰头会，从一线临床人员（第一级）开始，到高管领导团队（第六级）结束。每天上午 10：30 之前都会召开碰头会，持续大约 15 分钟。通过这一过程，临床团队能够将关键数据和问题提到适当层级，确保有能力解决问题的领导能够及时解决问题。

行政领导团队站在其系统级别的碰头会白板面前，接受小组领导、医院首席执行官和共享服务（如信息系统、法律和通信）成员的问题报告。报告那些要求最高管理人员立即和集体关注的事项，特别关注消除干扰患者高质量医疗照护的障碍。与一线领导的沟通反馈是即时的。而且，随着在碰头会上完成行动确认，负责的领导将在随后的第六级碰头会中报告后续行动，以完成升级行动项目的闭环。

这一过程最重要的好处之一是对趋势的早期识别，以便及时干预（24 ～ 48 小时内采取最初的纠正措施）。每天跟踪医院获得性感染、信息系统或设备宕机、停电、医务人员受到伤害、患者跌倒、就诊容纳量和通道问题以及其他绩效指标。例如，高管可以通过协调转移到其他设施来解决一个设施的承载量问题。能够立即调查安全事件，并发送系统范围的警报以防止类似事件发生。

在山间医疗保健进行了不到 1 年的六级日常碰头会后，其收益是可观的。领导更有效地解决了安全和承载量问题。更快地辨识并解决了患者和就诊人员服务问题。分层升级碰头会的过程为患者提供了更好的医疗照护和服务。它还使医务人员的工作更有意义和被欣赏。从每天只需投入 10 ～ 15 分钟，整个团队就可以更有效地协同工作，高管了解床旁一线医务人员所知并懂得如何支持他们。

案例研究：与社区组织的无界关系
[个人访谈，巴里·E. 埃格纳（Barry E. Egener），医学博士，西北医患沟通中心医学主任]

与社区、政府和其他组织的医疗关系就是无界管理的范例。这样的合作可以改善人口健康。俄勒冈州波特兰市行为健康联合中心的创建，是当地医疗保健系统之间无界合作的一个范例，以解决社区需求和共同利益。联合中心是一家行为健康服务中心，在俄勒冈州和华盛顿州西南部设有第一个急诊科，专门为经历心理健康危机的人提供即时精神照护。创建联合中心的目的是减少有行为健康问题的患者在医院急诊室的**等候时间**。此前，一些最繁忙地区的急诊室，危急患者等候的平均时间为 40 ～ 60 小时。

2014 年，俄勒冈州波特兰的 4 个医疗保健系统[复临健康（Adventist Health）、凯撒集团（Kaiser Permanente）、莱加西医疗服务（Legacy Health）和俄勒冈健康与科学大学（Oregon Health & Science University）]联手解决了等候时间长的问题，这是当今影响全国医疗保健的最具挑战性的问题之一。通过整合资源和共创价值，这 4 个医疗系统将床位的平均等待时间从 60 个小时减少到只有 8 小时！

这 4 个医疗保健系统总共有 10 家医院，现在可以为经历行为健康危机的患者提供更高水平的专门精神卫生保健。联合中心结合了急诊、住院和给予社区的门诊服务，有 85 张成人住院床位和 22 张为 9 ～ 17 岁青少年的住院床位，提供全面的精神急救医疗服务。

联合中心是提供心理健康危机服务的革命性模式，因为它分散了成本，并促进投资以及专业知识和人力、技术和主要相关方的系统资源改变，来满足社区的迫切需求。4 个卫生系统伙伴之间的合作最终使人们的健康和福祉受益，并降低了保健、执法和法律体系（精神疾病患者最后依靠的社会结构）方面的成本。

虽然医疗机构的这种以社区为中心的努力对于创建其系统和其

所服务的患者有外部明显的获益，但也有内部的获益。事实上，临床医生的幸福感得到了改善。等候时间的大幅缩短对当地急诊室及其工作人员产生了重要影响。医务人员得到减压，因为他们不会面对在急症室得不到充分治疗的精神危机患者，而患者亦不会多次复诊。此外，急症室的精神危机亦会影响其他等候时间较长的患者体验，因为医务人员正全神贯注地照顾有精神健康问题的患者。跨组织协作减轻了所有参与组织和医务人员的负担。

由于联合中心与数十个基于社区的组织跨越边界合作，将患者与社会服务和后续医疗照护联系起来，患者在离开联合中心后继续得到他们需要的支持。这就是无界管理的缩影。对社会的附加收益包括减少无家可归现象和提高教养机构缺乏帮助患者胜任力的员工的士气。每个人都会受益。

领导特征

领导如何培养无界管理？他们通过以下方式做到这一点：

- 追求共同目标，倡导双赢局面。
- 从不同的改进团队、工作科组和其他组织机构访问并收集想法。
- 大方面对关注，并与他们领导的员工建立联系。
- 共享资源并共创解决方案。
- 利用系统思维为他们领导的员工制订挑战。
- 尊重不同角色和科组的员工，考虑一起工作的可能性。
- 优先考虑使命和最高利益，而不是他们团体狭隘的自我利益。

当边界被消除时，共同点和决心就像潘多这棵大树的根一样增长，围绕着共同愿景壮大组织机构。

结论

领导在建立无界管理模式和促进跨边界的参与性和连通性方面发挥着核心作用。他们应该建立期望，采用并积极传播实践和双向学习。部署碰头会的过程是针对此的一种实现方式。无界管理实践展示了谦逊、对所有人的尊重，以及团队合作的力量。促进无界管理的组织机构可以通过实现"合众为一：团结统一①"（专栏 32.1）的可能性来帮助创建团队精神。

专栏 32.1 攻略

- 在一个区域内，与有热情和意愿的同事建立一个碰头会体系。
  - 大处着眼，从小处着手，快速行动。
    - 获得经验。
- 与一位领导联系以探索共同点和协作。
  - 首席质量官。
  - 主任、领导力和组织机构发展。
  - 首席人力资源官。
  - 科室和部门的主任和负责人。
  - 患者体验官。
  - 首席护理官。
- 确定无界管理如何改善您的工作生活。
  - 是否存在限制您的喜悦、参与或结果的边界？
    - 这些边界可能在等级、专业、医院、诊所、疗养院、种族、专业学科、性别、角色、头衔、团队——或介于新旧思维方式之间的边界。
    - 与合适的同事讨论边界，并制订共同行动计划，以实现未来的状态。

明天：成就感

阿曼达在工作中"全力以赴"。在其科组工作的每个人，都是真

---

① "E Multiibus unum"，拉丁语，"合众为一"：英语直译为"of more, one"，"团结统一"。

正团队中有价值的一部分。他们每天早上聚在一起，共同创建一天的工作，讨论照顾患者的最佳方式，以及他们必须改善工作生活的前景。医护之间的权力差距指数仍然存在，但它是如此不显眼，以至于对她来说已经作为一个问题而完全消失了。阿曼达感到受到尊重、欣赏和重视；她不再寻找新工作。

推荐阅读

Egener BE, Mason DJ, McDonald WJ, Okun S, Gaines ME, Fleming DA, et al. The charter on professionalism for health care organizations. Acad Med. 2017 Aug;92(8):1091–9.

Swensen S, Pugh M, McMullan C, Kabcenell A. High-impact leadership: improve care, improve the health populations, and reduce costs. IHI White Paper. Cambridge (MA): Institute for Healthcare Improvement; 2013.

33

应用行动纲领来满足医学生、
住院医师和专科医师的特别需求

我们需要保护那些保护我们患者的全体员工。

——蒂莫西·布里格姆

We need to protect the workforce that protects our patients.

—Timothy Brigham, M.Div., Ph.D.

. . .

关于培训过程中的未来医务人员，其独特需求和机会可以写一整本书。本章的重点是探索如何将"自主性""凝聚性"和"友谊性"行动纲领应用于受训人员。虽然不同群体的一些策略有所不同，但行动纲领的所有方面都与受训人员的福祉相关。应仔细选择和实施最适合特定教育项目需要的行动。

职业倦怠始于医学培训

证据表明，与从事其他职业相比，未来的医生（即医学预科本科生）在开始培训时的心理健康状况通常更好。他们通常出于治愈和服务人类的利他主义而选择了医疗卫生职业。他们认为这个职业是一种使命召唤。与从事其他职业的人相比，他们的职业倦怠和抑郁较少，在心理健康、身体健康和整体生活质量方面的得分更高

（Brazeau et al，2014）。

可悲的是，在他们的培训过程中，这种有利的印象很快就消失了。对医学生的研究表明，抑郁症在学校的头两年会增加。职业倦怠在第三年和第四年开始增加，在住院医师实习期间达到顶峰。在过渡到毕业后医学教育时，大约50%的学生经历了职业倦怠（Dyrbye et al，2014）。涉及15 000多名住院医师的全国性研究表明，75%的人甚至在完成学业之前就经历了职业倦怠（West et al，2011）。本应是增强他们的利他主义、同情心和敬业的培训，却在扼杀他们。显然，我们需要为医学生、住院医师和专科医师（以下作为一组讨论时称为实习人员）解决独特的系统性问题。

以下因素使实习人员在培训过程中容易受到情绪和心理上的困扰：

- 从大学到医学院以及从医学院到住院医师或专科医师，生活方式的突然转变。
- 对其工作环境的可控性有限。
- 迁移到一个新的城市/社区，通常会在空间上远离个人支持系统。
- 频繁的夜间通话和波动的工作日程而导致失眠。
- 每次轮转，频繁过渡到新的工作环境（例如，不同的医院和诊所）。
- 短期工作，没有"权利"去提议或有机会来改善环境。
- 专业之间的频繁轮转，让学生感觉自己像一个永恒的新手。
- 对主治医师行为和科组/轮转文化难以控制。
- 繁重的学术工作量/临床病例量。
- 意识到需要在同侪中出类拔萃，否则将面临无法追求理想专业或实践机会的风险。
- 未来职业机会的不确定性（例如，专业、地点、实践环境）。
- 第一次体会到对患者的生存和结果的责任感（有时没有足够的经验或专业知识）。

- 第一次经历可怕的疾病以及患者的痛苦和死亡。
- 我没有足够的准备和培训来应对照顾患者和家属的情绪负担。
- 他们的利他主义理想与医疗实践的现实之间存在认知失调。
- 重复和琐碎的任务。
- 疯狂、紧张的培训节奏。
- 时间压力和要求。
- 工作与生活相结合的挑战。
- 与教育债务相关的压力。
- 一个根本不健康的每周 80 小时工作制，没有足够的时间陪伴朋友和家人、健身和睡眠。

具有医务人员培训权的组织机构必须关注实习人员培训过程中的职业困境和全体教师的教育环境。通过实施三位一体干预行动纲领的相关方面，组织机构可以预防职业倦怠，培养实习人员的团队精神。

行动纲领的应用

自主性行动

如前面章节所述，自主性是个人或团队独立行动的能力。在可能的情况下，应给予实习人员发言权、提意见、灵活性和可控性。

意识

医学教育的领导必须负责提高实习人员对职业困扰的认识。全体教师和实习人员必须学会识别在其同龄人之间和他们自己内部的职业困扰征象（包括倦怠、抑郁、失眠、精神伤害、自杀观念和药物滥用）。他们应该了解在哪里以及如何转诊或寻求适当的医疗照护。还应鼓励他们当同侪或同事可能表现出任何困扰迹象时，提醒适当的工作人员。

促进全民健康

培训方案应承诺提升所有实习人员的幸福感，并应与学员合作，制定一项幸福责任共担协定。培训计划有责任帮助实习人员养成自我照顾的习惯，加强个人适应能力，并为工作与生活相结合设定适当的边界（见第34章"培养幸福感"）。这种文化可以通过多种方式实现，包括：

- 开设关于健康、韧性、意义和知足的课程。课程应补贴或免费提供给所有实习人员和教职员工，并在适合实习人员日程安排的时间开设，以便学员参与。
- 保持每季度召开一次类似于实习人员的小组会议，在会上，教育领导会检查不同小组的压力、工作与生活相结合，以及培训经验。这些组的规模应该足够小，以便召开一个开放和心理安全的经验分享对话。在这些会议上，应该讨论每个人的自我照顾和幸福感计划。
- 所有学员在培训开始时都会与心理学家一对一会面，以讨论健康促进的问题。通过这样做，实习人员还可以与其建立关系。如果他们在培训过程中随后出现困扰的话，还可以与其联系。理想情况下，这些心理学家还应该参加每季度的小组会议，这样他们才能保持联系，并继续培养与学员的关系。
- 创建一项支持学员最佳情绪健康的幸福政策和计划。梅奥诊所阿里克斯医学院（Mayo Clinic Alix School of Medicine）有一个全面的项目，包括测量、教育、及格-不及格分数、导师/顾问关系、社交网络建造者、自我照顾培训和避风港（Dyrbye and Shanafelt，2016；Goldman et al，2018）。
- 减少因心理和情绪问题寻求专业帮助有关的羞耻感。要做到这一点，最好的办法通常是让全体教师分享他们的苦恼经历，寻求帮助，以及在他们自己的职业生涯中度过压力时期。教职员工的这种坦诚示弱使实习人员的体验正常化，并使向他人寻求帮助变得可以接受。他们进一步为学员确立了他们的榜样不是"超人"，不完美是可以接受的，他们应该在需要的时候寻求帮助。

帮助的途径

组织机构文化在设定幸福感期望值方面起着核心作用。如果领导和组织机构文化促进自我照顾和支持他人，实习人员会更快乐，在培训过程中不太可能出现职业倦怠或出现其他严重问题。培训机构应定期以保密和匿名的方式对实习人员幸福感进行系统测评，并提供针对倦怠、抑郁和其他形式苦恼的自我筛选工具。可能有价值的策略包括：

- 支持并轻松访问负担得起的、安全的、保密的、积极主动的心理卫生资源、评估、咨询和治疗，包括紧急医疗。
- 针对同情疲劳的避风港或不良事件的咨询。
- 灵活性和充足的休假时间。
- 自我照顾培训。

案例研究：改善培训环境

达特茅斯-希契科克（Dartmouth-Hitchcock）的毕业后医学教育办公室制定了一组强有力的干预措施，以改善住院医师和专科医师的培训环境。他们的努力明显改善了人们的福祉。干预措施包括：

- 为教职员工、住院医师和专科医师提供有关如何识别职业倦怠、抑郁和药物滥用症状的教育。
- 为遇到问题的实习人员提供有关可以在哪里以及如何寻求适当照顾的信息。
- 鼓励住院医师、专科医师和教职员工，当他们担心一位同事可能会表现出职业倦怠、抑郁、药物滥用或自杀观念的迹象时，要使其认识并警觉。

- 提供职业倦怠、抑郁症和药物滥用的匿名在线自我筛查工具的访问权限。
- 提供保密且负担得起的心理健康评估、咨询和治疗，包括7×24小时获得紧急医疗的渠道。
- 要求每个住院医师和专科医师计划制定健康政策和计划，支持住院医师（和教职员工）最理想的幸福感。

清除"石子"

实习人员要处理许多涉及不同轮转、日程安排、过渡、课程因素、小组动态、经济压力和后勤（例如，在不同地点停车、访问电子健康记录）的独特挫折。寻求了解和解决实习人员独特的情境需求和挑战，是培养自主性和减少工作环境负面影响的有效手段。领导应该组织并支持与实习人员的"什么使你感到挫折"的交流，然后就如何解决这些问题进行开放性讨论。这些对话可能如下所示：

- 与小组会面并开始交流（见第16章"自主性行动：清除'石子'"）。
- 询问："你鞋子里的石子是什么？"
- 倾听：倾听并真正理解挫折。
- 授权："让我们一起清除它们。"
- 重复。

通过使用电子或手动白板反馈系统，使实习人员关注的问题变得可视化和公开透明，并提供每个改进工作状态的运行列表（例如，组织机构内部升级、正在进行改进），以及提供对未来测试的更改给出提意见的位置。领导可能需要承担比实践中的医务人员更多的责任来推动实习人员的这一进程。因为：①实习人员有广泛的其他职责和时间要求；②改进工作可能需要延长实习人员轮转或参加培训计划的持续时间。因此，白板改进工作的责任归属，应该属于合适的学院院长、项目主任、助理主任和其他教职员工，并对结果承担明确的责任。白板应该放在所有实习人员和领导都能看到的地方，以便改进工作的进展是公开透明的。

高年资住院医师领导力发展

高年资住院医师是团队的领导者，他们对团队中低年资住院医师、住院实习医生和医学生福利的关注，对幸福感至关重要。教职领导应该示范所期望的行为，并关注高年资住院医师的领导能力发展，这是有意义的。该计划可以五种领导行为（包容、知会、询问、发展、认可）为主要内容，并考虑如何在住院医师团队中恰当地展示这些行为（见第15章"自主性行动：评估领导行为"和第23章"凝聚性行动：选拔和发展领导"）。

高年资住院医师作为团队领导，可以在工作量繁重时通过帮助团队其他成员来促进团队精神（例如，协助入院、携带住院实习医生的寻呼机以便其可以休息一下、通过教学或文章来投入团队的学习和专业发展）。计划应该考虑为住院医师投入这样的领导力培训，通过培训帮助其不断进步，帮助他们成为有效的团队领导，以及其职业生涯中更好的医生。

凝聚性行动

凝聚性是一种组织机构状态，在这种状态下，各个部分组合在一起，形成一个团结、契合的整体。为了保持凝聚性，教育项目必须从整体上靠近学习和幸福这两个相互关联的目标。

教育项目结构、课程和文化

教育项目的结构、课程和文化对实习人员的幸福感起着核心作用。系统回顾的结果显示，实习人员更满意的计划包括：分阶段日程，患者医疗照护的连续性计划（即从诊断到治疗再到解决），实习人员、员工团队和社区建设活动，以及在教育和指导方面有特殊兴趣和培训的、专注的全体教师（Stepczynski et al，2018）。

经过精心设计的、包含这些要素的全部课程有助于教育项目的凝聚性。相比之下，缺乏凝聚性的课程会让学生苦恼。基于学生和教职员工产生的投入来解决差距的战略改革，已被证明显著改善了学生的幸福感（Slavin，2018）。经过验证的重组目标包括课程内容、联系时间、日程安排、评分、选修课、学习社区以及所需的韧性和正念练习。这样的改变还可以改善学生中的社区和凝聚力（即社会联系）。

案例研究：圣路易斯大学医学院的组织机构文化

在圣路易斯大学医学院（Saint Louis University School of Medicine），为了促进医学生的幸福感，教职领导进行了长达10年的努力，以改善他们的组织机构文化。他们的努力显著减少了一年级学生的抑郁和焦虑，并证实了干预和持续的关注产生了作用（Slavin，2018）。

他们的干预重点集中在三个策略上：

1）通过减少培训系统、评估和课程中可预防的压力源，来改善学习环境。
2）通过与患者、家人和同事的互动，为学生提供机会与其工作的意义和目的建立联系。
3）提供压力管理和个人韧性方面的培训，并提供资源和促进情感、心理支持。

工作时间限制

虽然过长的工作时间会造成职业压力，但减少住院医生值班时间的努力并没有普遍改善患者的医疗照护或住院医生的健康状况。较少的工作时间也可能对教育价值产生负面影响（Bolster and Rourke，2015）。如果执行不当，减少工作时间可能会产生新的挑战。比如由于团队规模较小就会导致值班时工作过量、学习碎片化、与患者失去连续性联系，这样会弱化实践意义，以及即使住院医师或专科医师处在正值学习机会之中时，会因其值班时间超时被迫离开，从而错失学习机会。

评估

为了确保凝聚性，幸福感的改善需要以保密或匿名的方式，使用经过验证的工具进行评估，并以同侪机构的结果为基准（见第 9 章"评估"）。

实习人员调查应评估：

- 个人的幸福感（例如，职业倦怠、职业成就感、睡眠相关障碍）。
- 学习环境结构（例如，日程、时长、监督、支持）对幸福感的影响。
- 项目负责人和临床教师的有效性。

可以制作热图来显示学员在哪里经历了更多的苦恼（例如，轮转、医院、专科），之后应该优先考虑改进机会。

领导责任制

当然，没有纠正措施的评估是没有意义的。一位负责任的上级领导必须审查调查数据和热图，并共同制订计划，以解决工作环境和领导问题。

1）确定教育、临床工作科组和对个别实习人员负责和履责的专业领导。
2）根据以下各项对每个项目和主任助理进行年度审查：
- 医学生、住院医师和专科医师对所有医师领导者，关于工作环境、文化和心理安全进行反馈。反馈应该是 360° 的，并本着帮助其成为提升实习人员幸福感的更好领导的精神，与领导分享。
- 团队精神和他们履责科组的职业困境。

结果将决定所指示的纠正措施，可能包括行政辅导、领导力发展或依指示的领导轮转。

友谊性行动

医学教育领导负责培养工作社区和实习人员友谊。在教育项目中，使用及格-不及格分数已被证明可以减少竞争和促进合作，应在任何可行的地方予以考虑（Rohe et al，2006）。此外，项目应该支持并资助医学生、住院医师和专科医师的餐饮和讨论群组。聚餐群组是改善社会孤立、意义和目标、情绪衰竭和犬儒主义的有效手段。培养社区的方法，包括聚餐群组，已在第 28 章"友谊性理想工作要素：工作社区和友谊"和第 30 章"友谊性行动：培养社区和聚餐"中进行过讨论。应该指出的是，要求实习人员参与社区建设机会（而不是将其作为选项提供）以及未能提供临床职责的覆盖范围可能会削弱有效性（Ripp et al，2016）。

案例研究：梦之队（Dream Team）项目
[个人访谈，克里斯托弗·R. 皮博迪（Christopher R. Peabody），医学博士，公共卫生硕士]

每个医师都记得从医学院到住院医师培训的不和谐过渡。理想主义的新医师带着对未来的热情和明确的目标开始了他们的住院医师生涯。然而，在他们的培训过程中，热情往往会消退。即使有了更多的责任，住院医师也几乎没有自主权，经历了紧张的工作要求，他们可能会变得情绪疲惫、愤世嫉俗，不确定他们自己是否能发挥作用。他们经常经历一个决定性的紧要关头。

梦之队项目植入了旧金山湾区的五个医疗中心，旨在改变这种下降轨迹。梦之队是一个基于价值观的同事小组，由住院医师建立，去提高自我照顾、工作控制和对职业发展的支持。在第一周，作为入职培训的一部分，参与者被要求写一份一页纸的关于他们住院医师目标的思考，并描述他们对未来的梦想。然后，他们与四五个同事组成一个小组，一起制定一个让每个成员对自己的目标和梦想负责的纵向战略为明确目标。该项目旨在帮助住院医师找到同事们。如果住院医师迷失了方向或背离了此前的信仰和价值观，同事们会提出质疑并帮助保持其履行责任。梦之队旨在加强传统的辅导计划，支持职业抱负，预防职业倦怠。

梦之队帮助住院医师应对挑战，坚持自己的价值观，保持利他主义和抱负。团队得到支持，这样他们就有受保护的时间会面并讨论工作与生活相结合、职业发展和情绪支持的共同战略。梦之队成员在工作中找到了更多的乐趣，并定期地被提醒他们最初选择医疗卫生行业的原因。

结论

虽然医学生、住院医师和专科医师有一些不同于执业医师的职业困境驱动因素，但自主性、凝聚性和友谊性等主题是同样相关的。如上所述，作为满足目标群体独特需求的综合教育计划倡议的一部分，三位一体干预行动可以适用并作为在实习人员中减少职业倦怠和促进团队精神的框架（专栏33.1）。

专栏33.1　攻略

- 建立上级领导、教职员工和实习人员对职业倦怠影响医学生、住院医师和专科医师幸福感的认识。
- 推行全民健康促进。
  - 根据实习人员的日程，适时提供有关健康、韧性、价值感和知足的课程。
  - 为相似实习人员的小组举行季度会议，在此期间，教职领导会检查各种小组的压力、工作与生活相结合以及培训经验。
- 减少羞耻感。
  - 为实习人员寻求心理和情绪有关方面的帮助，采取持续一致的策略。
  - 让教师分享其自身职业旅程中困境、寻求帮助和度过压力时间方面的有关经历，作为一种有效的方法使寻求帮助正常化并减少羞耻感。

续表

- 提供帮助的途径。
  - 支持并确保轻松访问负担得起的、安全的、保密的、积极主动的精神健康资源、评估、咨询和治疗，包括紧急医疗。
- 改善学习环境。
  - 减少培训系统、评估和课程中可预防的压力来源。尽可能考虑如何创建可预测性并减少混乱。
  - 确定对实习人员个人及其幸福感负责和履责的教职员工和领导和他们的福祉。评估他们的表现并寻找出改进的机会。
- 为上级领导提供五种领导行为的领导力发展培训（包容，知会、询问、发展、认可）并考虑如何将这些在住院医师团队中适当地展示。
- 启动建立社群的计划。
- 定期使用经过验证的工具来评估实习人员的幸福感状况。
  - 为实习人员提供自我评估工具，为那些有苦恼的人提供资源渠道。

推荐阅读

Bolster L, Rourke L. The effect of restricting residents' duty hours on patient safety, resident well being, and resident education: an updated systematic review. J Grad Med Educ. 2015 Sep;7(3):349–63.

Brazeau CM, Shanafelt T, Durning SJ, Massie FS, Eacker A, Moutier C, et al. Distress among matriculating medical students relative to the general population. Acad Med. 2014 Nov;89(11):1520–5.

Dyrbye L, Shanafelt T. A narrative review on burnout experienced by medical students and residents. Med Educ. 2016 Jan;50(1):132–49.

Dyrbye LN, West CP, Satele D, Boone S, Tan L, Sloan J, et al. Burnout among U.S. medical students, residents, and early career physicians relative to the general U.S. population. Acad Med. 2014 Mar;89(3):443–51.

Goldman ML, Bernstein CA, Konopasek L, Arbuckle M, Mayer LES. An intervention framework for institutions to meet new ACGME common program requirements for physician well-being. Acad Psychiatry. 2018 Aug;42(4):542–7.

Mata DA, Ramos MA, Bansal N, Khan R, Guille C, Di Angelantonio E, et al. Prevalence of depression and depressive symptoms among resident physicians: a systematic review and meta-analysis. JAMA. 2015 Dec 8;314(22):2373–83.

Ripp JA, Fallar R, Korenstein D. A randomized controlled trial to decrease job burnout in first-year internal medicine residents using a facilitated discussion group intervention. J Grad Med Educ. 2016 May;8(2):256–9.

Rohe DE, Barrier PA, Clark MM, Cook DA, Vickers KS, Decker PA. The benefits of pass-fail grading on stress, mood, and group cohesion in medical students. Mayo Clin Proc. 2006 Nov;81(11):1443–8.

Slavin S. Reflections on a decade leading a medical student well-being initiative. Acad Med. 2019 Jun;94(6):771–4.

Stepczynski J, Holt SR, Ellman MS, Tobin D, Doolittle BR. Factors affecting resident satisfaction in continuity clinic: a systematic review. J Gen Intern Med. 2018 Aug;33(8):1386–93.

West CP, Shanafelt TD, Kolars JC. Quality of life, burnout, educational debt, and medical knowledge among internal medicine residents. JAMA. 2011 Sep 7;306(9):952–60.

34

培育幸福感

......

今天：苦恼

希瑟（Heather）是她所在科室里最注重细节、最受人尊敬的病理学家之一。多年来，希瑟的工作量逐渐增加。她整天坐在没有窗户的读片室里。她在办公桌上放了一盒燕麦棒，通常一个人在办公室吃午餐，这样吃了之后她就可以继续工作了。希瑟失去了执业早期的快乐。她在工作中与世隔绝，再也没有时间去参加部门会议或讲座。她开始怀疑自己的努力是否真的重要。长时间的工作也造成了与丈夫的摩擦。她早上醒来时，对去上班感到恐惧。

◆◆◆

本章重点介绍我们的第十二项行动——组织机构努力培育医务人员个人的重要性，因为他们提高了整体幸福感（以下简称"幸福感"）（即优化的健康、韧性和知足）。提高个人幸福感是个人和组织机构之间的共同责任。个人必须逐步培养自己的幸福感。组织机构可以通过提供培训和资源来提供帮助，尽管他们的职业生活和工作日程要求很高，也要使医务人员利于参与其中。当个人幸福感增强时，医务人员会更有成就感，在工作中有更大的意义和目标，也更能容忍负面情绪。

三姐妹

几个世纪以来，易洛魁（Iroquois）部落和派尤特（Paiute）部落通过在同一土堆里一起播种，种植玉米、秆豆和南瓜。他们称这种方法为"三姐妹"，因为这三种植物作为一个家庭会生长得更好。换句话说，一起种植的作物产量比单独种植的三种作物的产量高得多（图34.1）。

第一个姐妹是玉米，它为秆豆提供了一根天然的攀缘杆子。第二个姐妹是秆豆，它通过其根部向土壤中添加氮素，从而在未来几年提高了地块的肥力。豆藤还会爬上玉米杆，稳定植株，使其不太容易受到风害。第三个姐妹是南瓜，用它的浅根提供了活生生的护根覆盖，它宽阔的叶子提供了遮荫以保持土壤水分，并阻碍新生杂草生长。

这三个姐妹一起生长，提供结构支撑、施肥和护根，这些都改善了作物的生长。它们之间的相互依赖可以更有效地利用资源，提

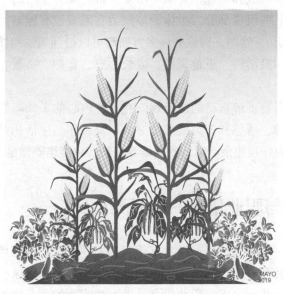

图34.1 三姐妹。我们扩展该象征为医疗保健的幸福三姐妹：健康、韧性和知足

供安全保障，并带来更好的产量（即结果）。为了茁壮成长，医务人员需要类似的相互依赖，我们称之为幸福的三姐妹（即健康、韧性和知足）。

这三个姐妹共同创造了比单独组成部分更伟大的东西：幸福。进一步相似的是，只有当幸福的三姐妹共享同一块土壤时，这种增长才能实现（即，这三个方面必须协同工作，以优化幸福）。

健康、韧性和知足

健康、韧性和知足是医务人员的可持续性、医疗照护质量和幸福感的关键。我们对这三个方面相互关系的构架总结如下。

健康是生理和心理均处于健康完好状态。健康包括睡眠、运动、健身、营养、休息和预防性以及针对性的医疗护理。

韧性是指从遭遇压力中迅速恢复的灵活性和能力。韧性使人类有能力适应挑战和干扰，并从中恢复，将其视为生活的一部分。对于韧性的某些组成部分，个体的控制力有限或没有控制力（即遗传和个性特征）。然而，韧性的许多方面都可以得到加强和发展：自我同情、认知灵活性、道德规范、成长心态、宽恕、宗教、灵性、正念和感激。

知足需要了解自己的价值观，有一种内心的平和与成就感。知足包括精神、情感和智力健康良好，以及工作与生活相结合（即培育关系、爱好和业余活动，既能培养成长，也能培养知足）。

幸福感与职业倦怠的相互关系

那么，幸福感与职业倦怠有什么相关性呢？幸福感是一种整体结构，以社会、生理和心理资源的健康等级为特征。这些资源是可以补充的。相比之下，职业倦怠是以不切实际的职业要求导致的社会、生理和心理资源枯竭为特征。一个人的精力、敬业和热情取决于他们的社会、身体和精神资源的**消耗率**（即资源消耗的速度）和**补给率**（即资源恢复的速度）之间的差异（图 34.2）。例如，充足的睡眠、间歇、休息、运动和营养都是为了补给储备。低消耗率和高补给率会带来最佳的幸福感。韧性有助于缓解导致职业倦怠的消耗因素（图 34.3）。

另一方面，勤于补给的人即使他们可能不是特别有韧性，也可能会避免职业倦怠。与之类似，有韧性的人却不补给，也可能比大多数人更能经受挑战，并能坚持更久。勤于兼顾韧性和补给，对于医务人员在其职业生涯过程中以可持续的方式培育其幸福感是必要的。

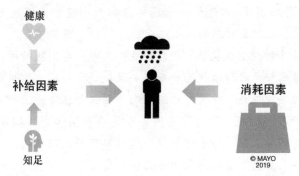

图 34.2　补给因素和消耗因素的效果。在这种情况设想中，消耗因素过多而幸福感较低

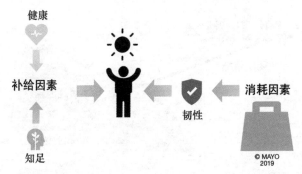

图 34.3　韧性对补给因素和消耗因素的影响。韧性帮助缓解消耗因素并改善幸福感

关于幸福感的五种组织机构情况设想

考虑以下 5 种组织机构情况设想：

1）第一种组织机构具有高度的职业倦怠和低度团队精神。它忽视了促进幸福感的因素或减轻消耗的因素。它没有实施三位一体干预措施（自主、凝聚、友谊）（图 34.4）。

2）第二种组织机构具有中度的职业倦怠和中度的团队精神。这个组织机构关注促进幸福感的因素。但并未缓解消耗因素。它没有实施三位一体干预措施。它的重点是培养健康和韧性（补给因素），这使得它能够在职业困境方面实现可观的改善，但职业倦怠的风险仍然处于高位（图 34.5）。

3）第三种组织机构具有轻度职业倦怠和中度团队精神。它优先考虑努力减少消耗因素而未关注促进幸福感。该组织机构针对减少低效、改进工作流程和增强工作环境的运营方面进行投入，而未专门关注其医务人员的幸福感（图 34.6）。它没有实施三位一体干预措施。这种类型的组织机构，具有让医务人员的职业倦怠承担不必要的高风险。

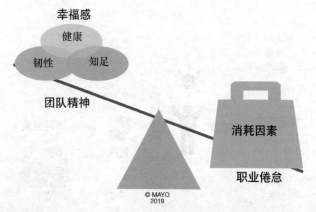

图 34.4　未关注医务人员幸福感或缓解消耗因素的组织机构。消耗因素重于补给因素

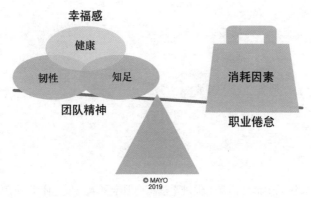

图 34.5 关注促进幸福感而不是减缓消耗因素的组织机构

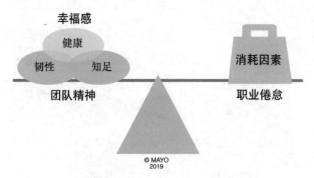

图 34.6 关注减少消耗因素而未关注幸福感的组织机构

4）第四种组织机构具有中等职业倦怠，团队精神有较大提高。领导和医务人员优先考虑努力减少消耗因素，并关注医务人员的个人幸福感，但尚未实施三位一体干预措施。这种类型的组织机构可能在职业倦怠和团队精神两方面都取得了实质性进展，但它仍然没有充分发挥其潜力，因为它没有创造一个医务人员目标一致、相互支持的环境、文化和社区（图 34.7）。

5）第五种组织机构具有低度职业倦怠和高度团队精神。支点已经转移到更有利的位置，因为组织机构成功地实施了来自三位一体干预措施的行动（减少工作场所的消极情绪，增加工作场所的积极情绪）。领导和医务人员大幅减少了消耗因素，并关注了医务人员的个人幸福感（图 34.8）。

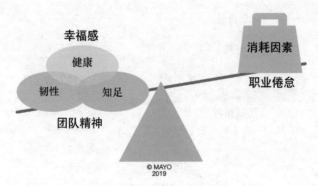

图 34.7　关注减少消耗因素，促进幸福感，但未采取三位一体干预措施的组织机构

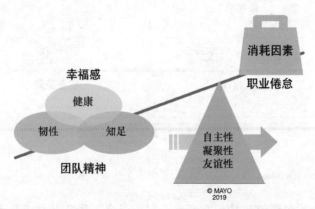

图 34.8　使用整体方法，实施三位一体干预措施行动的组织机构。该方法将支点转移至右侧，通过减少消耗因素、促进幸福感，进一步缓解职业倦怠。这是组织机构和医务人员的理想状态，可以通过遵循促进团队精神的蓝图来实现。

　　最后一种情况设想是理想的。领导支持医务人员和他们的环境来创造理想的工作场所。他们在采用三位一体干预措施上通力合作，以①减少消耗因素；②提高临床人员的健康、韧性和知足；③通过优化自主性、凝聚性和友谊性之间的平衡措施，创造一个具有团队精神的环境。

创造幸福感的实践

各种循证实践可以用来帮助促进医务人员的幸福感。所有这些都主要依赖于发展个人韧性和注意自我照顾。确定一个角色榜样或导师能够有助于在各个实践领域取得成功。下面，我们提出几个精选的、有效的、可以加强幸福感某个子维度（即，健康、韧性和知足）的实践（图 34.9）。

健康

个人健康状况可以通过几种方式改善。健康取决于许多因素（专栏 34.1）。组织机构应该资助倡议方便可及的健康项目，并鼓励医务人员利用这些项目。5 个简单易行的重要健康因素是：充足的睡眠、阳光、运动、笑和午休。

睡眠

充足的睡眠是健康的基础。在可能的范围内，人们应该尽身体需要进行休息。连续工作 17 小时的医务人员被证实会出现暂时性的认知和技术损伤，其程度与血液中酒精水平升高所造成的损伤程度相当（Williamson and Feyer，2000）。我们不允许医护人员

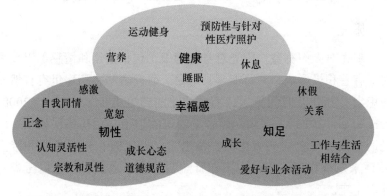

图 34.9　创造健康、韧性、知足的实践：医疗卫生领域幸福三姐妹

专栏 34.1　健康实践

- 睡觉
- 运动
- 健身
- 营养
- 阳光
- 笑
- 预防保健
- 针对性医疗照护
- 健康榜样

酒后上班，也不能容忍因睡眠不足而损害他们工作环境和工作日程安排。对于医生和其他医务人员来说，不健康的习惯和睡眠不足的形式在培训时期的早期就已经传播，并经常延长至执业时期。

睡眠不足是一个消耗因素，它对健康有重大影响，并导致职业倦怠。睡眠不足会影响新陈代谢功能，而新陈代谢功能会导致体重增加和患糖尿病的风险。睡眠不足还可能对免疫系统产生负面影响，并增加患心脏病、癌症和抑郁症等严重疾病的风险。

组织机构需要使医务人员（包括培训中的医务人员）的日程表与其他高绩效专业人员（如商业航空公司飞行员）的时间表保持一致。则推荐睡眠时间（7～8小时）必须成为职业的优先事项。

阳光

阳光对人们有益。阳光对身心健康（包括情绪和情感）以及表现都有着积极影响，并可能延长寿命。研究表明，病房里有自然光的患者，其住院时间更短，需要的止痛药也更少（Rogers，2008；Park et al，2018）。在阳光照耀下当班的护士，用药错误较少。阳光通过内源性合成一氧化氮、褪黑素、谷氨酸、5-羟色胺和维生素 D 来发挥作用。当你在工作日短暂休息或散步时，可以考虑到外面走走。

运动

运动也很重要，可以和晒太阳结合起来。运动已被证明对身心健康有积极影响（Sharma et al，2006；Chaudhury et al，2009）。运动的人缺勤更少，社会关系又多又好，免疫力更好，心脏病更少，而且像那些晒太阳的人一样，寿命更长，表现更好（Penedo and Dahn，2005；Laskowski，2016）。在一项有趣的研究中，在跑步机上以1英里/小时的速度行走的放射科CT阅片医生比那些坐着阅片的放射科医生有更高的临床重要病灶检出率（Fidller et al，2008）。

关键是要在你的一天之中加入运动。一天结束时，在健身房进行40分钟的高强度锻炼并不能弥补一天8小时久坐不动的附带后果。

笑

笑是另一个健康的习惯，幽默似乎可以延长寿命（Romundstad et al，2016）。笑可以改善呼吸和循环，刺激免疫系统，增强有氧代谢能力，增加积极情绪，如兴奋、自信和快乐。在工作中，笑声增强了医务人员的士气、信心和韧性，同时也减轻了压力。正如记者诺曼·库森（Norman Cousins）所说："笑是内心的慢跑。"

午休

医务人员中的压力、干扰、按时完成任务的压力和决策疲劳，应该得到承认和管理。有证据表明，患者就诊的时间对其经历和预后有不同的影响。例如，与上午开具的筛查数量相比，医生为当天晚些时候的就诊患者开具针对性的、预防性癌症筛查数量较少。在下午结束时的开单率，比上午8点左右预约患者的开单率低10%～15%（Hsiang et al，2019）。午休可以提高表现！

午休可以改变这些模式。应该为医务人员创造午休和休息的机会（例如，短暂的冥想时间或午睡、伸展运动，在户外的长凳上做5分钟的深呼吸）。

韧性

每个人每天都面临压力。为了减轻压力，个人应该提高韧性。韧性取决于许多因素（专栏 34.2），组织机构应该资助倡议和鼓励使个人增强韧性的计划。可以增强韧性的 5 个基本因素包括：①具有认知灵活性和成长心态的自我同情；②正念；③宗教和灵性；④宽恕；⑤感激。

专栏 34.2　韧性实践

- 自我同情
- 成长心态
- 感激
- 专注
- 道德规范
- 认知灵活性
- 宽恕
- 宗教和灵性

1）具有认知灵活性和成长心态的自我同情

医务人员需要像对待患者或所爱的人一样，以相同的同情和标准对待自己。很多时候，医务人员都自我坚持着一个完美主义、不切实际的理想。如果你曾经觉得自己失落或者遇到困难，首先停下来问问自己，你会如何对待处在这种情况下的同事。然后，像对待他们一样，善待和同情自己。自我同情和相关的认知重构技术、认知灵活性、认知负荷过量和认知失调的影响管理是重要的韧性技能（Hsiang et al，2019）。这些技能还可以帮助医务人员重构其完美主义倾向，转而专注于对卓越、成长和改进的投入。自我同情的实践是韧性的一个关键因素。

2）正念

正念是一种自我意识和冥想，包括专注于当下。冥想可以帮助训练大脑放松，集中注意力，减少评判，可以有效地减轻压力，给一天带来内心的平静感受。正念冥想已被证实对临床人员的幸福感、韧性、职业倦怠、同情和心理社会取向有深远和协同的影响。

医患关系的本质是以治愈为核心。研究表明，医务人员实践共情并意识到患者关系动态的能力随着正念增强而提高（Beach and Inui，2006）。正念冥想在减少负面情绪、沉思和焦虑方面也被证明是有效的。

白天，大脑自然会走神。平均而言，人们每天大约有一半的时间都在走神（Sood，2015），而且大部分走神实际上都集中在负面或中性的想法上。这种可能的情况会导致压力、焦虑和精力丧失。正念训练对医疗机构来说是双赢的，应该受到鼓励。如果您的组织机构不提供该训练，至少要有规律地从工作中抽空休息。在自然阳光下散步。深呼吸 10 次。放空大脑。找一些对你有作用的东西。笑一笑。

3）宗教和灵性

对许多人来说，宗教和灵性包括宽恕、感激、意志、个人成长、社区、服务他人和道德规范。道德规范是一套内化的价值观，指导一个人判断是非的能力，并根据道德行为采取相应的行动。一个强大的道德指南可以帮助一个人与工作意义和目标相连，并产生更强的韧性去抵抗职业倦怠。

4）宽恕

愤怒使人容易抑郁、焦虑、睡眠不足、高血压和心脏病发作。宽恕是减少愤怒的整体影响的一种方式。研究表明，宽恕可以对健康产生积极影响（Davis et al，2015；Sood，2015）（例如，降血压、减压、改善人际关系）。宽恕是一种可以学习和发展的技能。

5）感激

感激和欣赏已被证明推动了一系列令人满意的结果（Sansone and

Sansone，2010；Spstein and Krasner，2013）。感激和欣赏能够：

- 改善社会联系；
- 增强精神；
- 改善心情；
- 增加乐观；
- 提高幸福感；
- 带来愉快和美好的感受；
- 添加积极的回忆；
- 提高自尊；
- 辅助放松；
- 促进乐观；
- 提升心理和社会福祉；
- 改善身体健康；
- 提高患者医疗照护质量。

研究表明，每周一次，只要记录下前 7 天你所感激的 5 件事，就能对健康产生深远的积极影响。在一项对照试验中，这个简单的习惯改善了乐观、积极和身体症状，并改变了锻炼模式（每周增加 30 ～ 90 分钟）（Emmons and McCullough，2003）。有研究表明，人们记录其每天所感激的事情，有相似效果并可改善睡眠模式（Sansone and Sansone，2010；Spstein and Krasner，2013）。感激对你有好处！

错误的臆断往往会妨碍表达感激。人们倾向于相信别人已经知道其什么被欣赏。他们认为，表达谢意不会有什么太大不同，而只会让别人感到尴尬。然而，研究表明，人们经常会对别人欣赏他们的地方感到惊讶，很少会在被表达感激时感到尴尬（Kumar and Epley，2018）。值得注意的是，研究表明，表达感激对于接受感激的人和表达感激的人都会增加积极和愉快（Emmons and McCullough，2003）。

知足

许多培养满足的方法都有助于补充我们每天使用的社会、身体和精神资源（专栏 34.3）。就像幸福感的另外两个子维度一样，组织机构应该资助倡议有助于培养知足的项目，并鼓励医务人员利用这些项目。下面介绍两种方法。

专栏 34.3　知足的实践

- 工作与生活相结合
- 关系
- 假期
- 爱好
- 业余兴趣活动
- 成长
- 知足的榜样

工作与生活相结合

要实现工作与生活相结合，需要关注防火墙、边界和工作量选择，以及社会支持、自我照顾和业余兴趣活动。过度的工作量和工作要求是医务人员职业倦怠一贯的驱动因素。职业倦怠的减少和满意度的提高，与职业工作负荷的减少密切相关。显然，机构应该为临床人员在何时、如何、何地和工作量方面，提供更大的灵活性。但工作量是共同承担的责任。

大多数医务人员对他们的工作量有一定的控制力：

- 一些人可以选择在基于工作量的薪酬体系中，减少他们的工作时数，得到更少的工资；
- 一些人有机会做兼职工作。

这两个选项中的任何一个，都可以让医务人员履行其个人、家庭和职业责任。如果你有这些选项，有所削减可能是值得的。有证据表明，减少工作时间可以帮助个人预防职业倦怠或从职业倦怠中恢复（Shanafelt et al, 2016）。

领导呢？一个工作更努力、工作时间更长的领导会更有效，对吗？不是的。实际恰恰相反。研究表明，工作与生活健康地结合，也能提高领导的有效性（Smith et al, 2016）。那些被团队成员评为"效果较好"的领导，其工作与生活相结合的得分远远高于被评为"效果较差"的领导。因此，工作与生活相结合也适用于领导，应该被视为一种绩效改进策略（以及他们所领导人们的良好榜样）。

休假是工作与生活相结合的一个重要方面。休假可以帮助员工重整旗鼓，恢复其活力和敬业。然而，许多组织机构使用物质激励员工不要休假（例如，他们给员工经济补偿，让他们把未使用的带薪假期"出售"给组织机构，而不是去利用这些时间）。这种做法是短视的，最终会导致职业倦怠、身心耗竭和人员流动。组织机构实际上应该考虑反其道而行之，使用物质激励人们休假和使用带薪假期。在美国，每年有大约一半的员工没有全部休完所分配的假期（U.S. Travel Association，2018）！仅仅因为你可以做更多工作，但并不意味着你应该这样做。

朋友和家人

数十年的研究表明，在家和工作社区是人们韧性和死亡率的有力预测因子（Holt-Lunstad et al, 2010）。与朋友和家人的良好关系全面有益于健康和幸福感，对让生活更有价值也很重要。

体验过工作社区和同事友谊的医务人员，满意度更高，对组织机构更忠诚，更高产，更敬业，对自身表现更负责。这些医务人员的疲劳和职业倦怠程度均较低。社会联系也对长寿有很大影响。每个人都应该有意识地在那些对他们最重要的人身上投入时间。与朋友和家人在一起的时间是宝贵的，而且是免费的。正如威廉·W·梅奥（William W. Mayo）多年前所说："没有人可以大到独立于其他人。"

一个需要避免的错误

应该强调的是，职业倦怠主要是由系统、领导和工作环境的特点所造成的，而不是源于个人幸福感或韧性的不足。当领导开始寻求解决组织机构中的职业倦怠问题时，他们经常犯一个错误，即启动聚焦于个人的项目，暗示倦怠的原因是由于部分医务人员缺乏韧性。鼓励员工"更好地照顾自己"，并允许他们选择参加一些项目，包括一些经验证增强韧性的方法（如本章所讨论的方法）。有了这一点，许多领导认为其工作已经完成。然而，这种做法给员工留下了一个意想不到的信息：他们应该为自己的倦怠承担过错责任，因为他们没有照顾好自己。

组织学和职业学家将此称为"强势员工"心态，几十年前它被揭穿为错误的、有缺陷的框架。不幸的是，许多医疗机构仍然不了解这种方法的不足之处。然而，医务人员立即认识到，主要聚焦于个人韧性的努力是一种虚情假意的努力，或者更糟糕的是，他们觉得自己好像由于组织机构和系统的失败而被指责。他们知道，系统问题和工作环境导致了他们的职业倦怠。因此，组织机构在让医务人员个体参与到照顾自己的共同责任之前，必须首先解决其控制下的系统问题。

运动精英

运动精英虔诚地关注本章讨论的所有幸福感子维度。为什么？来提高他们的表现！他们的身体、情绪和心理健康都是一流的。他们睡眠、休息、吃健康食品、拥有比赛淡季、设想其目标，养成减压习惯、照顾好自己，因为他们想要加强最佳表现。运动精英会有意识地与积极和支持他们的朋友和家人围绕在一起——因为这有助于他们的表现。

即使拥有卓越的组织设计、优秀的领导和最好的设施，没有合适的临床人员，医疗中心也不可能蓬勃发展。为了提供尽可能最佳的医疗照护，医务人员必须健康：身体、情绪、心理均健康。医疗机构的领导必须致力于帮助其员工"满血复活"。

结论

旨在提高健康、韧性和知足（幸福三姐妹）的幸福计划的实施，对医疗机构来说是非常重要。就像玉米、秆豆和南瓜一样，当它们一起执行并在工作生态系统中得到培育时，会收获更大的成就。资助倡议增进个人幸福感的项目并鼓励医务人员利用这些项目，是团队精神谜题中放置的重要一环（专栏 34.4）。

专栏 34.4　攻略

- 创建一系列补贴或免费产品以帮助个人照顾好自己。包括培养健康、韧性和知足的不同项目。
- 使课程灵活，并适用于医务人员特殊的日程安排和时间要求。
- 邀请同事参与。
- 评估和更新可能会阻碍人们使用其假期的制度政策和实践惯例。
- 鼓励医务人员掌握主动权去立刻形成一种新的幸福习惯。
- 示范您希望在同事中看到的行为。

明天：成就感

希瑟脸上挂着微笑。几个月前，她改变了自己的生活方式。她每天步行上班（骑自行车的日子除外）。她与一位老朋友重新取得联系，并邀请她共进午餐。现在，如果她们在镇上，每周四都会有一组 5 位女士聚在一起吃午饭。希瑟放弃了加工食品，改吃地中海饮食（大部分时间）。

她试过瑜伽……不适合她。

她试过笑声俱乐部……不适合她。

但是自我同情训练达到了目的。她现在使用许多自我意识和认知重构练习。她还经常在下午短暂休息一下，让自己的大脑放慢脚步。这种方法对她来说真的很管用。那里仍有一些问题需要医院领导解决，但希瑟重新发现了行医的乐趣。她重新掌控了自己的生活，与丈夫重新取得了联系，早上醒来后渴望步行（或骑车）去上班。

推荐阅读

Barsade SG, O'Neill OA. What's love got to do with it? A longitudinal study of the culture of companionate love and employee and client outcomes in a long-term care setting. Adm Sci Q. 2014;59(4):551–98.

Beach MC, Inui T; Relationship-Centered Care Research Network. Relationship-centered care: a constructive reframing. J Gen Intern Med. 2006;21 (Suppl 1):S3–S8.

Beecher ME, Eggett D, Erekson D, Rees LB, Bingham J, Klundt J, et al. Sunshine on my shoulders: weather, pollution, and emotional distress. J Affect Disord. 2016 Nov 15;205:234–8.

Chaudhury H, Mahmood A, Valente M. The effect of environmental design on reducing nursing errors and increasing efficiency in acute care settings: a review and analysis of the literature. Environ Behav. 2009;41(6):755–86.

Davis DE, Ho MY, Griffin BJ, Bell C, Hook JN, Van Tongeren DR, et al. Forgiving the self and physical and mental health correlates: a meta-analytic review. J Couns Psychol. 2015 Apr;62(2):329–35.

Emmons RA, McCullough ME. Counting blessings versus burdens: an experimental investigation of gratitude and subjective well-being in daily life. J Pers Soc Psychol. 2003 Feb;84(2):377–89.

Epstein RM, Krasner MS. Physician resilience: what it means, why it matters, and how to promote it. Acad Med. 2013 Mar;88(3):301–3.

Feder A, Nestler EJ, Charney DS. Psychobiology and molecular genetics of resilience. Nat Rev Neurosci. 2009 Jun;10(6):446–57.

Fidler JL, MacCarty RL, Swensen SJ, Huprich JE, Thompson WG, Hoskin TL, et al. Feasibility of using a walking workstation during CT image interpretation. J Am Coll Radiol. 2008 Nov;5(11):1130–6.

Gardiner M, Lovell G, Williamson P. Physician you can heal yourself! Cognitive behavioural training reduces stress in GPs. Fam Pract. 2004 Oct;21(5):545-51.

Holt-Lunstad J, Smith TB, Layton JB. Social relationships and mortality risk: a meta-analytic review. PLoS Med. 2010 Jul 27;7(7):e1000316.

Hsiang EY, Mehta SJ, Small DS, Rareshide CAL, Snider CK, Day SC, et al. Association of primary care clinic appointment time with clinician ordering and patient completion of breast and colorectal cancer screening. JAMA Newtw Open. 2019 May 3;2(5):e193403.

Kelley JM, Kraft-Todd G, Schapira L, Kossowsky J, Riess H. The influence of the patient-clinician relationship on healthcare outcomes: a systematic review and meta-analysis of randomized controlled trials. PLoS One. 2014;9(4):e94207.

Krasner MS, Epstein RM, Beckman H, Suchman AL, Chapman B, Mooney CJ, et al. Association of an educational program in mindful communication with burnout, empathy, and attitudes among primary care physicians. JAMA. 2009 Sep 23;302(12):1284-93.

Kumar A, Epley N. Undervaluing gratitude: expressers misunderstand the consequences of showing appreciation. Psychol Sci. 2018 Sep;29(9):1423-35.

Laskowski ER. Walking throughout your day keeps depression (and a host of other health problems) away. Mayo Clin Proc. 2016 Aug;91(8):981-3.

Lindqvist PG, Epstein E, Nielsen K, Landin-Olsson M, Ingvar C, Olsson H. Avoidance of sun exposure as a risk factor for major causes of death: a competing risk analysis of the melanoma in Southern Sweden cohort. J Intern Med. 2016 Oct;280(4):375-87.

Lyubomirsky S, King L, Diener E. The benefits of frequent positive affect: does happiness lead to success? Psychol Bull. 2005 Nov;131(6):803-55.

Park MY, Chai CG, Lee HK, Moon H, Noh JS. The effects of natural daylight on length of hospital stay. Environ Health Insights. 2018;12:1178630218812817.

Penedo FJ, Dahn JR. Exercise and well-being: a review of mental and physical health benefits associated with physical activity. Curr Opin Psychiatry. 2005 Mar;18(2):189-93.

Rogers AE. The effects of fatigue and sleepiness on nurse performance and patient safety. Patient safety and quality: an evidence-based handbook for nurses. Rockville (MD): Agency for Healthcare Research and Quality; 2008. Available from: https://www.ncbi.nlm.nih.gov/books/NBK2645/.

Romundstad S, Svebak S, Holen A, Holmen J. A 15-year follow-up study of sense of humor and causes of mortality: the Nord-Trondelag Health Study. Psychosom Med. 2016 Apr;78(3):345-53.

Sansone RA, Sansone LA. Gratitude and well being: the benefits of appreciation. Psychiatry (Edgmont). 2010 Nov;7(11):18-22.

Seligman MEP. Flourish: a visionary new understanding of happiness and well-being. New York (NY): Free Press; 2012.

Shanafelt TD, Dyrbye LN, West CP, Sinsky CA. Potential impact of burnout on the U.S. physician workforce. Mayo Clin Proc. 2016 Nov;91(11):1667-8.

Sharma A, Madaan V, Petty FD. Exercise for mental health. Prim Care Companion J Clin Psychiatry. 2006;8(2):106.

Smith DN, Roebuck D, Elhaddaoui T. Organizational leadership and work-life integration: insights from three generations of men. Creighton J Interdiscipl Leadersh. 2016;2(1):54–70.

Sood A. The Mayo Clinic handbook for happiness: a four-step plan for resilient living. Boston (MA): Da Capo Press; 2015.

U.S. Travel Association. State of American vacation [Internet]. 2018 [cited 2019 May 3]. Available from: https://www.ustravel.org/research/state-american-vacation-2018.

Williamson AM, Feyer AM. Moderate sleep deprivation produces impairments in cognitive and motor performance equivalent to legally prescribed levels of alcohol intoxication. Occup Environ Med. 2000 Oct;57(10):649–55.

第四部分

旅　程

35
总　结

当你只是治疗疾病，你可能成功，也可能失败。当你治疗的不是疾病而是患者，无论结果如何，你一定是成功的。

——帕奇·亚当斯，医学博士

You treat a disease, you win, you lose. You treat a person, I guarantee you, you'll win, no matter what the outcome.

—Patch Adams, M.D.

◆ ◆ ◆

一个更好的故事

迈克（Mike）、萨莉（Sally）和珍妮弗（Jennifer）

工作环境和人际关系对医务人员的幸福感要么促进，要么降低。还记得第2章（"职业倦怠的后果"）中的迈克、萨利和珍妮弗吗？他们都筋疲力尽了：迈克，一名普通内科医生，他再也无法为他的患者提供最好的医疗照护，再也不能花足够的时间与家人在一起；莎莉，一名外科护士，由于同时应付太多任务，以及给她知道不会受益的患者进行化疗导致的认知失调，她身心俱疲；珍妮弗，一家工作量（而不是价值）导向的医学中心的医院管理者，她的梦想曾是与医务人员协作去造福患者——这是她当前工作所不允许的。

今天，迈克、萨莉和珍妮弗正在茁壮成长。他们的工作体系和文化有意旨在保持他们的热情和利他主义，以照顾有需要的人：他们的患者。他们的领导意识到，他们正在流失有才华的医务人员到其他医疗中心，并对医疗照护质量和患者体验的不足感到失望。他们使用三位一体干预措施中所描述的，简单、实用、经验证和基于证据的行动，来帮助他们的组织机构、团队和医务人员个人，在向患者提供尽可能最佳医疗照护方面找到成就感。事实上，护士、医生和管理人员现在都在争先恐后地加入他们的组织机构。

他们组织机构中的上级领导逐渐意识到，员工的团队精神离不开一流的医疗照护质量和一个经济可持续的组织机构。今天，他们将培养团队精神和医疗照护质量，作为其以患者为中心的商业策略中必不可少的要素。结果，职业倦怠的比例下降了，职业成就感在其位置上开花结果。

乳草种子

1944 年，我们当中一位（S.J.S.）的母亲 13 岁。她和其他数千名美国青少年一起，走过中西部农田的沟渠和栅栏，收集乳草种子，一次收集一个乳草豆荚。乳草是帝王蝴蝶栖息地的关键组成部分，但在 1944 年，乳草植物也在第二次世界大战中与纳粹德国和日本帝国的斗争中发挥了重要作用。

在战争期间的关键时刻，日本人控制了荷兰东印度群岛，美国获得了木棉供应的地方——用于制造飞行员和水手救生品的原材料。漂浮装置是盟军成功的关键，因为战争的大部分时间都是在海面上或海上空进行的。幸运的是，有一种可以接受的、有浮力的、木棉的替代品：乳草种子。但不幸的是，这种东西没有工业供应。

几乎每个美国人都以这样或那样的方式参与了支持战争的努力。市民们参与了胜利花园、废金属驱动、定量配给卡、灯火管制、战争债券和高税收。全国各地的学校学生收集了成吨的乳草种子，足够美国水手们使用的救生品所需。

这种集体和全员参与的模式为医疗卫生保健提供了重要的经验教训。在与世界范围的医疗卫生保健组织合作的几十年中，我们了解到，最成功的卫生保健组织充分调动人们参与到**完成工作、改进工作、彼此照顾**。当这3条职场原则并存时，更有可能产生团队精神。我们还了解到，只有在从事这项工作的医务人员和支持赋权医务人员改进其工作的领导之间建立起真正的、关照的伙伴关系时，团队精神才能存在。

正如第二次世界大战中的集体努力一样，每个人都必须参与进来。

乐观

乐观意味着基于证据的希望。对组织机构使医务人员参与到减轻职业倦怠和培养团队精神的前景，我们持乐观态度。因为将我们的希望转化为现实所需的证据、策略和经验均已存在。

医务人员及其组织机构已经被授予了关爱照顾员工及其社区的特权。当他们能够在具有团队精神的环境中工作时，便是所能提供的最佳荣誉——在这种环境中，群组成员的公共精神激发了热情、奉献精神和对团队荣誉的强烈尊重，以及所有临床人员之间的公共利益、相互尊重、同事友谊、信任和共同责任。

正如健康不仅仅是没有疾病一样，团队精神不仅仅是没有职业倦怠，还是社会关系，以及工作意义和目标的培养。它以团队成员和领导之间的信任为基础。它关乎身体、情绪、精神和心理上的韧性。它关乎在工作科组层面上卓越医疗服务的提供，以及通过在该科组工作医务人员的发声、投入和所有权来实现和维护。

培养团队精神是必要的，因为：

- 每个人都渴望在一个具有显著团队精神的组织机构中工作。
- 每一位患者都渴望在一个具有切实团队精神的组织机构中得

　到医疗照护。
● 实现组织机构使命的途径始于团队精神。

　　我们选择以积极的方式为医疗机构创设这个重要机会。我们认为，以丰富的精神而不是稀缺的精神去寻找解决方案会更有成效。因此，我们不把职业倦怠视为一个问题去诊断和明确；相反，我们认为，培养团队精神和质量应该是所有以患者为中心医疗机构的基本战略。随着我们提高质量和实现团队精神，职业倦怠将会消失。

方法

　　我们提出的创建团队精神的蓝图（图 35.1）是一个循证公式，

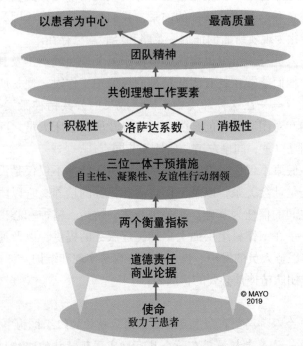

图 35.1　实现团队精神的蓝图

已经在医疗保健和商业领域得到验证。这个过程有三个方面，通过以下满足人们的基本需求：

1）创造理想的工作要素。
2）减少消极［通过减轻职业倦怠的驱动因素（图 35.2）］，增加积极（通过培养促进幸福感的领导行为和组织机构流程）。
3）支持个人健康、韧性和知足（通过提高对消极情绪容忍度和减少消耗因素）。

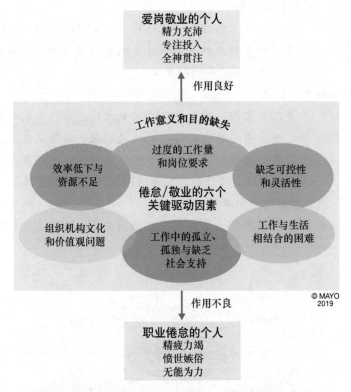

图 35.2　倦怠的驱动因素［Modified from Shanafelt T，Noseworthy JH. Executive leadership and physician wellbeing：nine organizational strategies to promote engagement and reduce burnout. Mayo Clin Proc. Jan 2017；92（1）：129-46；used with permission of Mayo Foundation for Medical Education and Research.］

理想工作要素

我们已经提出了一个组织机构框架和策略，领导和医务人员可以有效利用其来减少职业倦怠，培养团队精神。要做到这一点，组织机构必须通过创建具有以下八大理想工作要素的工作生态系统，来满足医务人员的社会和心理需求（图35.3）：

1）工作社区和友谊
- 医务人员将在支持社区、同事友谊和聚餐伙伴下茁壮成长。

2）可控性和灵活性
- 医务人员在工作方式、工作地点、工作时间和工作量方面需要一定程度的灵活性（达到有助于推进组织机构以患者为中心之使命的程度）。

3）公平与公正
- 医务人员需要一种公平与公正的文化，承认人们的局限性，并采用一种有同情心的改进框架，而不是使之羞耻和责备。当他们遇到患者不良事件时（无论根本原因是系统故障还是可预期的人为错误），应该得到支持。

4）内在激励因素和奖励
- 医务人员本质上是有内在激励因素的，他们应该得到奖

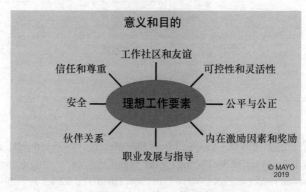

图 35.3　理想工作要素

励、认可和欣赏，去承认他们的个性——而不是肤浅的、短暂的和外在的奖励。

5）伙伴关系
- 医务人员应以参与式管理原则为指导，成为共同创造和持续改善工作环境的合作伙伴。

6）职业发展和指导
- 医务人员需要有人对他们的职业生涯感兴趣，并在挑战出现时，感到有人在背后支持他们。

7）安全
- 医务人员需要在工作中感到心理和身体上的安全感。

8）信任和尊重
- 不分性别、种族、行为准则、取向、宗教或传统，医务人员需要感受到组织机构领导的信任，并感受到被所有其他团队成员的接纳和重视。

三位一体干预措施

三位一体干预措施使用基于证据的系统方法，其基础是来自组织心理学和社会科学领域的已有研究。我们提出的三位一体干预措施三个行动纲领（图35.4），包括一些策略在成功实施后有助于为医务人员共创充满成就感的就业机会。其中一些行动可以缓解职业倦怠的驱动因素，减少消极。其他人则培养领导行为和流程，通过提高积极性来实现职业幸福感。一些行动通过增强医务人员对消极的容忍度来帮助增强个人的韧性。

总体而言，这些行动促进了自主性、凝聚性和友谊性，是整体蓝图的必需——去培养理想工作要素、解决职业倦怠的驱动因素、培育团队精神。

虽然需要更多的研究来进一步定义最佳的组织机构环境，但我们今天所知道的，已足以在当前做出大量实质的改进。领导和临床人员的时间和注意是策略实施所要求的主要资源。该模型组合成了

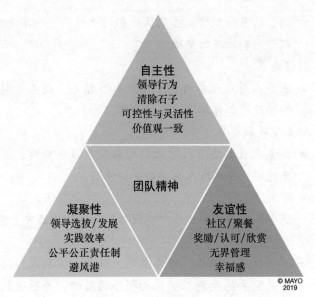

图 35.4　三位一体干预措施

一个创建医务人员-组织机构的共生关系策略，以减轻职业倦怠和实现团队精神。团队精神核对清单可以作为指南，以确保您已考虑到蓝图的所有部分（专栏 35.1）。

专栏 35.1　总结

　　一个组织机构如何实现团队精神？我们在本书中已进行了策略概述。下面的核对清单可用于确保您考虑到蓝图的所有部分。回头查阅前两个部分，"基础"和"策略"，到回顾你需要应用以取得进展的原则，到第三部分，"执行"，找寻有关三位一体干预措施（自主性、凝聚性和友谊性）的三个经过验证行动纲领的信息，组织机构、领导和个人能够用以创造理想的工作环境。

团队精神核对清单

✓ ☒ 想象一下理想的未来状态。
- 与员工会面以关注积极方面：理想状态会是什么样子（即八个理想的工作要素）？
- 通过对话评估当前状态。
- 重新认识当前和未来状态之间的差距。

✓ ☒ 获得行政领导的认同。
- 使用理想的未来状态观察开始对话。
- 包括道德 / 伦理要求。
- 考虑商业性论据。

✓ ☒ 任命一名首席健康官（或同等职位）作为行政领导团队的一部分。
- 组建一个中心或项目，其中包括一个由个人组成的小团队（由首席健康官领导）专注于发展、促进和指导组织机构级别策略和工作，与当地领导一起参与实施。
- 组建一个领导者联盟，指派其负责质量、安全和患者体验；质量改进；领导力和组织发展；人力资源等领域。确保执业医师、护士和高级执业人员参与其中。

✓ ☐ 通过调查测量，评估团队精神和领导行为的当前状态。

✓ ☒ 在小组对话和调查结果的基础上，优先考虑三位一体干预措施（自主性、凝聚性、友谊性）中的每个机会。

✓ ☒ 在优先机会的基础上，评估组织机构实施三位一体干预措施行动纲领的准备情况。

✓ ☒ 使用第 8 章（"让高层领导加入"）（专栏 8.1）中的工作表，评估成功的关键因素是否到位（组织机构准备情况）。

✓ ☒ 制订项目管理（行动）计划以实施三位一体干预措施的优先行动。

✓ ☒ 实施项目管理（行动）计划。

✓ ☒ 通过年度调查，衡量朝着理想状态的进展。

✓ ☒ 重复计划中的必要步骤，直到实现团队精神。

　　我们也希望家人或关心的朋友们在读完这本书后，能更好地了解职业倦怠。

意愿、想法和执行

　　医疗保健改善研究所（Institute for Healthcare Improvement，IHI）有一个简单的谚语来描述策略改进的必备要素：意愿、想法和执行。你必须有改善的愿望（即意愿），如何改变现状的解决方案（即想法），以及使之成为现实的能力（即执行）：

　　意愿，是想要改变朋友、同事和患者的苦恼和不必要的痛苦，并认识到要采取的商业性论据和道德规范。

想法，包括理想工作要素和自主性、凝聚性、友谊性行动纲领策略。

执行，由你决定。这是可以做到的。我们已经在不同的医疗机构牵头执行了行动纲领中描述的每一项干预措施。

您准备好在组织机构中牵头贯彻落实了吗？

36
结 论

永远不要怀疑，一小群深思熟虑、尽职尽责的公民可以改变世界；事实上，这是历史上唯一存在的东西。

——玛格丽特·米德

Never doubt that a small group of thoughtful, committed citizens can change the world; indeed, it's the only thing that ever has.

—Margaret Mead

...

潘多

此前，我们与您分享了潘多（Pando）的故事，这是地球上最古老、最大的有机体（第32章"友谊性行动：促进无界管理"）。对我们来说，潘多是团队精神的隐喻。就其本身而言，颤杨可以存活1个世纪。但作为一个社区，它可以茁壮成长数千年！我们相信，实现团队精神的前景是通过发展一个单一、相同的根系来实现的，滋养我们的人员、团队和组织机构——每个医务人员都为该系统做出了贡献。健壮的根系不仅有益于患者，也是组织机构茁壮成长和持久发展所需要的。

因为我们的根变得更加紧密相连……
我们经历了更多友谊。

我们建立了更多信任。

我们变得更有韧性。

我们彼此更加照顾。

团队协作得到了促进。

我们改进了工作流程、团队动力、沟通交流和破碎的流程。

同情疲劳开始逐渐消失。

认知失调会减弱。

欢乐又回到了我们的实践中。

有所作为

我们两人职业生涯的大部分时间都在白血病和肺癌领域进行临床研究。我们的抱负一直是让受疾病折磨的患者及其家属的生活有所改变。

我们在团队精神和职业倦怠方面的工作是不同的。这项工作是关于治愈我们的同事和我们的业内人士。团队精神的创建，有潜力在更广泛的范围内做出改变，对患者、医务人员、领导、组织机构和我们所服务的社区产生持久的影响。作为领导和医务人员，为了关心患者的每一个人，为了患者的利益，我们必须合作并支持减轻职业倦怠，培养团队精神。

通过培养团队精神，我们作为领导和临床人员，每天都有机会帮助同事体验有意义的工作。

对你来说，在组织机构中做出改变，可能并不是特别鼓舞人心。

对你来说，为不认识的人做出改变，可能并不是特别鼓舞人心。

但有一件事我们可以肯定，那就是对你来说，为你认识的人、与你共事的医务人员，以及你一同服务的患者做出改变，将是鼓舞人心的。

尽管加入我们的旅程吧！